# Zur Krankheitsdisposition

Heinz-Hartmut Vogel

# Zur Krankheitsdisposition

Krankheit und Heilung
Neurasthenie und Hysterie
Das Altern
Immunität und der rheumatische Formenkreis

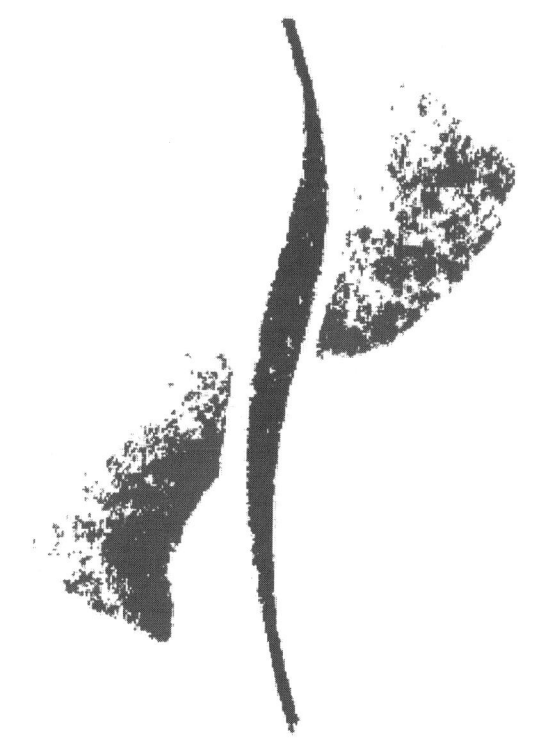

NATUR • MENSCH • MEDIZIN

Verlags GmbH Bad Boll

**Kurztitel:**      Heinz-Hartmut Vogel
Zur Krankheitsdisposition
Krankheit und Heilung -
Neurasthenie und Hysterie -
Das Altern -
Immunität und der rheumatische Formenkreis

ISBN 3-928914-06-5

**Graphik:**      R. Maus

**Satz:**      Aichelberger Fotosatz GmbH, 73101 Aichelberg

**Druck:**      Roth-Druck, Owen

© 1997      NATUR · MENSCH · MEDIZIN
Verlags GmbH Bad Boll

# Inhalt

## Zum Geleit durch den WALA-Ärztekreis

Mit der Herausgabe des vorliegenden Bandes „Zur Krankheitsdisposition"
wollen wir die Veröffentlichung von Heinz-Hartmut Vogels wesentlichen
medizinischen Schriften fortsetzen.

Warum erkrankt der Mensch? Ist er als „organisch-mechanisches System"
ein so differenziertes und kompliziertes Naturwesen geworden, daß er mehr
und mehr mit leiblichen Defekten rechnen muß, um deren Reparatur zunehmend raffinierte und teure medizinische Techniken konkurrieren? Oder ist er
vielmehr ein noch im Werden begriffenes, eigenständiges und zur Freiheit
begabtes Wesen? Kann er nicht aus eigener Kraft mit der Zeit lernen, seine
menschliche Konstitution zu verstehen und aktiv an ihrer Ausgewogenheit
und Entwicklung mitzuarbeiten?

Heinz-Hartmut Vogel schildert die menschliche Organisation als ein lebendiges Ineinanderwirken von Kräften, die aus der Natur stammen und im Menschen zusammengefaßt und durch ihn individualisiert sind. Aus dieser Verwandtschaft von Natur und Mensch ergibt sich ein rationeller Weg für die Therapie.

Die Tria principia Sal, Sulfur, Merkur der paracelsischen Naturkunde werden in der anthroposophischen Natur- und Menschenkunde zum dreigliedrigen Menschenbild erweitert. Dieses ist um den merkuriell ausgeglichenen
Mittezustand zentriert und kann sich einerseits nach der neurasthenischen,
zu stark salhaften und andererseits nach der hysterischen, überstark sulfurischen Seite polarisieren. Auch die Unterscheidung der männlichen und weiblichen Konstitution ergibt sich aus dieser Grundpolarität.

Die Vierzahl bildet das Ordnungsprinzip der vier Ätherarten sowie der vier
Wesensglieder, die in diesem Band ausführlich dargestellt werden.

Die sieben Planetenmetalle prägen - hereingenommen in den Menschen -
das sich metamorphosierende organische Leben, welches sich in Stufen vom
Blei-Milz-Prozeß bis zum Silber-Gehirn-Prozeß entwickelt. (Aus dieser Ord-
nungsreihe werden genaue Prinzipien für die Potenzhöhe in der Therapie
abgeleitet.)

Das Ich des Menschen faßt diese Vielfalt und Differenziertheit zusammen:
Es ist das Individuum, das in der Begegnung mit der Welt von der Geburt bis
zum Tod seine Beständigkeit, d. h. Immunität erhält.

Ein herzlicher Dank gilt Herrn Bernd Brückel und Frau Gisela Herlt für
Lektorat und Redaktion, Herrn Roland Maus für die Überarbeitung der
Zeichnungen sowie dem Natur·Mensch·Medizin-Verlag für die sorgfältige
Ausstattung des Buches.

Eckwälden, im Herbst 1997

Dr. med. Franziska Roemer

# Goethes Metamorphosenidee als Schlüssel zum Verständnis von Krankheit und Heilung*
## Zur Therapie mit potenzierten Heilmitteln

## Allgemeine Gesichtspunkte

Das Wesen der Gesundheit, um deren Herstellung es jeder wahren Therapie zu tun ist, tritt eigentlich erst bei der Krankheit ganz deutlich zutage. Durch das Überhandnehmen gewöhnlich latent bleibender spezifischer Prozesse im Krankheitsfalle kommt ein Ungleichgewicht in den auf Harmonie und Universalität hin angelegten Organismus des Menschen. Die Tatsache, daß das isolierte Hervortreten eines Teilprinzipes innerhalb eines Ganzen als „krank" empfunden wird, weist geradezu auf den universell-allgemeinen Zustand hin, den wir als „gesund" zu bezeichnen pflegen.

Krankheit als einseitige Verstärkung eines Teilprozesses im Gesamt-Lebensprozeß

Nun sind Krankheit und Gesundheit logisch-begrifflich betrachtet zwar Gegensätze, sie sind es aber nicht im Sinne echter Polarität. Die außerordentliche Vielfalt der verschiedensten physiologisch-psychischen Äußerungsmöglichkeiten offenbart das Wirken eines Prinzipes im Menschen, dessen Dynamik darin besteht, alles in die Differenzierung zu treiben, d. h. den Zustand der unbestimmten ursprünglichen Universalität, aufzuheben zugunsten eines Sonderfalles. Dieser Tendenz kommen die Sinnesorgane und das Nervensystem am weitesten entgegen. Menschliche Gesundheit besteht nun aber nicht in einer einfachen Umkehr des differenzierenden, auf Spezialisierung und Form hinwirkenden Prinzipes, das wir auch mit dem Schillerschen Begriff „Formtrieb", bezeichnen können. Der Differenzierung entgegen wirkt ein anderes Naturprinzip, dessen Dynamik auf völlige Auflösung aller Form gerichtet ist. Diesem „Stofftrieb" folgen vor allem die Verdauungsorgane, alles, was mit dem Stoffwechsel zu tun hat. Von den verschiedenen möglichen Gesichtspunkten, unter denen diese beiden polaren Naturprinzipien betrachtet werden können, sollen nur die beiden schon genannten, ganz allgemeinen Begriffe ausgesucht werden:

„Formtrieb" und „Stofftrieb"/ Sonderung und Vereinheitlichung

---

*) *Veröffentlicht in „Der Merkurstab" 3/1994 nach einem Manuskript aus den Fünfzigerjahren*

Der „*Formtrieb*" als differenzierendes, vorwiegend räumlich-punktuell wirkendes, der „*Stofftrieb*" als auflösendes, vorwiegend im Zeitlich-Fließenden wirkendes Kraftzentrum.

Skizze I

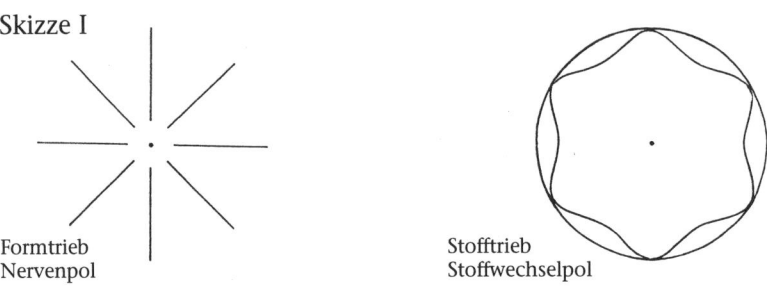

Formtrieb                                 Stofftrieb
Nervenpol                                 Stoffwechselpol

Herz und<br>Blutsystem als<br>Vermittler zwischen<br>Form- und Stofftrieb

Was als Universalprinzip die Bedingungen für das „Menschliche" abgibt, muß nun so geartet sein, daß es sowohl den Nervenpol als auch den Stoffwechselpol in sich einschließt. In diesem umfassenden dritten System müssen sich die beiden entgegengesetzten „Triebe" ausgleichen können, ohne sich jedoch zu paralysieren. Eine solche vermittelnde, ausgleichende Funktion vermag nur ein Organisationsprinzip zu leisten, das alle Möglichkeiten der beiden Pole potentiell-urbildhaft in sich trägt. Organisch-funktionell besitzt das Blut und der Blutkreislauf mit dem Herzen als Zentrum alle Voraussetzungen, ein solcher Vermittler zu sein. Das Blut nimmt sowohl die Substanzströme vom Stoffwechselpol als auch die Abbau- und Formimpulse vom Sinnes-Nerven-Pol in sich auf. Das gemeinsame Urelement, das sie beide hier vorfinden, ist die Blutwärme. Über die *Wärmestufe* findet der Ausgleich zwischen „*Oben*" und „*Unten*" statt; und nur insofern sich die Kräfte von Nerven- und Stoffwechselpol qualitativ in „Wärme" umwandeln lassen, können ihre Sondertendenzen dauernd von der Mitte her überwunden werden. In diesem physiologischen Geschehen haben wir ganz allgemein die Grundlage zu sehen für das, was wir unter menschlicher Gesundheit verstehen.

**Die „Mitte": Trägerin des Ich und Grundlage der Gesundheit**

Alle erdenklichen Krankheitstendenzen sind als Prozesse potentiell dauernd gegenwärtig; Gesundheit dagegen muß von Augenblick zu Augenblick hergestellt werden und wird gleichsam immer nur „in statu nascendi" erreicht. Das mittlere System wird damit zum physiologischen Träger der Ich-

Wesenheit des Menschen, die sich gerade im Augenblick der Verwandlung der oberen und unteren Kräfte manifestiert.

Das Metamorphosengesetz, das die Tätigkeit einer Entelechie, einer höheren „Monade" im Augenblick der „Steigerung" offenbart, sei an einem für die weitere Betrachtung grundlegenden Modell deutlich gemacht.

| Nervenpol | Skizze II | Stoffwechselpol |
|---|---|---|
| **Gehirnorgan** | | **Darmorgan** |

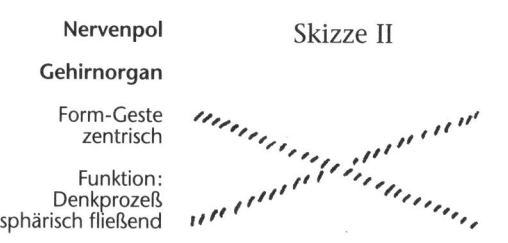

| Form-Geste zentrisch | | Form-Geste sphärisch fließend |
|---|---|---|
| Funktion: Denkprozeß sphärisch fließend | | Funktion: Abscheidungsprozeß zentrisch |

Die Metamorphose von „Oben" und „Unten"

Wir haben es hier mit einer vollständigen Metamorphose zu tun. Was im Kopf das physische Gehirn bildet, „betätigt" sich in den Abscheidung*vorgängen* Darmkanals; und was der Anatomie des Darmtraktes zugrunde liegt, erscheint metamorphosiert wieder in der Dynamik der Denkprozesse.

So allgemein dieses Beispiel für die Umkehr der Vorgänge im „oberen" und „unteren" Menschen gilt, so wirft es doch auch ein wesentliches Licht auf die unmittelbaren Bezüge von Sinnes-Nerven- und Stoffwechsel-Tätigkeit. So hängt in der Tat eine geregelte, geformte Ausscheidung mit einem richtigen, d. h. konturierten Vorstellungsleben zusammen. Daraus ergeben sich unter Umständen wichtige therapeutische Gesichtspunkte. Die überragende Bedeutung der Nervenprozesse (im physiologischen und psychischen Sinne) für das organpathologische Geschehen im übrigen Organismus ist zugleich die Bedingung für eine Therapie mit potenzierten Heilmitteln, indem wir damit nicht am Orte des organischen Krankheitsgeschehens, sondern über den entsprechenden „Gegenprozeß" im dazugehörigen Nervengebiet einwirken. Die Behandlung mit potenzierten Heilmitteln ist also eine indirekte, auch dort, wo der therapeutische Angriffspunkt z. B. mit Tiefpotenzen räumlich vom kranken Organ nicht unterschieden werden kann. Das Verhältnis eines Stoffwechselorgans, etwa des Magens, zu dem dazugehörigen Nervenplexus ist selbst dynamisch zu denken.[1]

Die Bedeutung des Nervenprozesses im pathologischen Geschehen/ Wirkung potenzierter Heilmittel

---

[1] *Was hier über die Wirkungsweise potenzierter Heilmittel gesagt ist, schließt die therapeutische Anwendung nicht potenzierter Heilmittel keineswegs aus.*

## Die fortschreitende Verwandlung der Substanz im Potenzierungsprozeß - Zur Frage der Potenzhöhe

Am Vorgang des *Potenzierens* einer Substanz kann das Verhältnis von Stoffwechsel und Nerventätigkeit bzw. von *Organ* und *Organprozeß* anschaulich werden. Vor allem kann man daran die stufenweise sich vollziehende Metamorphose des Substanzprinzipes von der stofflich-physischen in seine dynamisch-energetische Daseinsform verfolgen.

Tabelle III

| Substanz<br>stofflich | Umschlag | Substanz<br>dynamisch |
|---|---|---|
| (D1) D2 D3 | D8 . . . D15 | D20, D30 . . . D60 |

Verwandtschaft von Potenzier- und Ernährungsvorgang: Befreiung von Imponderabilien

In dem natürlichen Ausgangsmaterial eines Heilmittels sind die *„Imponderabilien"* der Substanz (ihre spezifischen Qualitäten) immanent. Mit der fortschreitenden Potenzierung (stufenweise Verdünnung und Verschüttelung) werden sie in zunehmendem Maße frei, bis schließlich jenseits der Molekulargrenze ($\approx$ D20) die ganze Stofflichkeit aus dem dreidimensionalen Raum verschwunden ist (s. Tabelle III). Ganz ähnliche Prozesse spielen sich beim Ernährungsvorgang ab. Der aus der äußeren Nahrung stammende, von den Wesensgliedern des Menschen völlig durchdrungene Substanzstrom verändert seine Stofflichkeit vom Stoffwechselpol über das Blut zum Gehirn- und Nervensystem völlig. In der Nervenzelle wird das organische Leben weitgehend zurückgedrängt und die Imponderabilien freigegben. Im gleichen Maße verliert die Nervenzelle ihre Wachstums- und Regenerationsfähigkeit. Das Altern jedes Organismus beruht auf einer solchen Metamorphose. Im Keimstadium sind die aufbauenden Wachstums- und Regenerationsprozesse des Zell-Lebens noch völlig von den Bildungskräften des Organismus durchzogen. Die prägnaten Alterungsstufen des Menschen (z. B. Zahnwechsel mit 7 Jahren, Pubertät mit 14 Jahren usw.) kommen dadurch zustande, daß sich die höheren Bildekräfte schrittweise aus den Aufbau- und Wachstumsvorgängen herauslösen und schließlich im höheren Alter eine vom Stoffwechselgeschehen relative Unabhängigkeit erfahren. Durch die ganze Entwicklung des Menschen und der äußeren Natur läßt sich dieses Metamorphosegesetz verfolgen. Rudolf Steiner schildert vor allem in der „Geheimwissenschaft im Umriß", wie sich im Zusammenhang mit der Entwicklung der Erde (4. planetarischer Zustand) die großen Organsysteme des Menschen in vier aufeinanderfolgenden Metamorphosen stufenweise aus einem Universalzustand (Wärmezustand[2]) herausbildeten (Sinnessystem, Drüsensystem, Nervensystem, Knochensystem) und wie die äußeren Naturreiche eine Art Niederschlag der entsprechenden Bildungsstufen des Menschen darstellen. Auf diesen Zusammenhängen - es kann dies nur angedeutet werden - beruht die Verwandtschaft der innermenschlichen Prozesse mit den äußeren Naturbildungen des Mineral-, Pflanzen- und Tierreiches.

Die geistigen Grundlagen der Verwandtschaft von Mensch und Natur

In der dynamischen Reihe der sieben Metalle: **Blei, Zinn, Eisen, Gold, Kupfer, Quecksilber, Silber**, die von alters her den sieben Planeten zugeordnet wurden, spiegeln sich die Bildungsstufen der organischen Entwicklung des Menschen in einer besonderen Weise. Die Metalle sind sozusagen die Niederschläge der reinen planetarischen Prozesse, die dann in den menschlichen Organbildungen und auch in der äußeren Natur mannigfache Abwandlungen erfahren haben. In ihrem chemisch-physikalischen Verhalten offenbaren die sieben Metalle einen erdgeschichtlichen Werdeprozeß von der „vollen", dumpfen Stofflichkeit des Bleies, das seine höheren Qualitäten (Wärme) noch ganz substantiell gebunden in sich trägt, bis zu dem hell klingenden, „leeren" Silber, das gerade deshalb ein so ausgezeichneter Leiter für Wärme und Elektrizität ist, weil es alles „Eigenleben" entlassen hat. Das Blei wird von alters her dem Saturn, das Silber dem mit der Erde im engeren Zusammenhang stehenden Mond zugeordnet. In Analogie zur Polarität Sinnes-Nerven-System / Stoffwechsel-System bilden Blei und Silber

Die sieben Hauptmetalle und die organischen Entwicklungsstufen des Menschen

---

[2]) *Der Wärmebegriff wird hier als die Bezeichnung eines* selbständigen Zustandes *wie gasförmig, flüssig, fest angewandt. Im „Wärmezustand" geht eine Substanz über den dreidimensionalen Raum hinaus. Es ist damit nicht unbedingt gleichzeitig ein höherer Temperaturgrad verbunden. Jenseits der Molekulargrenze wird beim Potenzieren ebenfalls der Wärmezustand erreicht.*

die äußersten Pole in der Reihe der Planetenmetalle. Während wir in den sieben Metallen die letzten Niederschläge früherer planetarischer Tätigkeiten vor uns haben, bestehen im menschlichen Organismus früheste Entwicklungsstadien (z. B. Saturnprozeß) neben den entsprechenden späteren Organbildungen fort. Dies gilt bezüglich jeder neuen Stufe in der Gesamtentwicklung des Menschen. Rudolf Steiner spricht daher im Zusammenhang mit den sieben Planetenprozessen im Menschen stets von der Polarität Organ - Organprozeß. Danach gehört z. B. zur Milz (Saturnorgan) als Prozeß das „ersterbende Sinnesleben", zum Gehirn (Mondorgan) das „Reproduktionsleben".

Tabelle IV

| Blei | | Silber |
|------|------|--------|
| Milz | Herz | Gehirn |

Durch den *Potenzierungsvorgang* wird die Substanz in ähnlicher Weise, allerdings gleichsam in umgekehrter Richtung, auf *frühere Substanzstufen* zurückverwandelt, so daß wir mit der Wahl der Potenz von der stofflichen Form bis zur Hochpotenz die Möglichkeit haben, die entsprechende Bildungsstufe im Organismus zu erreichen.

Wirkung grobstofflicher Substanzen im Organismus: stoffwechselbezogen

Mit *grobstofflichen Substanzen* wirken wir auf den *physisch-materiellen* Organismus ein. So kann z. B. **Stannum 5 %** oder in tiefen Potenzen bei Arthrosis deformans gegeben werden, weil wir hier die Gestaltungskraft des Zinns (Jupitermetall) an die physischen, knöchernen Gelenke heranbringen wollen. Auch **Phosphor D6** wirkt bei Arthrosis deformans durchaus noch stofflich und wird trotz seiner relativen Giftigkeit gut vertragen. Einfach gelöste Substanzen greifen entsprechend in den „untersten" Stoffwechsel ein und wirken hier etwa auf der Stufe der Stoffwechseltätigkeit von Milz (Saturn) und Leber (Jupiter). Im Verlauf der steigenden Potenzreihe werden nun alle Stufen der Substanzmetamorphose durchlaufen, wie sie sich im menschlichen Organismus im physischen Ernährungsstrom vom Stoffwechsel bis zum Nervenpol hin ebenfalls in ständigen

Umbildungsprozessen vollziehen. Das Stoffwechselblut passiert die verschiedenen Kräftebereiche der Milz und Leber bis zum Herzen, wo die von den höheren Bildekräften durchdrungene Substanz beginnt, in ihre ätherische Substanz überzugehen. Im Bereich des Herzens ist deshalb die physische Substanz gleichzeitig am geistigsten.

Der Weg der Substanzen vom unteren zum mittleren und zum oberen Menschen

In der Reihe der Planetenmetalle folgt auf **Blei (Milz)**, **Zinn (Leber)** das **Eisen (Galle)** und das **Gold (Herz)**. Beim Übergang vom Zinn zum Eisen werden die Imponderabilien in Gestalt erhöhter chemischer und physikalischer Aktivität frei. Beim Gold halten sich gleichsam „Innen und Außen" die Waage. Dementsprechend bildet das *Herz* das Hypomochlion, wo die Kräfteströme des oberen und unteren Menschen ineinander fließen. Jenseits der Herzschwelle werden bis zur völligen Entbindung der „hochpotenzierten" Substanzen im Sinnes-Nerven-System das Nieren- und Lungengebiet passiert. Daß in diesen Organen erstmals verbrauchte Stoffe nach außen abgeschieden werden, weist auf den hier einsetzenden Ätherisierungsvorgang hin. In der Lunge und schließlich im Sinnes-Nerven-System werden die letzten stofflichen Bindungen mit der abgeatmeten Kohlensäure gelöst und die reinen Ätherkräfte in Freiheit gesetzt. In der Reihe der Metalle führt dieser Weg über Kupfer (Nieren) und Quecksilber (Lunge) zum Silber (Gehirn).

Mittlere Potenzen

Die *tiefen Potenzen* entsprechen dem *Stoffwechselgebiet* bis zum Herzen. Von der 5. und 6. bis zur 10. und 12. Potenz reicht etwa das *mittlere Gebiet*. Mit diesen Potenzen wird man vor allem auf das *Rhythmische System*, Herz und Kreislauf wirken. Ob man sich mehr an die untere oder obere Grenze hält, z. B. **Aurum D6, Stibium D6** oder **D10**, **Crataegus D6** oder **Strophanthus D10**, hängt davon ab, ob man mehr den Stoffwechselpol, z. B. Tachykardien (untere Mittelpotenzen) oder den Nervenpol, z. B. Bradykardien (obere Grenze der Mittelpotenzen) zurückdrängen will.[3]

---

[3] *Die Verwendung tieferer Potenzen bei der Herzbehandlung, also Crataegus Ø, 20 %, 30 % oder D2, D3, Strophanthus D3 hebt das Gesagte nicht auf. Früchte und Samen sind in gewisser Weise schon von der Pflanze selbst „potenziert", so daß bei organischen Herzleiden, auch Altersherzen die tiefen Potenzen oder Urtinkturen durchaus angezeigt sind.*

Die 12. und 15. bis 20. Potenzen entsprechen dem Nieren-
und Lungenbereich. **Carbo Betulae D20** ist z. B. *das* Mittel zur
Anregung der Nieren-Nebennieren-Tätigkeit.[4]

Mit *Hochpotenzen* von D20 bis D30 und darüber bewegt
man sich in der Region des *Sinnes-Nerven-Systems*. So verwenden
wir z. B. **Skorodit D30** (arsenigsaures Eisen) bei der Behandlung
von Multipler Sklerose und Poliomyelitis, **Arnica D20** und **D30**
ebenfalls bei der MS (vor allem in der entzündlich-reaktiven
Phase) oder bei Commotio cerebri und Apoplexie.

## Das entwicklungsgeschichtliche Alter der Organe und die Befreiung von Bewußtsein

An der Umwandlung der lebendigen Substanz von den Stoff-
wechselorganen Milz und Leber bis zum Gehirn sind alle Organe
in typischer Weise beteiligt. Das Charakteristische eines Organes
hängt von seinem entwicklungsgeschichtlichen Alter ab, wobei
wir zu unterscheiden haben zwischen dem Organ selbst (z. B.
Milz) als der heutigen Bildungsstufe eines früheren Zustandes (z.
B. Saturn) und dem dazugehörigen ätherischen Prozeß im
Bereich der Sinnes-Nerven-Organisation (z. B. ersterbendes
Sinnesleben, das qualitativ heute noch auf seiner urvergangenen

Lebensstufe steht). Zwischen Milz und Gehirn bzw. dem Sinnesleben und Reproduktionsleben haben sich die Vorzeichen völlig
umgekehrt. Die Milz ist als physisches Organ noch so „geistig"
daß selbst die operative Entfernung des Organes ohne allzu
großen Schaden für den übrigen Organismus möglich ist. Das

Gehirn ist umgekehrt in seiner physischen Struktur weitgehend
determiniert und eine größere Schädigung führt zu irreparablen
Störungen im Gesamt-Organismus. Das dem Gehirn polar zuge-

---

[4]) *Die Wichtigkeit der richtigen Potenz soll durch nachstehendes Erlebnis illustriert
werden: Ein schwerkranker Patient (Panzerherz, Leberzirrhose, Nierenschaden) litt an
unerträglichem Meteorismus bei völlig atonischem Darm. Wegen großer Schmerzen
bekam er vor der Aufnahme regelmäßig Dolantin u. ä. Nach der ersten Injektion Carbo
Betulae D20 ließen die Schmerzen sofort nach, der Leib entspannte sich. Der Patient war
von der Wirkung so überrascht, daß er an ein Opiat dachte. Täglich wurde Carbo
Betulae D20 (meist abends) injiziert, immer mit dem gleichen günstigen Ergebnis, bis der
Patient eines Tages erklärte: „Die Spritze wirkt nicht mehr, ich habe mich leider auch
daran gewöhnt". Als ich mit der Stationsschwester darüber sprach, gestand sie, daß sie
ausnahmsweise Carbo Betulae D12 gespritzt hatte. Wir besorgten sofort die höhere
Potenz und hatten noch am selben Abend damit die bisherige Wirkung.*

ordnete Reproduktionsleben hat im Samen und Ei ebenfalls ein *stoffliches* Substrat. Die Reproduzierbarkeit des ganzen Organismus aus dem Ei beruht aber - im Gegensatz zur Gehirnnervenzelle - gerade auf ihrer funktionellen und morphologischen Indifferenz.

Die Fortpflanzungsorgane

Das Sinnes- und Nervenleben wurde in der Entwicklung zuerst veranlagt. Die originäre Lebendigkeit der Sinnes- und Nervenorgane steht heute am Ende einer entwicklungsgeschichtlichen Metamorphose und bildet die Grundlage der Sinneswahrnehmung und Bewußtseinsvorgänge des höheren Seelenlebens des Menschen. Das Rückenmarksnervensystem ist in seiner Entwicklung nicht so weit fortgeschritten wie das Gehirn. Das vegetative (sympathische) Nervensystem ist das jüngste Nervengewebe und steht dem organischen Stoffwechselleben am nächsten. In diesen drei Systemen haben wir auf drei verschiedenen Stufen den Niederschlag eines entwicklungsgeschichtlichen Anachronismus im Menschen vor uns, der es möglich macht, daß die drei wesentlichen Bewußtseinsstufen der ganzen Entwicklungsreihe gleichzeitig nebeneinander bestehen: Mensch - Wachbewußtsein (Gehirn), Tier - Traumbewußtsein (Rückenmark), Pflanze - Schlafbewußtsein (Bauchganglien-system). Das Verhalten dieser drei Systeme zeigt in urphänomenaler Weise den „Abstand", d. h. den Grad der Lösung der höheren Bildekräfteorganisation von ihrer organisch-vegetativen Lebensstufe an. Im Zentralnervensystem ist das ursprüngliche, organische Eigenleben am weitesten zurückgedrängt und die Unabhängigkeit der Bildekräfteorganisation am größten. Es ist daher verständlich, daß auch von hier aus krankmachende Impulse am stärksten auf das übrige organische Leben zurückwirken können. Für die Therapie ist deshalb auch das besondere Verhalten der Nervenprozesse von grundsätzlicher Bedeutung.

Sinnesorgane und Nervensystem

Das Nervensystem und die menschlichen Bewußtseinszustände

Krankmachende Impulse aus dem ZNS

## Die Potenzfrage am Beispiel des Arsens

Durch den Potenzierungsvorgang haben wir die Möglichkeit, die als Heilmittel geeigneten Substanzen aus ihrer entwicklungsgeschichtlichen „Sackgasse" zu befreien und so weiterzubilden (besser „zurückzubilden"), daß sie auf die entsprechende Ebene im menschlichen Organismus einwirken

Potenzhöhe und Lage der Krankheit in der menschlichen Wesensschichten-Skala müssen einander entsprechen können. Das „Niveau", auf dem sich ein Krankheitsprozeß abspielt, ist somit maßgebend für die Wahl der Höhe der Potenz eines Heilmittels. Wir erwähnten schon Skorodit D30 als Beispiel für eine Hochpotenz. **Arsen** hat von allen Stoffen die nächste Verwandtschaft zum Nervensystem. Rudolf Steiner setzt den Arsenprozeß begrifflich geradezu gleich mit dem Nervenabbauprozeß bzw. den reinen Wirkungen des Astralleibes. Von „Arsenisieren" spricht er im selben Sinne wie von „Astralisieren". Die akute Arsenvergiftung mit hochgradiger Austrocknung des Organismus, Durchfällen, brennendem Durst, heißer, trockener Haut, Überempfindlichkeit und Übererregbarkeit des Nervensystemes usw. offenbart zugleich auch die Wirkungsweise des Astralleibes, dessen physischer Abdruck die relativ leblose, „ausgetrocknete" Nervensubstanz selbst ist. Degenerative Vorgänge im Bereich des Nervensystemes weisen deshalb auf eine gesteigerte Einwirkung des Astralleibes hin. Das Heilmittel ist Arsen. **Arsen D30** bzw. **Skorodit D30** (natürliches Eisenarsenat) kommt in Frage bei degenerativen Prozessen im Bereich des Zentralnervensystemes (Gehirn und Rückenmark). Degeneration peripherer Nerven, z. B. Peronäus-Lähmung nach chronischer Neuritis des Nervus ischiadicus, wird mit Erfolg durch **Skorodit D6** bis **D8**, nervöse Durchfälle, auch Folgezustände nach Gastroenteriden oder Ruhr („Atrophie" im vegetativen Nervensystem) werden mit **Arsenicum album D4** bis **D6** oder **Levico** (eisen-, kupfer- und arsenhaltiges Quellwasser) **D3** behandelt.

Beispiel: Arsen

Tabelle V

| vegetatives NS | periphere Nerven | Rückenmark | Gehirn |
|---|---|---|---|
| Arsen D4 bis D6 | Arsen D6 bis D12 | D12 bis D20 | D30 ... |

„Vegetative Dystonie"

In diesem Zusammenhang muß auch die Therapie des „nervösen Erschöpfungszustandes" z. B. der sogenannten „vegetativen Dystonie" angeführt werden. Wenn auch diese Krankheitsbezeichnung wenig besagt, so ist doch die Symptomatologie recht charakteristisch. Sie sei summarisch wiedergegeben: körperliches und seelisches Erschöpfungsgefühl, Nachlassen des Gewebeturgors, Erschlaffung der Haut, Absinken des Blutdruckes, Eingeweidesenkung, vor allem Gastroptose, subazide oder anazide Magensaftverhältnisse, Leukopenie usw. Diese Zustände spielen heute eine so große Rolle, daß sie eigentlich einer besonderen Darstellung bedürfen. Hier nur in aller Kürze das Folgende: Wahrscheinlich im Zusammenhang mit einer allgemeinen Erschöpfung der seelischen Spannkraft lassen auch die tonisierenden Impulse des Astralleibes im Bereich der peripheren Nerven und vor allem im sympathischen Nervensystem nach. Die im Blut wirkenden, mit dem Eisenprozeß zusammenhängenden zentrifugalen Kräfteströme verlieren den intensiven Kontakt mit dem zum Stoffwechsel gehörigen Arsen-Nerven-Prozeß. Der „untere" Astralleib zieht sich etwas zurück und nimmt dadurch nicht mehr richtig teil an der Blut-Eisen-Atmung. Um mit dem Bilde der Potenz zu sprechen: Die Tiefpotenz-Dynamik der unteren Organisation geht direkt - unter Umgehung des mittleren Systems (Wärmeorganisation) - in die Hochpotenz-Dynamik des oberen Menschen über. Es liegt also die Tendenz zu einer vorzeitigen, unvollkommenen Metamorphose von „unten" nach „oben" vor. Durch diesen Vorgang kommt eine für die Entstehung maligner Tumoren außerordentlich bedeutsame Situation zustande. Die heute so häufig diagnostizierte „vegetative Dystonie" ist der pathologisch-physiologische Ausdruck einer sehr allgemeinen psychischen Situation, die unter besonderen Umständen die Disposition zur Geschwulstbildung abgibt. Das Zurückweichen des Eisenprozesses bei gleichzeitigem Überhandnehmen des Arsenprozesses bei der vegetativen Dystonie sowie dem präkanzerösen Zustand kann als eine Art innere Lähmung angesehen werden. Die Psyche dieser Zustände mit ihrer Unbeweglichkeit, Unentschlossenheit und Armut an schöpferischer Phantasie weist auf die geschilderte innere Kontaktschwierigkeit hin. Im Eisen-Arsen (Skorodit; in Levico außerdem mit Kupferkomponente) haben wir den entsprechenden Gegenprozeß.

Vegetative Dytonie als disponierende Komponente für Malignome

Tabelle VI

| Blut | innerer Kontakt von Blut und Nerv | Nerv |
|------|-----------------------------------|------|
| Eisen | | Arsen |

Die Eisen-Arsen-Verbindung im Skorodit leitet so auf einen wichtigen allgemeinen therapeutischen Gesichtspunkt über. Skorodit

Skorodit bei Lähmungen/ „motorische Nerven"

ist *das* Mittel der Lähmungen überhaupt, besonders bei Erkrankungen jener peripheren Nerven und Nervenzentren, die der Bewegungswahrnehmung dienen. Man kann in der günstigen therapeutischen Wirkung der Eisen-Arsen-Verbindung geradezu eine Bestätigung der Anschauungen Rudolf Steiners über die „motorischen" Nerven sehen. Danach geht der Willens- und Bewegungsimpuls nicht vom Zentralnervensystem, sondern vom Blute aus und ist begleitet von Stoffwechselvorgängen in der Muskulatur. Bei der Lähmung ist der „Kontakt" zwischen Blut und Nerv im Bewegungsorgan (Muskel) unterbrochen. Die Möglichkeit der Wiederherstellung einer peripheren Lähmung, oft nach längerer Zeit, mit lokalen Injektionen von **Skorodit D6** bis **D8** (eventuell im Wechsel mit **Apis/Levisticum D3/4**) zeigt, daß nur der „Stromkreis" zwischen den beiden Polen (Blut und Nerv) geschlossen werden muß. Das Eisen tritt dabei an die Stelle des Willens- und Bewegungsimpulses (Blut), Arsen an die Stelle der Wahrnehmung (Nerv).

## Der siebenstufige Lebensprozeß und die sieben großen Organe

Der Darstellung des Nerven-Arsen-Prozesses wurde etwas mehr Raum gewidmet, weil letzten Endes alles Krankmachende vom Nervenleben ausgeht. Der Astralleib ist der Träger des Formtriebes und das Nervensystem nur die „Fußspur" seiner Wirkungen. Wegen der starken Differenzierung des Astralleibes ist das Nervenleben von den verschiedensten Formimpulsen durchströmt; außerdem wird es modifiziert durch die freien ätherischen Bildeprozesse, die *sieben Lebensstufen*, die im Zusammenhang stehen mit den großen Organen: Milz, Leber, Galle, Herz, Nieren, Lunge, Gehirn. Sie zusammen konstituieren den ätherischen Organismus, der als Träger des gesamten aufbauenden Substanzstromes, als „Stofftrieb" dem „Formtrieb" von unten entgegenwirkt. Mit allem Vorbehalt seien die sieben ätherischen Prozesse und die dazugehörigen Organe mit ihren planetarischen Zuordnungen in nachstehender schematischer Übersichtsskizze zusammengestellt.

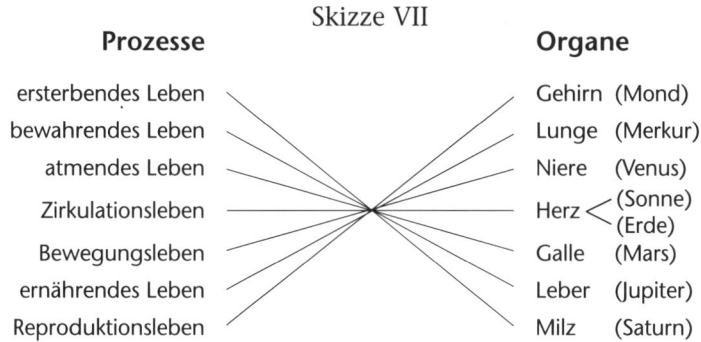

Skizze VII

| Prozesse | | Organe |
|---|---|---|
| ersterbendes Leben | | Gehirn (Mond) |
| bewahrendes Leben | | Lunge (Merkur) |
| atmendes Leben | | Niere (Venus) |
| Zirkulationsleben | | Herz (Sonne) (Erde) |
| Bewegungsleben | | Galle (Mars) |
| ernährendes Leben | | Leber (Jupiter) |
| Reproduktionsleben | | Milz (Saturn) |

Von den verschiedenen möglichen polaren Beziehungen sei für unsere Betrachtung die *große Polarität: ersterbendes Leben (Saturn)* und *Reproduktionsleben (Mond)* ausgewählt.

Zwischen diesen beiden Polen ist das ganze Spektrum auf- und abbauender Tätigkeiten von den Geburts- und Kindheits- kräften bis zu den Alters- und Todesprozessen ausgebreitet, an deren pathologischer Verselbständigung das Wesen der Gleich- gewichts-Funktion und der Metamorphose urbildhaft sichtbar wird.

*Der Lebensprozeß in der großen Mond-Saturn- Polarität*

## Die große Polarität von Silber und Blei

### Die Milz (Saturnorgan - Blei)

In Anatomie und Physiologie zeigt die Milz von allen Organen die geringste Determiniertheit. Als „organgewordene Entzündung" (Rössle) offenbart sie das Prinzip des Stoffwechsel- poles in urphänomenaler Weise. Ihre Aufgabe besteht demnach nicht darin - was gerade die Leber besonders auszeichnet - dazu beizutragen, den Nahrungsstrom im einzelnen stofflich zu verar- beiten, sondern sie gleicht den Rhythmus und die Dynamik der Nahrungsaufnahme dem ätherischen Eigenrhythmus des Orga- nismus an. Auch der natürliche Instinkt in Auswahl und Häufig- keit der Nahrungs*aufnahme* hängt mit der Milzfunktion zusam- men. Beim Überhandnehmen der Milztätigkeit kommt es zu einem gesteigerten Eßtrieb und schließlich zum wahllosen Begehren genießbarer und ungenießbarer Substanzen (perverser Eßtrieb pathologischer Kinder). Im Hervortreten des „Blei- prozesses" in der Milz zeigt sich eine dem alten Saturnzustand angemessene, für den heutigen Organismus aber krankhafte Vereinheitlichungs- und Abschließungstendenz im physisch-

*Die Milz – archaischstes großes Organ*

stofflichen Bereich (in dem angeführten Fall schließlich das Wiedereinverleibenwollen der eigenen Exkremente). Die „bleiabstoßenden" Kräfte (Rudolf Steiner) müssen hier durch eine geeignete Therapie verstärkt werden. Dies geschieht durch Tiefpotenzen von **Blei (Minium D2-D3)**. Es ist dies meines Wissens die stofflichste Form, in der Blei therapeutisch gegeben werden kann.

Das ersterbende Leben der Sinne entspricht dagegen dynamisch einer Bleihochpotenz (**Plumbum D30**).

Blei, Wärme und das Ich

Im stofflichen Blei sind außergewöhnliche physische Wärmequalitäten gebunden (vergleiche Selbstentzündlichkeit des Bleies), der Sinnesorganbildung dagegen liegt ein ätherischer Prozeß zugrunde. Wir haben es hier mit dem Urzustand der Wärme zu tun (Saturn); diese gibt zugleich das Bildungselement für die Ich-Organisation des Menschen ab.

In der „Wärme" wirkt das Ich mineralisierend bis herunter in die Knochenbildung. Auch der physiologische Alterungsvorgang beruht auf einer mit dem Alter voranschreitenden Metamorphose der substanzgebundenen physischen Stoffwechselwärme in die ätherischen Wärmeprozesse in der Sinnesorganisation im „oberen" Menschen (ersterbendes Sinnesleben). In dem Maße,

Gesundes Altern und störende Prozesse

als sich diese Umwandlung vollzieht, altert, mineralisiert der physische Organismus in gesunder Weise. Gleichzeitig damit lösen sich die höheren Wesensglieder in zunehmendem Maße aus ihrer organischen Bindung und gehen mehr und mehr in die Peripherie über. Dieser Vorgang kann nun in zweifacher Weise

Mangelnde Abbautätigkeit des Ich

gestört sein. Eine zu geringe Abbautätigkeit der Ich-Organisation führt zum Persistieren der „Jugendkräfte" des unteren Menschen. In der Signatursprache der Planetenmetalle würde man sagen: Der aufbauende Silberprozeß mit seinen produktiven, regenerativen Kräften dominiert über den mineralisierenden Bleiprozeß. Im ganzen Menschen hypertrophiert der „Stofftrieb" über den „Formtrieb", so daß man bei einem solchen Menschen vergleichsweise von einem generalisierten „Tumor" sprechen könnte. Als Heilmittel wurde schon von den Alten, z. B. von Paracelsus, in einem solchen Falle **Helleborus niger** angewandt. Diese Pflanze, die auch bei der Behandlung maligner Tumore eine Rolle spielt, bringt es ebenfalls nicht zu einer richtigen

Blütenmetamorphose. Die Sproßkräfte überdauern den Herbst und Winter und nehmen schließlich den Blütenansatz wieder in sich zurück (Involution). Darauf kann an dieser Stelle nur hingewiesen werden.

Im Gegensatz dazu wirkt ein zu starkes Eingreifen der Ich-Organisation in den unteren Menschen fiebererzeugend und unter Umständen zerstörend durch einseitigen Substanzabbau. Da es sich dabei aber meist um einen Heilungsversuch des Organismus handelt, wäre es im allgemeinen töricht, diesen Prozeß unmittelbar bekämpfen zu wollen. Etwas anderes, dem obigen Vorgang durchaus Verwandtes liegt vor, wenn es zu einer vorzeitigen Ablösung und „Ausdehnung" der ätherischen Wärmeorganisation kommt. Dies ist so gut wie immer die Folge eines allmählichen oder auch schockartigen Sich-Zurückziehens der Ich-Organisation, die dem Wärmeorganismus als inneres Strukturprinzip zugrunde liegt. Das am deutlichsten hervortretende Symptom ist, vor allem bei Schockfolge (z. B. nach Unfällen mit Gehirnerschütterung oder Verschüttung) eine Unsicherheit in der Raumorientierung sowie Schwäche in den Gliedern, vor allem Knien, Hochdrängungsgefühl (Meteorismus), pektanginöse Beschwerden, Tachykardien, Parästhesien in den Gliedern.

Vor allem weist die gestörte Gleichgewichtsfunktion (bei völlig intaktem Vestibularapparat) auf die „Lockerung" der Ich-Organisation hin. Der Patient fühlt sich wie „offen" allen Umwelteinflüssen, vor allem den Sinneswahrnehmungen preisgegeben. Sich nicht mehr als ein in sich geschlossenes, einheitliches Wesen fühlen zu können ist die vollkommenste Umkehr gegenüber dem pathologischen Verhalten, wie wir es im Zusammenhang mit der Milzfunktion gesehen haben. Die Labilität im Wärmeorganismus äußert sich auch in einer mangelhaften Wärmeregulation. Die Folge ist ein oft unmittelbares Aufeinanderfolgen von Wärmestauung und Schüttelfrost.[5] Der zu starken Ausdehnung der Wärmeorganisation im Bereich des Sinnes-Nerven-Systems wirken Hochpotenzen von Blei entgegen (**Plumbum D30**, eventuell mit **Bienenhonig** potenziert). Die „sechseckig formende Kraft" des Bienenhonigs (Rudolf Steiner -

*Zu starke Abbautätigkeit des Ich*

*Schocks und Ihre Folgen („Lockerung")*

---

[5] *siehe Folgeseite*

„Bienenkurs") verstärkt die Hochpotenzwirkung des Bleies ähnlich wie **Quarz D30**. Auch **Arnica montana D20** bis **D30** kann in Frage kommen. Das besondere Anwendungsgebiet für Arnika-Hochpotenzen wurde schon erwähnt (entzündliche Prozesse im Bereich des Sinnes-Nerven-Systems, Apoplexie, Commotio cerebri[6]). Die Beziehung der Arnika zum Kieselprozeß macht die Pflanze besonders geeignet als Heilmittel für ein Vordringen des Stoffwechsel-(Blüten-)Prozesses in den Bereich des Sinnes-Nerven-Systems. Auch eine Schädigung des Wärmeorganismus mit einer „Ablähmung" des mittleren Systems wird durch **Plumbum D30** mit **Quarz D30** gebessert (vgl. Fußnote 6).

Sklerose: zu starker Abbau durch Astralleib unter fortschreitendem Rückzug der Ich-Organisation

Dem Krankheitsbild der Sklerose liegt etwas ähnliches zugrunde, wie wir es beim Schock darzustellen versucht haben; nur zieht sich bei der Sklerose die Ich-Organisation ganz allmählich zurück. Je nachdem, ob sich die Lösung vorwiegend im Bereich des Zentralnervensystems, des Rhythmischen Systems im engeren Sinne oder des Stoffwechselsystems abspielt, treten die entsprechenden Erscheinungen in den Vordergrund. Bei der Sklerose gewinnt die spezifische Abbautendenz des Astralleibes gegenüber der Ich-Organisation die Oberhand. Charakteristisch ist die Verhärtung der Gefäße, da diese aus dem Rhythmischen System (Wärmeorganismus) heraus gebildet sind. Bei der Arteriosklerose zeigt sich das Überhandnehmen des astralen Formimpulses in der Lipideinlagerung und späteren Verkalkung der Gefäßwände.

---

[5]  *Herr A. wurde ein halbes Jahr lang wegen chronischer Zystitis mit großen Dosen Sulfonamiden behandelt. Bei dem bis dahin völlig gesunden Manne traten plötzlich Kollapszustände, Tachykardien, Schüttelfrost (ohne Fieber), Parästhesien in sämtlichen Extremitäten auf. Da man nichts weiter feststellen konnte, wurden die Tonsillen und zwei Zahngranulome bei gleichzeitiger Penizillinbehandlung entfernt. Kurze Zeit danach traten die „Anfälle" in weit schwererer Form auf. Bei Beginn unserer Behandlung klagte der Patient außerdem über Schwindel. Schwäche in den Beinen und über ein „inneres Vibrieren" Therapie: einmal wöchentlich eine Injektion* **Plumbum mellitum D30** *(WELEDA) und* **Quarz D30**. *Am Abend nach der ersten Injektion wurde ein „angenehmes Wärmegefühl" im ganzen Körper verspürt. Der Schwindel und das Kribbeln in den Händen seien schlagartig verschwunden. Der gute Zustand hielt eine Woche an. Nach acht Tagen zweite Injektion. Patient ist seit der Behandlung voll arbeitsfähig und nur bei Föhn noch etwas anfällig. Dafür bekam der Patient* **Phosphor D5** *innerlich.*

[6]  *Eine junge Frau leidet seit einem Fahrradunfall vor einem halben Jahr (Gehirnerschütterung) unter anhaltenden Kopfschmerzen, die sich bis zu heftigen Migräneanfällen steigern. Starker Abusus von Betäubungsmitteln. Behandlung: einmal wöchentlich eine Injektion von* **Arnica D20** *(WALA, Eckwälden). Nach etwa sechs Injektionen waren die Kopfschmerzen endgültig verschwunden, trotz starker Beanspruchung der Augen und des Gehörs als Weberin.*

Die Zerebralsklerose mit meist niedrigem Blutdruck, Zerebralsklerose Schwindel und den bekannten psychischen Veränderungen (Fixierung des Vorstellungslebens, Versagen der Logik, Vergeßlichkeit usw., alles Anzeichen eines automatenhaften, nicht mehr vom Ich-Bewußtsein getragenen Vorstellungsablaufes) wird nun ebenfalls mit Hochpotenzen von Blei behandelt. Wenn auch bei fortgeschrittenem Krankheitsprozeß nicht mehr viel geändert werden kann, so bessert sich doch meist der Schwindel und die Patienten werden ruhiger. Die Behandlung kann selbstverständlich in vielfältiger Weise unterstützt werden, z. B. durch Anregung der sulfurischen Prozesse, auch durch eine entsprechende *Diät*: Honig, Zwiebelgewächse, kleine Mengen rohen, geriebenen Meerrettichs, Vermeiden von Kartoffeln und Fleischnahrung, Birkenblättertee, Birkenelixier (WELEDA) Herzbehandlung mit **Crataegus** in niedrigen Potenzen oder Urtinktur.

Die Aorten- und Koronarsklerose werden als typische Aorten- u. Koronarsklerose Beispiele für die Sklerose des mittleren Systems angeführt. Hier kommt **Blei** in einer mittleren Potenz in Frage: entweder als **Scleron** von WELEDA (Plumbum mellitum D12) und **Cortex Betulae 1 %** als Injektion oder ein eigens für Angina pectoris auf der Grundlage einer Koronarsklerose mit Bradykardie hergestelltes Präparat von WALA **Strophanthus/Nicotiana comp.** (Plumbum mellitum D14, Nicotiana D9, Strophanthus D5). Dieses Mittel hat sich vor allem als i. v. lnjektion sehr bewährt. Der Vollständigkeit halber sei erwähnt, daß man meist auf Aurum in höheren Potenzen nicht verzichten kann. Vor allem bei hohem Blutdruck, Benommenheit, Unruhe, Kopfdruck wirkt **Arnica/Aurum D20/30** (WALA), alle 14 Tage eine Injektion, ganz ausgezeichnet. Das Mittel ist auch bei drohender Apoplexie zu empfehlen.

Bei Nephrosklerose geben wir **Plumbum D15**. Außerdem Nephrosklerose wird in die Behandlung der inneren Organe die pflanzliche Therapie stärker einbezogen. Bei Nephrosklerose **Equisetum D10** bis **D15**, **Equisetum cum Sulfure tostum D5** bis **D10**, besonders aber auch **Cortex Betulae**.

Bei der Sklerose der peripheren Gefäße mit Parästhesien Sklerose peripherer Gefäße (Gefahr der Gangrän, intermittierendes Hinken) kommen tiefe Potenzen von Blei, vor allem als **Bleiglanz D4, D6** bis **D8** in

Frage. Unterstützend wirken **Secale cornutum D6** bis **D10** und **Nicotiana tabacum D6** bis **D10**. Das Präparat **Secale/Bleiglanz comp.** von WALA hat folgende interessante Zusammensetzung: Cortex Betulae D4, Bleiglanz D7, Nicotiana D5, Secale D5, Arteria poplitea D7.

Die Bleiprozesse wirken sowohl physiologisch als „ersterbendes Leben" als auch therapeutisch im Sinne der Todeskräfte vom Haupte aus bis hinein in die Stoffwechselprozesse, indem sie alles Stoffliche in die Mineralisierung treiben und das Geistige entbinden.

### Das Gehirn und der Silber-Prozeß (Mond)

Räumlich und dynamisch dem Bleiprozeß entgegengesetzt wirkt im Sinne echter Polarität der *Silberprozeß* als „Reproduktionsleben" in der Fortpflanzungstätigkeit, aber auch im Zelleben, den Wachstums- und Regenerationsvorgängen des übrigen Organismus.

Die vollkommene Polarität der beiden Prozesse kommt auch in der besonderen Anordnung und Funktion ihrer zugehörigen Organe: Gehirn und Milz zum Ausdruck. Die Milz ist, wie schon erwähnt wurde, das am wenigsten physische Organ und ist auch durch die außerordentliche, unterschiedliche Blutfülle in ihrer Größenordnung sehr wechselnd. Das Gehirn dagegen ist das stofflich massivste, räumlich unveränderlichste und in seiner Struktur das determinierteste Organ des ganzen Organismus.

Ein Kriterium echter Polarität ist die Möglichkeit der Umpolung, so wie man etwa beim elektrischen Stromkreis den positiven und den negativen Pol austauschen kann. Auf eine solche „Umkehr der Vorzeichen" wurde auf den Seiten (11-13) anhand des allgemeinen Beispiels: Sinnes-Nerven-System/Stoffwechsel hingewiesen. Das Gesetz der „inneren Identität", das dieser Erscheinung zugrundeliegt, offenbart sich in einer ganz besonderen Weise bei der Polarität von Sinnesleben und Reproduktionsleben.

Milz und Gehirn - Die Blei-Silber-Polarität

Das „ersterbende Leben" der Sinne wirkt in den heutigen Sinnesorganen noch in derselben ursprünglichen Weise wie auf seiner planetarischen Bildungsstufe (Saturn). Für das Reproduktionsleben gilt das gleiche mit Bezug auf einen späteren planetarischen Zustand (alter Mond). Von beiden Prozessen (Bleiprozeß und Silberprozeß) könnte man deshalb auch als von Prozessen erster Ordnung sprechen. Beim Gehirn liegen nun - im Gegensatz zu allen übrigen Organen (Milz, Leber usw.) - ganz besondere Verhältnisse vor. Das ursprüngliche, originäre „Nervenleben" machte - wie alles Leben - seine zelluläre Organisationsstufe auf dem „alten" Mond durch. Die hier einsetzende Abbautätigkeit des Astralleibes fixierte jenes Zelleben, aus dem dann später die endgültige Struktur der Nervenzellen hervorging.

Dem an das Gehirn gebundenen Vorstellungsleben liegt also ein Nervenleben zugrunde, das teilweise durch den „Mondenprozeß" hindurchgegangen ist. Im Gehirn weichen die vitalen Reproduktionskräfte und Regenerationskräfte des Zellebens zugunsten eines „Reproduktionslebens zweiter Ordnung" zurück. Der Silberprozeß tritt so einmal primär im Reproduktionsleben der Fortpflanzungstätigkeit auf, ein anderes Mal sekundär im Vorstellungsleben.

*Metamorphosen des Silberprozesses*

Der Bleiprozeß „mineralisiert" die zellulären Zwischenstufen im Verlaufe der Ausbildung der Sinnesorgane unmittelbar. Der Silberprozeß dagegen erscheint auf dem Umwege über das Erdgehirn noch einmal als reine „Potenz" in der Emanation der im ständigen Abbau befindlichen Nervenzellen. Die innere Identität des primären Bleiprozesses und des sekundären Silberprozesses liegt in der besonderen Position begründet, die beide in der Entwicklungsreihe der sieben Lebensstufen einnehmen. Der Bleiprozeß steht ganz am Anfang aller speziellen Bildeprozesse und hat dadurch seine Universalität erhalten. Der Silberprozeß hat mit der Ausbildung des Gehirns das spezifisch organische Leben verlassen und steht damit, obwohl am Ende der Entwicklung, qualitativ wieder auf der ursprünglichen Stufe des Bleiprozesses. Dadurch sind beide Prozesse alleine geeignet, die Grundlage für das Wahrnehmungs- und Vorstellungsleben abzugeben.

*Die „innere Identität" in der Polarität von Silber- und Bleiprozeß*

Das Reproduktionsleben (primärer Silberprozeß) stellt eine Art Zusammenfassung alles ätherischen Lebens dar, was schon daraus hervorgeht, daß es den Keim abgibt für einen neuen, vollkommenen Organismus. Der Silberprozeß kann deshalb als Repräsentant der ätherischen und Jugendkräfte überhaupt angesehen werden.

Silber als
Heilmittel des
Fortpflanzungs-
geschehens

Seine besondere Beziehung zur Reproduktionssphäre macht das Silber zum Heilmittel für bestimmte Störungen des Menses-Zyklus. Als **Argentum metallicum praeparatum D6** (Injektion) oder **D4** bzw. **D6** (Dilution bzw. Trituration) kommt es in Frage bei einem Persistieren der Kindheitskräfte, was sich in Unterentwicklung, Infantilismus, Amenorrhö oder verzögert eintretender Menses zeigt. Aber auch bei einem zu frühen Eintritt der Menopause mit den entsprechenden klimakterischen Störungen oder einem Überdauern der Reproduktionskräfte über die Menopause hinaus ist Argentum met. praep. D6 *das* Mittel. Wieder liegt bei den genannten Störungen eine ungenügende Metamorphose der Jugendkräfte des unteren Menschen in die Altersreife des oberen Menschen vor.

Silber in tiefer Potenz ist aber auch ein Heilmittel bei nervösen Erschöpfungszuständen. In Folge einer schwachen oder geschwächten Ich-Organisation wird der ätherische Organismus nicht genügend in seinem organischen Zusammenhang gehalten. Es kann dadurch zu einem ständigen Abfließen (Entladen) ätherischer Kräfte nach der Peripherie kommen. Manche Patienten haben dann die Empfindung, „als ob es von ihren Händen wegströmte". Oft entsteht das Gefühl des Größer-Seins oder ein umschriebenes Ausdehnungsgefühl, z. B. am Kopf. Alle diese Symptome weisen darauf hin, daß der aufbauende ätherische Strom nicht in der richtigen Weise bis in das Sinnes-Nerven-System hinaufgeleitet wird und sich vorzeitig entlädt. In den soeben genannten Fällen wird **Argentum D6** am besten mit **Rohrzucker D10** kombiniert (**Argentum/Rohrzucker**, WALA) als Injektion gegeben. Auch bei chronisch entzündlichen Schwellungszuständen der Schleimhäute (z. B. Schwellungskatarrh des Magens) kommt Silber als Heilmittel in Frage.[7]

---

7) *So enthalten eine Reihe von Heilmittelkompositionen Silber, z. B.* **Silicea comp.** *(Silicea D21, Argentum nitricum D20, Belladonna D14), das ausgezeichnet bei Entzündungen im Kopfgebiet, vor allem Pulpitis wirkt; oder* **Betula/Arnica comp.** *(Betula, Argentum, Sulfur, Formica, Arnica; D4/3, D7, D5, D7, D14) bei chronisch entzündlichem Gelenkrheumatismus mit Neigung zur Deformierung. Beide Mittel von WALA, Eckwälden.*

Silber wirkt besonders im Bereich solcher Organe, bei denen die Tätigkeit des Astralleibes schon von Natur aus stärker in Erscheinung tritt. Dies ist bei allen Hohlorganen, vor allem auch bei der Harnblase der Fall. Hier verwenden wir dann **Argentum nitricum D6** (Stickstoff als Repräsentant des Luftelementes). Bei chronischer Zystitis kann es unter Umständen kombiniert mit Eigenblut ausgezeichnet wirken. Die Therapie mit Silberhochpotenzen (**Argentum D30**) ist - im Gegensatz zur Behandlung etwa lokaler Entzündungen mit Tiefpotenzen - bei Allgemeininfektionen angezeigt, also dann, wenn ein Einbruch äußeren, fremdätherischen Lebens (Bakterien, Viren) in den Organismus vorliegt.

Silber als Heilmittel bei Krankheiten von Hohlorganen

Es ist seit Speranskys Arbeiten eine so gut wie allgemein anerkannte Tatsache, daß die Fernwirkung fokaler Infektionen über das „Nervensystem" erfolgt (vgl. auch Hunekes Sekundenphänomen). Auch die bakterielle Infektion von außen, etwa eines Panaritiums - gerade, wenn sie ohne wesentlichen Lokalbefund zur Sepsis führt - nimmt den „neuralen" Weg. Die Mikroben sind die Träger pflanzlich-ätherischer Prozesse der Außenwelt, die über die „freien Räume" der Nerven Eingang in das Innere des Organismus finden. Die erfolgreiche Abwehr einer drohenden Infektion hängt davon ab, ob der Silberprozeß den physiologischen „Hohlraum" der Nerven „vollständig" ausfüllt oder nicht. Eine schwache Nervenemanation - was man auch gleichsetzen kann mit einer allgemeinen nervösen Erschöpfung (Nachlassen der formativen, tonisierenden Nervenimpulse) - bietet die Disposition für eine Allgemeininfektion. Die Hochpotenzwirkung von **Argentum met. praep.** D30 ist als Prozeß dem ätherischen Leben (z. B. der Mikroben) qualitativ gleichzusetzen. Die Therapie der drohenden Allgemeininfektion mit Argentum D30 beruht also ebenfalls auf einem Verwandtschaftsprinzip von Krankheit und Naturprozeß (Heilmittel). Die Silbertherapie kann nun wesentlich verstärkt werden durch Hochpotenzen von Quarz (Mischspritze von Argentum D30 und **Quarz D30** oberhalb der Infektionspforte zu injizieren). Quarz wurde schon im Zusammenhang mit Plumbum erwähnt. Die hier angeführten Indikationen für Quarz sind in der allgemeinen Homöopathie nicht geläufig. Die

Nervöse Erschöpfung und Krankheitsdisposition

Quarzwirkung kann auch wirklich nur richtig verständlich werden, wenn man die von Rudolf Steiner darüber gemachten Aussagen berücksichtigt, die an dieser Stelle nur ganz summarisch angeführt werden können.

Danach ist die Entstehung des Siliciums als reiner Prozeß (nicht in seiner heutigen Stofflichkeit) auf den zweiten planetarischen Zustand (alte Sonne) zurückzuführen. Die Sechseckstruktur des Bergkristalls (vergleiche auch das über den Bienenhonig Gesagte) weist auf die Einstrahlung kosmischer Umkreiskräfte hin. Der äußerste Umkreis der Planetensphäre wird von der „Wärmehülle" des Saturn gebildet. Die Tierkreiskräfte wirken über die Wärmeperipherie des Saturn in die Lichtstruktur der Quarzbildung hinein. Dem Gehirn- und Nervenleben (alte Sonne - heutiger Jupiter) liegen dieselben kosmischen Bildekräfte zugrunde, so daß wir die Hochpotenzwirkung des Quarzes und das „Nervenleben" qualitativ auf dieselbe Stufe stellen können. Die Therapie der Quarz-Hochpotenzen kommt dann in Frage, wenn eine Gestaltungsschwäche der Peripherie, z. B. Haut, Schleimhäute, Oberflächen überhaupt vorliegt. Eine Schädigung des Wärmeorganismus, Lockerungszustände nach Gehirnerschütterung und Schockfolgen, alles, was man unter Abspannung und Erschöpfung des Nervensystems verstehen kann, auch Nachwirkungen von Schlaf- und Betäubungsmittel-Abusus bedeuten ein Nachlassen der Gestaltungskräfte des Quarzprozesses. Dies ist gleichzusetzen mit einer Ablähmung des „Nervenlebens". Bei der Überwindung einer Allgemeininfektion sind aber gerade die formativen Kräfte des Nervenlebens entscheidend.

## Der Zusammenhang erd- und menschheitsgeschichtlicher Bildungsprozesse am Beispiel des Kalkes

Die Darstellung erd- und menschheitsgeschichtlicher Bildungsprozesse im besonderen ist nicht Aufgabe dieser Skizze. Für das Verständnis einer geisteswissenschaftlichen Therapie sind diese Gesichtspunkte aber von grundlegender Bedeutung.

Man wird sich bei der Wahl eines Heilmittels stets auch die Frage vorlegen müssen, welcher entwicklungsgeschichtlichen Periode eine Substanz bzw. ein Substanzprozeß entspricht.

Nur um das hier Gemeinte besser verständlich zu machen, sei die Methode noch an einem praktischen Beispiel demonstriert.

Die Therapie kindlicher Entwicklungsstörungen ist dafür besonders geeignet. Das Kind wiederholt - auch nach Abschluß der Embryonalzeit - noch erd- und stammesgeschichtliche Bildungsperioden, wenn auch auf höherer Ebene und nicht so drastisch wie im vorgeburtlichen Leben (umfassendes biogenetisches Grundgesetz).

Der Typus des lymphatischen, wässrigen, blassen, großköpfigen Kindes mit adenoiden Wucherungen, unvollkommener Pneumatisation des Schädels (der Mastoidzellen usw.) mit Neigung zu chronisch-rezidivierender Otitis media im Kleinkindesalter, chronischer Rhinitis, Tonsillitis, Mundatmung usw. präsentiert uns gleichsam einen embryonalen Zustand noch nach der Geburt, der in der Bildungstendenz das Charakteristische der alten Mondverhältnisse spiegelt. „Lymphatismus"

Nun ist der **Kalk** (wie der Kiesel ein Produkt des pflanzlich-ätherischen Lebens des alten Sonnenzustandes ist) als späterer Niederschlag tierisch-astraler Prozesse auf dem alten Mond entstanden. Wo es nur immer Kalk gibt, ist er das Ergebnis tierisch empfindenden Lebens und stellt eine Art mineralischer Fortsetzung der physischen Nervenbildung dar.

Kalk (**Calcium carbonicum**, z. B. in Form von Conchae (Austernschale)) in mittleren und hohen Potenzen (**D10** bis **D20**) ahmt die physische Nervenbildung aus dem organisch-wäßrigen Mondenelement heraus nach und befreit - als Heilmittel gegeben - das lymphatische Kind von den im Kopf unzeitgemäß persistierenden „Mondenverhältnissen". Die Therapie besteht auch hier in der Wirkung des Kalkprozesses, also in derselben Tätigkeit, die dem wäßrig-lymphatischen Mondenzustand entspricht.[8] Kalk als Heilmittel des lymphatischen Kindes

---

[8] *Die desensibilisierende Wirkung von allopathischem Calcium im Augenblick der Darreichung kann als Bestätigung des über die Entstehung des Kalkes Gesagten angesehen werden. (Kalkbildung als Niederschlag empfindender astraler Nerventätigkeit).*

Calcium carbonicum *in Substanz* oder ganz niedrigen Potenzen (**D2** bis **D4**) wirkt dagegen nutritiv. In unserem Falle würde also z. B. **Conchae verae 5 %** die richtige Durchluftung (Pneumatisation) des Schädels eher verhindern. Ähnliche, nur noch weiter zurückliegende Bildungsverhältnisse liegen dem Hydrozephalus zugrunde (alte Sonne). Neben dem **Quarz** kommt hier **Stannum** (Jupitermetall) **D20, D12, D10** oder als Salbenauflage in Frage. Zinn ist der irdische Repräsentant der alten Sonnentätigkeit (vergleiche Zuordnung der 7 Planetenmetalle). Selbstverständlich wird man die Therapie des Hydrozephalus noch durch andere Mittel unterstützen wie **Conchae**, auch **Phosphor D8** bis **D12**, **Bryonia D6** bis **D10**. Dies möge genügen, um die Ratio einer Therapie verständlich zu machen, die mit entwicklungsgeschichtlichen Prozessen und Substanzmetamorphosen rechnet.

## Die Migräne als Versagen der Mitte - Secale und Quarz

Die allgemeine Gültigkeit des Polaritätsgesetzes soll abschließend und zugleich als Zusammenfassung der vorliegenden Arbeit an einem typischen Krankheitsbild aufgezeigt werden.

Das Metamorphosengesetz wirkt zeitlich durch alle Entwicklungsstufen hindurch, aber auch gegenwärtig in jedem Individuum als dauernder rhythmischer Prozeß zwischen „Oben" und „Unten". Dieses verborgene Geschehen offenbart sich im besonderen an pathologischen Zuständen.

Der Mensch, bei dem alles auf Gleichgewicht und Universalität angelegt ist, entfaltet seine wahre Natur gerade in der ständigen Überwindung der polaren Gegensätzlichkeiten von „Form- und Stofftrieb". Ein Versagen des mittleren Systems ist für ihn gleichbedeutend mit Verlust der Mitte, mit Verlust des freien Spieles der Umwandlungskräfte.

Migräne: Überwältigung der „Mitte" vom oberen und unteren Menschen aus

Das Krankheitsbild der Migräne ist hervorragend geeignet, um daran ganz allgemein das Sich-Verselbständigen der oberen und unteren Bildungsprinzipien und das Versagen der Mitte aufzuzeigen. Die Verlagerung, ja, die Umkehr der Pole (Formtrieb und Stofftrieb) mit einem Durchbrechen der Mitte von beiden Seiten her zeigt sich mit aller Deutlichkeit bei den recht charakteristischen prämenstruellen Migränezuständen (Unterleibskrämpfe, Erbrechen, Kälteschauer, Parästhesien; Lichtscheu, Flimmerskotom; ein- oder zweiseitiger Schläfen- und Nackenkopfschmerz). Das Versagen der Umformungskraft des Rhythmischen Systems äußert sich in einer ungenügenden Wärmeregulation (oft rasches Aufeinanderfolgen von schüttelfrostähnlichen Zuständen und Hitzegefühl im Kopf).

Der Formimpuls des Nervenpoles nimmt im unteren Menschen überhand, die auflösenden Entzündungsprozesse des Blutes dringen dagegen aus der Reproduktionssphäre in den Sinnes-Nerven-Bereich vor: eine vollständige „Umkehr der Vorzeichen".

Für eine Therapie kommen nun folgende zwei Gesichtspunkte in Frage:

1. Die rhythmische oder Wärmeregulation wird verstärkt, z. B. durch Beeinflussung der Wärmezirkulation nach unten (absteigende Halb- oder Sitzbäder, auch mit Johanniskraut-Zusatz, oder ableitende Massagen an Waden und Rücken) oder durch ein Heilmittel wie **Kephalodoron** (WELEDA), das durch seine von Dr. Steiner angegebene besondere Komposition - Quarz, Eisen, Schwefel - ordnend in die dreigliedrige Natur des physischen Leibes eingreift: Quarz: Nerven-Sinnes-System, Eisen: Rhythmisches System, Schwefel: Stoffwechsel-Gliedmaßen-System.

2. Es besteht die Möglichkeit, den Krankheitsprozeß durch die Art der Heilmittelzusammensetzung im Sinne einer vervollständigten Ähnlichkeitsregel nachzuahmen. In unserem Falle müßten es also zwei Naturprozesse sein, die eine ausgesprochene Verwandtschaft zum Nerven- bzw. Reproduktionsleben haben.

In dem Injektionspräparat Secale/Quarz (D5/29) WALA ist diese Forderung erfüllt. Auch in der Wahl der Potenzen (Hochpotenz bei Quarz, tiefe Potenz bei Secale) kommt die Dynamik der polaren Lebensstufen: Gehirn-Nerven-Leben und Reproduktionsleben zum Ausdruck.

Hauptgesichtspunkte der Therapie

35

## Die Migränebehandlung mit Secale/Quarz

Secale - Arzneicharakteristik

Das Mutterkorn ist als Dauerform eines Sporenpilzes (Claviceps purpurea) eine ausgesprochene „Mondenbildung".

Rudolf Steiner schildert den Zustand der Naturreiche auf dem alten Mond so, daß dasjenige, was heute Mineral ist, damals noch halb pflanzlicher Natur war, also zwischen Mineral- und Pflanzenreich stand. Die Pflanze nahm eine Mittelstellung zwischen heutigem Pflanzen- und Tierreich ein. Das Tier bildete eine Zwischenform zwischen heutigem Tier und Mensch (vgl. auch A. Leroi: „Die Mistel als Tierpflanze des alten Mondes", „Beiträge zu einer Erweiterung der Heilkunst", 1950/Heft 4, S. 153). Das Typische einer „Mondenbildung" ist also die „Zwischenform". Pilze sind solche zwischen Pflanzen- und Tierreich stehengebliebenen „Mondenbildungen".

Die Sporen des Mutterkornpilzes keimen auf dem Blütenboden bestimmter Gräser, vor allem des Getreides (z. B. Roggen) und „reifen" - genährt durch den für die Samenbildung bestimmten Substanzstrom - selbst wie ein mächtiges Korn mit den übrigen Samen heran. Dieses parasitäre Wachstum im Fruchtknoten des Getreides zeugt, ebenso wie die Alkaloidbildung, für das halb vegetabilische, halb animalische Leben des Pilzes. Darin liegt der Mondencharakter und die besondere Beziehung des Mutterkornes zur Reproduktionssphäre (Mondenbereich). Daß die Sporen für die Entwicklung zum Mutterkorn dieselbe Substantialität benötigen, die auch das Getreidekorn zur Reife bringt, offenbart eine weitere wichtige Verwandtschaft von Samen- und Mutterkorn.

Die Signatur der Samenbildung, aber auch der Reichtum z. B. des Getreidekornes an Fetten, Eiweiß und „Vitaminen", vor allem des nervennährenden „Vitamin B" (chemischer Äther[9]) weisen auf verwandte Bildungsprozesse der Natur hin, die auf der Pflanzenstufe den Samen, beim Menschen das Gehirn- und Nervensystem hervorbringen.

---

[9] *Die Zunahme degenerativer Nervenerkrankungen darf durchaus auch in Zusammenhang mit der Denaturierung unseres Brotgetreides gebracht werden, so, wie andererseits gerade angekeimte Körnernahrung als Diät z. B. bei MS eine wichtige Rolle spielt (vgl. auch Evers-Diät). Auch die moderne Behandlung postkommotioneller Zustände mit hohen Dosen Vitamin B$_{12}$ beruht auf diesen Zusammenhängen.*

Die Pharmakologie des Secale cornutum ist nun die reinste Phänomenologie eines Nerven-Form-Impulses an falscher Stelle, nämlich im unteren Menschen. Die halb pflanzliche, halb minralische Zwitternatur des Pilzes kennt selbst keine mittlere Organisation. Deshalb wird auch das Rhythmische System durch die pharmakologische Secalewirkung völlig überwältigt. Es kommt zu einem Dauerspasmus der Gefäße und unter Umständen zur Gangrän. Die Uterusmuskulatur gerät in Dauerkontraktion. Durchfälle, Erbrechen, Durst und allgemeine Krämpfe sind schließlich die Symptome eines in das Stoffwechsel-Gliedmaßen-Gebiet verlagerten Nervengeschehens.[10] Die Secale-Wirkung wird damit zum „Simile" eines in pathologischer Weise im unteren Menschen auftretenden Nerven-Form-Impulses.

Die innere Identität von Nerven- und Reproduktionsleben disponiert diese beiden Gebiete ganz besonders, einen „Kurzschluß" zu bilden, wenn das Rhythmische System nicht stark genug ist, beide Prozesse in der richtigen Weise zu metamorphosieren: das Nervenleben in tonisierende Bildekräfte umzuwandeln, die Reproduktionskräfte des Blutes in die dem Vorstellungsleben zugrundeliegenden ätherischen Nervenprozesse überzuführen. Bei der Migräne haben wir dann zuviel Formkräfte im Stoffwechsel tätig und zuviel Substantialität im Nervengebiet. Dies kommt einerseits in einer erhöhten Reizbarkeit der Sinnes-Nerven-Funktion bei der Wahrnehmung, andererseits in einem Sistieren der prämenstruellen Follikeltätigkeit mit verzögertem oder erschwertem Menstruationsbeginn zum Ausdruck.

Bezüglich der Quarzwirkung sei auf S. 32 verwiesen.[11]

Zur Erläuterung des therapeutischen Prinzipes möge nachstehende Figur dienen.

Über den engeren Indikationsbereich unseres Beispieles hinaus wirkt Secale/Quarz ganz allgemein bei Migräne vor allem,

*Schwache Mitte und „Kurzschluß" des oberen und unteren Menschen*

---

[10] *Die überraschende Ähnlichkeit der Symptomatologie des Vergiftungsbildes zweier so verschiedener Substanzen wie Secale und Arsen weist auf die gemeinsame Beziehung zum Nervensystem hin.*

[11] *Secale und Argentum in tiefer Potenz haben ebenfalls eine verwandtschaftliche Beziehung. Secale steht dem organisch empfindenden Reproduktionsleben näher. Silber repräsentiert den reinen Prozeß. Man kann deshalb auch eine verspätet einsetzende Menses mit Argentum D6, eventuell mit Eigenblut kombiniert, behandeln.*

wenn sie auf dem Boden einer neurasthenischen Konstitution auftritt.[12]

Eine schwache oder labile Wärmeorganisation liegt immer zugrunde. Sie kann konstitutionell veranlagt oder die Folge eines Schocks sein. Häufig läßt sich aus der Anamnese - meist sehr lange vor dem ersten Migräneanfall - z. B. eine Gehirnerschütte-

### Skizze VIII

Ablähmung des Nervenlebens

Wirkung der Quarz-Hochpotenz

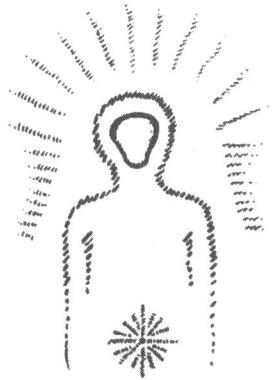
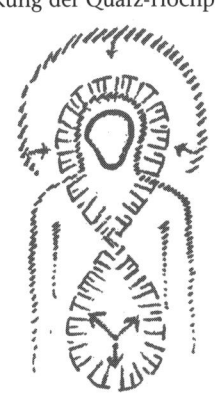

Überhandnehmen d. Formimpulses

Tiefpotenzwirkung des Secale cornutum

rung feststellen. Das Rhythmische System ist erhöhten Anforderungen von seiten des Sinnes-Nerven-Systems (Wahrnehmung), des Stoffwechselsystems oder einem raschen Wechsel in den atmosphärischen Verhältnissen (Föhn, Luftdruck, Temperatur-Schwankungen) nicht gewachsen. Auch starke seelische Erlebnisse, die geeignet sind, das Bewußtsein über das erträgliche Maß hinaus zu beanspruchen, wirken nicht anders als ein physischer Wärmeverlust.

Andererseits kann eine Überlastung des Stoffwechsels oder der Aufenthalt in einem überheizten Raum eine Störung in der Wärmeregulation hervorrufen und einen Migräneanfall auslösen. Seelische „Unterkühlung" und physische Überwärmung[13]

---

[12] *Ein einundzwanzigjähriger Mann von ausgesprochen leptosomem Habitus litt seit dem 14. Lebensjahr unter andauernden Kopfschmerzen, die von Zeit zu Zeit migräneartige Formen annahmen. Seit Jahren erheblicher Abusus an Betäubungsmitteln. Nach sechs Injektionen Secale/Quarz andauernde Beschwerdefreiheit.*

[13] *Ein Sonnenstich (Wärmestauung) kann z. B. wie eine ganz schwere Migräne verlaufen.*

führen zu demselben pathologischen Zustand. Der Wärme-organismus umspannt beide Bereiche, so daß man geradezu von einem „Wärmestoffwechsel" zwischen oberem und unterem Menschen sprechen kann. Die außerordentliche Häufigkeit der schwersten Migräneformen im Zusammenhang mit meist peri-pheren Kreislaufstörungen ist ein Symptom einer heute sehr weit verbreiteten Erschöpfung des Wärmeorganismus und damit der Umwandlungskräfte im Menschen.

## Zusammenfassung

Die vorstehende Skizze möchte einen Beitrag liefern zum Verständnis der überragenden Bedeutung des mittleren Systemes, des „Spieltriebes" zwischen dem Wahrnehmungspol (Formtrieb) und dem Stoffwechselpol (Stofftrieb). Das Wesen der Krankheit wird als ein Versagen der Mitte ganz allgemein ange-sehen. Die Therapie versucht auf indirektem Wege die Bedin-gungen für ein freies Spiel des Rhythmischen Systems dadurch wiederherzustellen, daß die überhandnehmenden, in krankhafte Spezialisierung treibenden Bildungstendenzen des oberen oder unteren Menschen durch verwandte Naturprozesse (umfassende Ähnlichkeitsregel) wieder in den Zustand gesunder Universalität zurückgeführt werden.

# Zur therapeutischen Bedeutung von Silicea und Natrium muriaticum*

## Die Verwandtschaft von Mensch und Natur

### Krankheit und Heilung

Bei dem therapeutischen Einsatz eines Heilmittels, in unserem Falle Silicea (Quarz) und Natrium muriaticum, ist die Vorfrage zu klären: Welches sind die *Leitgesichtspunkte*, die zur Wahl des Heilmittels führen? Auf dem Hintergrund der goetheanistisch-anthroposophischen Menschen- und Naturanschauung lautet die Frage: Gelingt es uns, den topographischen Ort oder - anders ausgedrückt - den funktionellen »Lebensprozeß« des zu wählenden Heilmittels einerseits in der *Natur*, andererseits im *Menschen* aufzufinden? Dieser Frage liegt ein einheitliches Weltbild zugrunde: einheitlich im Hinblick auf die Verwandtschaften innermenschlicher organischer und funktioneller, differenzierter Vorgänge einerseits, und außermenschlicher differenzierter Bildungen des Mineralischen, des Pflanzlichen und Tierischen andererseits. Eine solche Betrachtungsweise von innermenschlichen und außermenschlichen Verwandtschaften liegt nach unserer Auffassung auch der *Hahnemannschen* Idee zugrunde: Similia similibus curentur: Ähnliches (Verwandtes) vermag gleiche (ähnliche) pathologische Erscheinungen im Menschen zu heilen. Unter diesem Gesichtspunkt bedeutet Krankheit des Menschen eine tendenzielle Annäherung innermenschlicher organischer Prozesse an außermenschliche Naturerscheinungen. Therapie bedeutet dann Hilfe zur Überwindung der innermenschlichen Tendenz zum Naturwerden, zum Ähnlichwerden mit Naturvorgängen draußen.

Grundfrage der Heilmittelerkenntnis: Verwandschaft innermenschlicher Prozesse mit Naturprozessen außerhalb des Menschen

Krankheit als partielles „Natur-Werden" des Menschen

Zugleich läßt sich von dieser Betrachtung aus die Frage beantworten: Was ist Gesundheit? Gesundheit wäre dann nicht ein einmaliger und endgültiger Zustand, sondern das ständige Überwinden einer Tendenz zum Naturwerden hin. In der Überwindungskraft, anders ausgedrückt, in der Befreiung von einseitigen, »naturhaften« innermenschlichen Tendenzen liegt die menschliche Qualität, die Unabhängigkeit, die Autonomie. Dieser Gesichtspunkt wird besonders hervorgehoben bei *Rudolf Steiner/Ita*

Gesundheit als fortwährendes Überwinden der Naturwerde-Tendenz im Menschen

---

*) *Erstveröffentlichung in „Der Merkurstab" 6/1996 (posthum)*

*Wegman:* »Grundlegendes für eine Erweiterung der Heilkunst nach geisteswissenschaftlichen Erkenntnissen«, 1925, 15. Kapitel: »Das Heilverfahren«.

»Die Erkenntnis der Heilmittelwirkung beruht auf dem Durchschauen der in der außermenschlichen Welt vorhandenen Kraftentwicklungen. Denn, um einen Heilvorgang zu veranlassen, muß man Substanzen in den Organismus einführen, die in diesem sich so ausbreiten, daß der Krankheitsvorgang allmählich in einen normalen übergeht. Nun liegt eben das Wesen des krankhaften Vorganges darin, daß innerhalb des Organismus sich etwas abspielt, das sich nicht eingliedert in die Gesamttätigkeit desselben. Das hat ein solcher Vorgang gemeinsam mit einem solchen der äußeren Natur. Man kann sagen: Entsteht im Inneren des Organismus ein Vorgang, der einem solchen der äußeren Natur *ähnlich* ist, so tritt Erkrankung ein.«

## Der Lebensprozeß und die drei Prinzipien von Sal, Sulfur und Merkur

Zur Einordnung der Substanzprozesse Natrium muriaticum und Silicea in den »Gesamt-Lebensprozeß« wird Rudolf Steiners Skizze aus dem ersten Medizinerkurs: »Geisteswissenschaft und Medizin«, Dornach 1920, 10. Vortrag, zugrunde gelegt. Sie sehen auf grün schraffiertem Hintergrund Kieselsäure ($SiO_2$), *kieselsaure Salze*, dann eine rote, einwickelnde Spirale mit der Bezeichnung Kohlensäure und *kohlensaure Salze*, und schließlich auf der äußeren Linie der einwickelnden Spirale eine oszillierende Linienführung (gelb) mit der Bezeichnung *Alkalien*.

»Universalisierung«/ Kiesel

Im Zusammenhang mit dem grün schraffierten Hintergrund mit der Bezeichnung »kieselsaure Salze« schildert Rudolf Steiner den innermenschlichen Prozeß, den er »Universalisierung« nennt, d.h. er spricht von einem Lebensprozeß, der das Gewordene, das organisch Gebundene, das Stofflich-Physische im Lebensprozeß anschließt an das menschlich-geistige Prinzip oder das Ich des Menschen, seine Entelechie. Es liegt also dem universalisierenden Prinzip ein Umwandlungsprozeß zugrunde aus dem Stofflichen in das Geistige hinein.

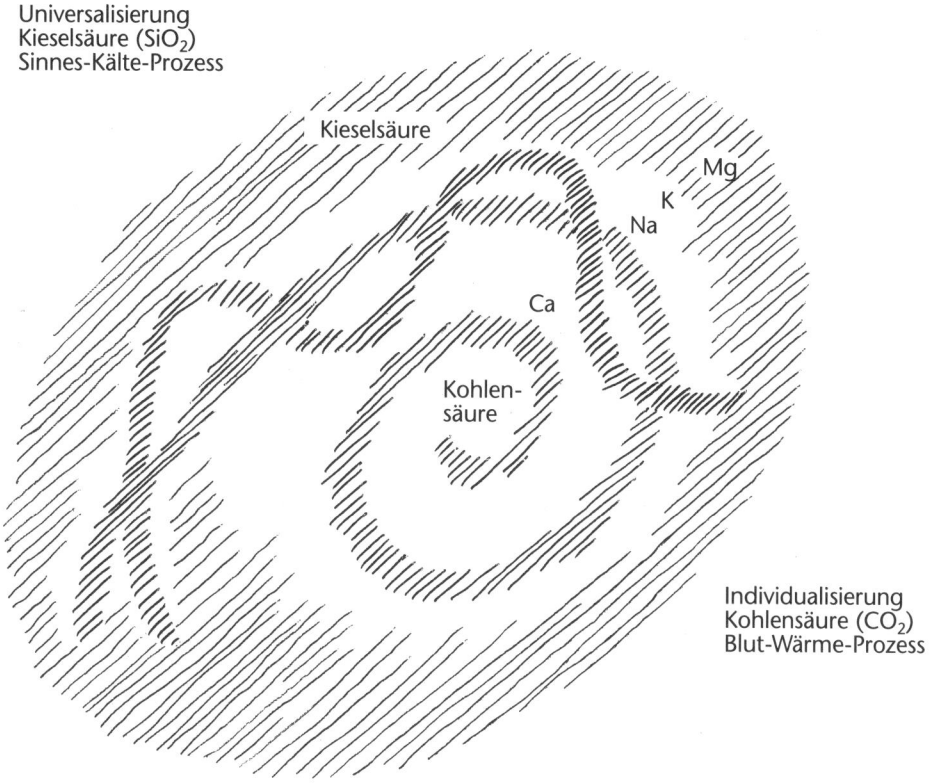

Universalisierung
Kieselsäure (SiO$_2$)
Sinnes-Kälte-Prozess

Kieselsäure

Mg

K

Na

Ca

Kohlen-
säure

Individualisierung
Kohlensäure (CO$_2$)
Blut-Wärme-Prozess

*Die Original-Tafelzeichnung Rudolf Steiners*
*war dreifarbig: Umkreis/Untergrund: grün,*
*Spirale: rot, oszillierende Linie: gelb.*

Andererseits schildert Rudolf Steiner im Zusammenhang mit dem »Lebensprozeß« die Substanzbildung, das Entstehen des Physich-Stofflich-Organischen mit dem Begriff »Individualisierung« verbunden. Diesen Prozeß sieht Rudolf Steiner in Verbindung mit dem Blutgeschehen. Zwischen diesen beiden polaren Prozessen schildert Steiner ein mittleres Prinzip, das er mit dem Substanzgeschehen der Alkalien verbindet. Auf die Alkalien werde ich im Zusammenhang mit der Substanz Natrium muriaticum zurückkommen. Das mittlere Prinzip nennen wir *Merkur*geschehen, mit dem Kieselprozeß verbinden wir den Begriff *Sal*, mit dem Kohlenstoffprozeß den Begriff *Sulfur*. Dazu eine kurze Erläuterung:

»Individuali-
sierung«/
Kohlenstoff

Mittleres Prinzip/
Alkalien

43

Bereits in der Paracelsischen Medizin wird unter Sal ein Naturvorgang verstanden, der darauf beruht, daß Kräfte (Energien wie Wärme, Licht, Chemismus) sich vom physischen Stoff trennen, z. B. bei der Verbrennung, und zurück bleibt ein so gut wie reaktionsloser, häufig unlöslicher Stoff, ein Oxyd, ein »Salz«. Das in den Salzzustand übergegangene Endprodukt (Beispiel Magnesiumoxyd) ist dann chemisch träge, reaktionslos, nicht weiter brennbar.

Demgegenüber verstehen wir unter Sulfur einen Substanzprozeß, der – auch bei der Verbrennung – Licht- und Wärme-Energie, vor allem letztere, auch chemische Energie, bindet, zum Beispiel gebrannter Kalk, der bei der Verbrennung Wärme in sich aufnimmt und sich nicht nur mit dem Sauerstoff, sondern auch mit dem Luftstickstoff verbindet. Wir sprechen dann von endothermen Prozessen, während wir beim Salgeschehen von exothermen Prozessen, auch in der Physiologie, sprechen.

Unter Merkur wird ein mittlerer Zustand verstanden, so daß darunter Substanzen zusammengefaßt werden, die amphoteren Charakter haben oder – wie das Quecksilber – auf der einen Seite zur Verdichtung, zur Tropfen-, Kugelbildung neigen, mit sehr hoher Oberflächenspannung, andererseits gleichzeitig in gewöhnlicher Luft- und Außentemperatur verdunsten.

So wird schon bei Paracelsus den merkuriellen Substanzen die Eigenschaft zugeschrieben, sowohl zum Salhaften als auch zum Sulfurhaften eine Beziehung herstellen zu können.

## Substanzbetrachtung:
## Silizium (Kiesel, Silicea, Quarz)/Natrium
### Das periodische System als Schöpfungsurkunde

Diesem Teil der Untersuchung wird die Anordnung der Elemente des Periodischen Systems zugrunde gelegt, wie sie der Mathematiker Ernst *Bindel* und der Chemiker Arnold *Blickle* vorgenommen haben. Dieser Anordnung des Periodischen Systems liegt die Auffassung der Evolution der Erde zugrunde, wie sie Rudolf Steiner in seiner Schrift »Die Geheimwissenschaft im Umriß« zur Darstellung bringt.

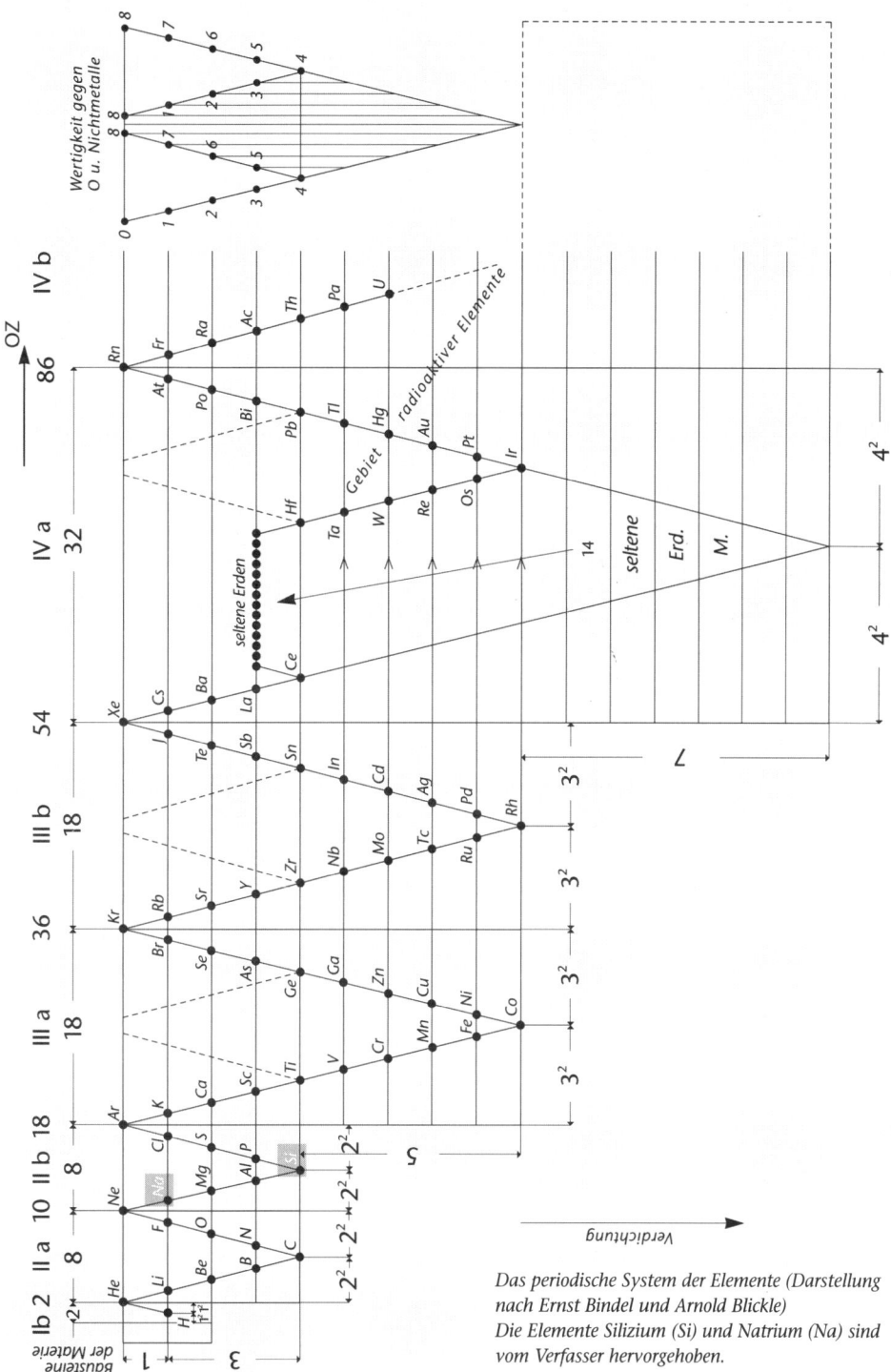

Das periodische System der Elemente (Darstellung
nach Ernst Bindel und Arnold Blickle)
Die Elemente Silizium (Si) und Natrium (Na) sind
vom Verfasser hervorgehoben.

45

Die Elemente werden aufgrund ihrer Dichte und Schwere in ein System eingeordnet, so daß 4 Bildungsperioden der Substanzen sich ergeben: Periode I, II, III und IV, wobei die Perioden II und III Doppelperioden ergeben. D.h., Periode II und III ergeben eine absteigende, verdichtende Phase, dann eine entdichtende Phase und eine zweite verdichtende und entdichtende Phase.

Die *Periode I* beginnt mit einer Verdichtungs- und Entdichtungsphase unter dem Substanzsymbol H (*Wasserstoff*). Am Ende der Entdichtung der Periode I steht das Edelgas *Helium*. Es ist nun zu beachten und von Bedeutung, daß am Ende jeder Entdichtungsphase ein Edelgas steht: Helium, Neon, Argon, Krypton, Xenon. Für unsere Betrachtung ist die Frage von Bedeutung, in welcher Periode und von welchem Punkt der Verdichtung aus einmal Natrium erscheint und zum anderen Silizium. Dazu noch einmal ein Blick auf die Anordnung der Elemente in den vier Perioden:

Die Alkali-Metalle

In der Periode Ib (H = Wasserstoff) findet sich nur 1 Element, der Wasserstoff, mit der höchsten Energie und Leichte. Auf derselben Energie- oder Verdichtungsstufe wie der Wasserstoff treten in der 2. Doppelperiode (II a und II b) die Alkalien auf, und zwar auf der absteigenden, verdichtenden Linie: *Lithium, Natrium, Kalium, Rubidium, Caesium*. Blicken wir auf die Position des Natriums in dieser Reihe: Sowohl Lithium als auch Natrium können als Metalle den Wasserstoff ersetzen. Man könnte sagen, Wasserstoff hat wesentliche Eigenschaften der Alkalimetalle Lithium, Natrium, Kalium. Umgekehrt haben diese Alkalimetalle eine qualitative Ähnlichkeit mit Wasserstoff. Sowohl Natrium wie Kalium sind hoch energiereich und reaktionsfähig. Natrium verbrennt mit orangegelber, leuchtender Flamme bei Berührung mit Wasser und bildet die Natronlauge. Wasserstoff wird frei und verbrennt. Es sind folglich hohe Wärme- und Lichtenergien, die sich im Natriummetall verdichtet haben.

Nun ein kurzer Blick auf den Zusammenhang dieser Anordnung der Elemente vom Gesichtspunkt der Steinerschen Evolutionslehre der Erde. Bindel/Blickle nannten ihre Untersuchung: »Zahlengesetze in der Stoffeswelt und in der Erdenentwicklung«[1] und legten – wie bereits gesagt wurde – die Ausführungen Rudolf Steiners zur stufenweisen Verdichtung der *Erde* in *vier* aufeinanderfolgenden *Werdestufen* zugrunde:

1. die Erde als Wärmeplanet, wobei Wärme sowohl geistig wie physisch verstanden wird;
2. die Erde als Licht-»Luft«-Planet;
3. die Erde als chemisch wirksamer Flüssigkeitsplanet;
4. die Erde als mineralisierender, stofflicher Substanzplanet.

Evolutionsstufen der Erde

Jeder nächstfolgende planetarische Zustand nimmt den vorangegangenen auf weiterentwickelter Stufe in sich auf, so daß sich in der vierten Stufe die bisherigen vier planetarischen Zustände zu einer Einheit verbinden.

Nun fällt auf, daß auf jeder folgenden Stufe Dichte und Schwere der Stoffe zunehmen. Auf der vierten Stufe bricht dieser Rhythmus ab, z.B. nach den Verdichtungsstufen Stickstoff, Phosphor, Arsen, Antimon, Wismut. Auf der vierten Stufe treten die seltenen Erden auf, beginnend mit der seltenen Erde Lanthan. Die bisherige stufenweise Verdichtung der Substanzen bricht plötzlich ab. Es beginnen in der nächsten Stufenperiode die radioaktiven Substanzen, d. h. der Substanzzerfall. Bindel/Blickle sehen in der vierten Stufe mit dem Abbruch der bisherigen Verdichtungsrhythmen den »rätselhaften *Austritt des Mondes*«.

Die natürliche Radioaktivität markiert die Grenze der Substanzverdichtung

Nun zurück zum Natrium. In Fortsetzung des Wasserstoffs und der im Wasserstoff verdichteten höchsten Energien von Wärme und Licht verbindet Natrium eine weitere Eigenschaft, die für das Verständnis seiner Physiologie von größter Bedeutung ist: Es hat hohe Hydratationsqualitäten, indem es sich mit dem Wasserelement umgibt – im deutlichen Unterschied zum Natrium-verwandten Kalium, das diese Eigenschaft nicht hat. Daraus ist zu folgern, daß vom Natrium eine Licht- und

Die polaren physiologischen Qualitäten von Natrium und Kalium

---

[1] *»Zahlengesetze in der Stoffeswelt und in der Erdenentwicklung«, E. Bindel und A. Blickle, Sonderdruck aus dem Buch: »Beiträge zur Substanzforschung«, Hrsg. Naturwissenschaftl. Sektion Goetheanum, Dornach – G. Wachsmuth, Band 1, 1952, Hyberniaverlag Dornach-Basel und Stuttgart*

Wärmeenergie in die Umgebung ausstrahlt, während Kalium in seinen physiologischen Eigenschaften Energien verinnerlicht bis hin zur Substanzverdichtung im Aufbau des Glykogens in der Leber.

Wenn wir der Interpretation der geschilderten Evolutionsstufen der Erde und ihrer Substanzbildung, wie sie Bindel/Blickle vornehmen, folgen, wird Wärme und Lichtenergie in der Substanz Natrium in der zweiten Verdichtungsphase der Periode II b – gleichsam in Fortsetzung der Bildung des Lithiums in der Periode II a – um einen Grad stärker an den Stoff gebunden. Darin kann der physiologische und pharmakologische Unterschied der Lithium- und Natriumwirkung liegen (Lithium steht der Energie-Substanz-Art des Wasserstoffes noch näher). Das natriumverwandte Kalium tritt nun erst in der 3. Periode (III a) auf, die in der Evolutionsreihe dem chemischen Äther und dem Wasser zugeordnet wird. Bei aller Verwandschaft von Natrium/Kalium besteht zwischen beiden Alkalimetallen eine echte Polarität, die sich darin äußert, daß im Organismus in der menschlichen Leber und Muskulatur vor allem unter der Kaliumwirksamkeit sich der Stoffwechsel endotherm abspielt, während unter der Einwirkung des Natriums, das organisch seine Wirksamkeit im Nieren-Nebennieren-System entfaltet, die Stoffwechselvorgänge exotherm verlaufen.

Die Halogene

Zum Verständnis der Verdichtungsstufe vom Wasserstoff, Lithium, Natrium, Kalium, Rubidium, Cäsium und der auf dieser Linie wirksamen Kräfte der Wärme und des Lichtes (Lithium, Natrium) und des Chemismus (Kalium) soll noch ein Blick auf die entdichtende Phase der Perioden II a/II b und III a/III b geworfen werden: Wir finden auf der Entdichtungsphase die *Halogene* auf der Alkalilinie: *Fluor, Chlor, Brom, Jod.* Bei diesen Substanzen tritt die Lichtenergie besonders in Erscheinung. Man könnte in dieser Reihe eine Verdichtungsreihe des Lichtes selbst sehen, vom Fluor als einem aggressiven, leichten Gas zum Chlor, einem schweren, aggressiven Gas, zu Brom, einer aggressiven Flüssigkeit, zum Jod, einer lichtaktiven, festen Substanz. Bei den Halogenen haben wir es – wie gesagt – mit lichtaktiven Substanzen zu tun, die sich von der Periode II a bis zur Periode III b zunehmend verdichten bzw. verstofflichen, jedoch unter Beibehaltung ihres Lichtcharakters. Ihre Salz bildende Kraft zeigt sich insbesondere an der Bildung des »Ursalzprinzipes«, des Kochsalzes, Natriumchlorid. Die Lichtaktivität des Chlors führt direkt – ohne Sauerstoff bzw. anstelle von Sauerstoff – zur »Verbrennung« des Natriums. Chlor hat folglich sauerstoffartigen, entzündlichen Charakter. Chlor verbindet sich unter Feuererscheinung mit den meisten Elementen, bei gewöhnlicher Temperatur unter großer Hitzeentwicklung auch mit Phosphor oder Schwefel. Dasselbe gilt für organische Stoffe, die unter Chloreinwirkung »verbrennen«. Mit Wasserstoff (!) verbrennt Chlorgas, und umgekehrt verbrennt Chlor in Wasserstoffgas. Es sind dies Phänomene, die auch der Sauerstoff bewirkt, wobei die Reaktion durch Lichtstrahlen ausgelöst wird und zu größter Wärmeentwicklung führt.

Rhythmisierende
Tätigkeit

## Der Natrium-Prozeß im Organischen

Natrium kommt zu 2,64% in der Erde vor, wobei der größte Anteil der Natriumsalze sich in Form von Natriumchlorid in den Meeren befindet. Nachgewiesen wurde es auch in Meteoriten und im Sonnenspektrum. Typischerweise tritt Natrium in der Pflanze hinter Kalium zurück (0,2-0,6% in der Asche gegenüber dem 10fachen an Kalium). Im menschlichen Organismus (und auch im tierischen) wird bei einem 70 kg schweren Menschen 100 g Natrium gefunden, davon 1/3 im Knorpel- und Knochengewebe! Die Hälfte des Natriums findet sich in der extrazellulären Flüssigkeit, der Rest intrazellulär in Magen und Niere. Im Blutserum befinden sich 326 mg Natrium. Natriumchlorid findet sich zu 48% in der Knorpeltrockensubstanz, dagegen im Blutserum (siehe oben) 320 mg/%; vom Chlor-Ion im Knorpel 600 mg/%, im Blutserum 360 mg/% (nach Flaschenträger und Lehnartz: »Handbuch der physiologischen Chemie«). Die Knorpelsubstanz enthält 75%-80% Wasser, 56% Kollagen, 20,3% Chondroitin-Sulfat, 22,8% nicht kollagene Proteine, 4% (!) Mineralstoffe (siehe Kochsalzgehalt des Knorpels: 880 mg/%).

Natriumgehalte in
Pflanze, Tier und
Mensch

Natrium und die
Quellfähigkeit der
Körperflüssigkeiten
und des Knorpels

Osmotischer Druck:
Na-abhängig

Natrium und
Nierenfunktion

Natrium und
Nebennierenrinde

Wir haben diese Zusammenstellung deshalb gebracht, um den Wirksamkeitsbereich des Natriums, insbesondere des Natriumchlorides, jedoch auch des Natriumcarbonates und -bicarbonates in der Interzellulärflüssigkeit hervorzuheben (siehe auch die Hydratation des Natriums). Die Quellungsfähigkeit der Körperflüssigkeiten, insbesondere des Knorpels, hängt mit der Funktion und mit den Eigenschaften des Natriums auf das engste zusammen. Das Serum, die Bindegewebsflüssigkeit und die Grundsubstanz verdanken ihr Quellungsvermögen dem Natrium. Von ihm hängt auch der osmotische Druck der Gewebe ab. Wichtig ist dabei zu erwähnen, daß der osmotische Druck gleich dem Gasdruck ist[2]. Was heißt das? Das heißt, die Atmung, das Luft-Licht-Element, greifen über den Natriumprozeß in die interzellularen Flüssigkeiten ein und bewirken die »atmosphärischen« Qualitäten der Flüssigkeiten. Von hier ist die Brücke zu schlagen zur Physiologie des Natriums im Zusammenhang mit dem bereits erwähnten Nieren-Nebennieren-System. Das Nierensystem steht weitgehend (vor allem das Ultrafiltrat der Niere) unter der Wirksamkeit des Natriumprozesses, d. h. über das Natrium greift hier in besonderer Weise der Atmungsprozeß, der »Luftmensch« in den gewaltigen Flüssigkeitsstrom der Ultrafiltratbildung und der Ultrafiltratresorption ein. Wir wissen, daß bei Nebennierenrindenversagen der Natriumspiegel in den Geweben absinkt, es kommt generell zum Turgorverlust, zum Absinken der osmotischen Druckverhältnisse, des Blutdruckes selbst, zur Adynamie der Gewebe. So kann durch Kochsalzinfusionen vorübergehend das Versagen der Nebennierenrinde kompensiert werden. Gleichzeitig regen Kochsalzinfusionen die Wärmebildung im Organismus an, der Blutzucker steigt; umgekehrt wirken Kaliumsalzinjektionen blutzuckersenkend und die Körperwärme herabsetzend. Die Glykogenbildung wird angeregt. Aus den physiologischen Tatsachen geht hervor, daß Natrium- und Kochsalzverlust einmal zur Hypotonie, zu Krämpfen, zu Erbrechen, zur Austrocknung der Gewebe und interessanterweise zur Erweichung

---

[2]) *1 Mol eines in 22,4 l Wasser gelösten Stoffes erzeugt einen osmotischen Druck von 1 Atmosphäre – 1 Mol eines (»idealen«) Gases nimmt bei 0° C und 1 Atmosphäre Druck ein Volumen von 22,4 l ein. Der gelöste Stoff verhält sich also ähnlich wie ein Gas.*

des Augenbulbus führen. Andererseits – darauf wurde bereits hingewiesen – führt Natriumüberschuß zur Quellung der Kolloide, zur Wasserbindung, zu Cushing-artigen Symptomen und zur Ödembildung. Auf die Regulation des Säure-Basen-Gleichgewichtes durch Natriumsalze sei in diesem Zusammenhang nur hingewiesen. Es sei noch bemerkt, daß die Natriumsalze, das Natriumchlorid, -bicarbonat, -carbonat und -phosphat eine ähnliche Wirkungsrichtung haben wie Acetylcholin und damit ihre Wirkung bei der Muskelbewegung ausüben. Wir wissen z.B., daß bei der Myasthenia gravis Acetylcholin vermindert zur Wirksamkeit kommt und dadurch Lähmungserscheinungen auftreten. Wir sehen so den Zusammenhang des Natriumgeschehens mit der Erregbarkeit der Gewebe und ihrer Sensibilisierung. Damit wird auch noch einmal die Brücke geschlagen zur Gewebeatmung und zur Gewebetonusbildung über das Natriumgeschehen. Diese Zusammenhänge, vor allem dieser letzte, sind wichtig zum Verständnis der Psychosomatik des Natriumgeschehens im Organismus. In diesem Zusammenhang wird die sympathikotone Wirksamkeit, vor allem des Kochsalzes, und die Wirkung auf die Kreislauflabilität und Schilddrüsenfunktion verständlich: Das Herz schlägt lebhaft, erschüttert unter Umständen den Körper, es treten basedowoide Symptome auf, die dadurch verständlich werden, daß der Atmungsprozeß und damit die Psyche ungehemmt zur Wirksamkeit kommen. Der Lichtprozeß ist überstark tätig.

*Natrium und Gewebeturgor*

*Natrium und die Sensibilität der Gewebe*

*Sympathikotone Wirksamkeit des Kochsalzes*

Ehe wir auf dem bisherigen Hintergrund das pahologische Natriumgeschehen und das Arzneimittelbild von Natrium muriaticum schildern, wenden wir uns dem Element **Silizium** und dem Siliziumanhydrid ($SiO_2$), dem **Quarz** zu (allgemeiner gesprochen: **Kiesel**).

## Der Kiesel-Prozeß im Organischen

Im Periodischen System nach Bindel/Blickle tritt am tiefsten Punkt der ersten Verdichtungsphase der »Sonnenperiode« IIa, der Kohlenstoff auf. Er ist noch ganz der Urwärme, d. h. dem Sulfurischen, untergeordnet. Der Kohlenstoff ist eine extrem sulfurische

*Die Stellung des Siliziums im Periodensystem*

Wärmesubstanz. Er erfährt die Entdichtung über den Stickstoff, den Sauerstoff, das Fluor bis schließlich zum Edelgas Neon. Am tiefsten Punkt der zweiten Phase der »Sonnenperiode« steht Silizium auf derselben Stufe wie Kohlenstoff. Beide Substanzen, Kohlenstoff und Kiesel, sind die Struktur- und Raumbildner allen organischen Lebens – in erster Linie im Pflanzenreich, jedoch auch in allen höheren Organismen, wobei allerdings bei Tier und Mensch das Silizium in den Hintergrund tritt. Auf die Polarität Silizium und Kohlenstoff wurde im Zusammenhang mit der Skizze von Rudolf Steiner bereits hingewiesen. Es stehen sich gegenüber *Sulfur/Kohlenstoff* und *Sal/Kiesel*.

Silizium-
Vorkommen:
Quarz/Bergkristall,
Achatwasser, Opal,
Silizium-Salze

Wenn wir von Silicea sprechen, meinen wir den reinen Quarz in Form des Bergkristalles (Kieselsäureanhydrid – $SiO_2$). Zur Verwendung kommen jedoch auch (vor allem in der WALA) **Achatwasser** und der **Opal**. In der Erdrinde ist Silizium in seinen Salzen, vor allem in der Verbindung mit Sauerstoff, das am häufigsten vorkommende Element mit 25,3%. Es ist immerhin bedeutsam, daß demgegenüber der Kohlenstoff nur mit 0,08% in der Erdrinde vorkommt. Im Pflanzenreich spielt der Kiesel neben dem Kohlenstoff gleichsam als Gerüstsubstanz, das heißt als Strukturbildner, eine wichtige Rolle. Vor allem bei den Kieselalgen, Gräsern, Schachtelhalmen und Bambusgewächsen. Im Menschen, auch im tierischen Organismus, kommt der Kiesel in den mesenchymalen Folgeorganen, und auch in der Matrixsubstanz (extrazelluläre Matrix oder Grundsubstanz des Bindegewebes), in den Bindegewebsfolgeorganen Sehnen, Bändern, Faszien, Knorpel, Knochen, Hirnhäuten und Blut (im Fibrinogen) vor. Nachzuweisen ist er weiterhin in der Haut und den Hautanhangsgebilden wie Nägeln und Haaren. Der Gesamtgehalt ist zwar gering, aber von großer physiologischer Bedeutung. Der menschliche Organismus enthält ca. 0,01% Kieselsäure. (Ausführliche Darstellung des Vorkommens des Kiesels siehe »Silicium und Leben« von M.G. Voronkov, G.I. Zelchan, E. Lukevitz, Akademie-Verlag Berlin, 1975.) Die embryonalen Gewebe wie Plazenta, Amnion, Nabelschnur sind besonders kieselreich (nachgewiesen in der Asche der Gewebe). Das Amnion ist – darauf hat auch Rudolf Steiner schon hingewiesen – das absolut kieselreichste Organ. In

Der Kiesel im
Bereich des
Lebendigen

Amnion –
das kieselreichste
Organ

der Asche findet man 20%-22% Kieselsäure. Auf die Bedeutung des Vorkommens der Kieselsäure vor allem in den genannten embryonalen Geweben und den Folgeorganen des Mesenchymes kommen wir noch zurück.

Die Position von Silizium im Periodischen System nach Bindel/Blickle charakterisiert den Kiesel als eine Substanz mit großer Affinität zum Sauerstoff, d.h. zu einem in die Verdichtung führenden Lichtprozeß, so daß der gebildete Stoff durch und durch lichthaft, lichtdurchlässig zurückbleibt. Die Sechseck-Struktur, in der zweimal die Dreiecksform zu Tage tritt, weist auf den noch allgemein gebliebenen »kosmischen« Bildezustand, wie wir ihn auch in den Schneekristallen vorfinden. Das besondere dieser salhaften Lichtsubstanz ist ihr ungewöhnliches Verhältnis zum Wasser: Ein Molekül $SiO_2$ vermag 330 Wassermoleküle zu binden. Im Opal finden wir noch die besondere Fähigkeit des Kiesels, mit Wasser ein Gel zu bilden. So kann Opal bis zu 30% Wasser in der erstarrten Gelform amorph binden. In dieser Form wird er auch z.B. im Ackerschachtelhalm ausgeschieden. Eine verwandte Qualität besitzt die Hyaluronsäure, ein wesentlicher Bestandteil der Bindegewebsgrundsubstanz. Man hat sie im Glas-körper des Auges erstmalig nachgewiesen. Hier vermögen 3% Hyaluronsäure 97% Wasser in die Gelform, den Glaskörper, zu überführen. (An dieser Stelle ist ein Hinweis von Leeser interessant, der die Polykieselsäuren in ihrer strukturgebenden Eigenschaft mit den Mucopolysacchariden vergleicht). Tatsächlich sind die kolloidbildenden Eigenschaften des Kiesels den Eigenschaften der Grundsubstanz verwandt und hier kommt auch die Kieselsäure im Organismus vor. Bei der Fibrosierung der Gewebe und der Narbenbildung treten Polykieselsäuren im Zusammen-hang und gleichsam in Stellvertretung von Polysacchariden auf. Im flüssigen Grundsystem des Organismus, d.h. im Matrixsystem (der extrazellulären Matrix = ECM) spielt sich der von uns an-fangs geschilderte intermediäre Umwandlungsprozeß ab: die Um-wandlung von sulfurischer Substanz*bildung* in freie Wärme und Lichtenergie als Grundlage sämtlicher Bewußtseinsvorgänge. Wir werden folglich im Zusammenhang mit dem Kieselgeschehen im besonderen auf die Wärmeverhältnisse und die Bindegewebs-

Silizium – physikalische und chemische Eigenschaften

Die enorme Wasser-bindefähigkeit des Kiesels

Der Kiesel in der extrazellulären Matrix: Immunsystem

strukturverhältnisse bis hin zur Austrocknung, Erstarrung der Bindegewebsgrundsubstanz hingewiesen. Der Kieselprozeß steht damit funktionell im Zusammenhang mit dem umfassenden Lebensprozeß selbst, dem Matrixsystem als dem Träger des Immunsystems. Die Erhaltung und Wiederherstellung der Gestalt unterliegt damit diesem von uns so geschilderten Kieselprozeß.

Kolloidbildefähigkeit von Natrium und Silizium

Eine Besonderheit und zunächst überraschende gemeinsame Eigenschaft von Natrium und Silizium ist die Fähigkeit, ein hydrophiles Kolloid zu bilden. Damit kommt beiden Substanzen eine vermittelnde, »merkurielle« Funktion zu, zwischen Flüssig und Fest, zwischen Sol und Gel eine lebendige, bewegliche Mittellage zu erhalten. In der Salzbildung zeigt so Kochsalz einmal seine Wärme- und Lichtbindung bei der Ideallösung, andererseits die Entbindung von Wärme und die lichthafte Auskristallisation bei der Ausfällung einer gesättigten Lösung. Ähnliches vermag der Kiesel. Die pathologischen Extremzustände weisen allerdings auf die Besonderheiten beider Substanzen hin: beim Natriumgeschehen die pathologische Quellung und Ödembildung, beim Siliziumgeschehen Austrocknung und Erschlaffung des Bindegewebes, so daß wir im Hinblick auf die therapeutische Wirksamkeit dieser beiden Substanzen auf die genannten Extremzustände blicken müssen: Flüssigkeitsansammlung und Ödembildung beim Natrium und Flüssigkeitsverlust und Gewebeaustrocknung beim Kiesel.

Extremzustände wichtig für die Therapie: Ödeme/Natrium – Austrocknung/Kiesel

### Die Funktion von Natrium und Kiesel im menschlichen Organismus

Gehen wir zurück auf die eingangs gestellte Frage, in welcher »Schicht«, in welchem Flüssigkeitssystem bzw. in welchem Kräftesystem Kochsalz (**Natrium muriaticum** = NaCl) und **Silicea** (Quarz = $SiO_2$) wirksam sind, so sollte aus dem Dargestellten hervorgegangen sein, daß Natrium und seine Salze im Lebensprozeß der Gewebeflüssigkeiten wirksam sind, Quarz in der mesenchymalen Matrix oder Grundsubstanz bzw. deren bindegewebigen Folgeorganen.

Der *Natriumprozeß* als immanenter Lichtprozeß hat zentrifugale Dynamik (siehe Gewebeturgor, osmotischer Druck) im Zusammenhang mit der Gewebeatmung,

Physiologisch bewirkt es die Bildung des Ultrafiltrates aus dem Blut und die Absonderung von Bindegewebsflüssigkeit, ebenfalls aus dem Blut in sämtliche Organe (durchschnittlich 70% des durchströmenden Blutes wird als Gewebeflüssigkeit in das Interstitium der Organe abgesondert). Zum Natriumprozeß gehört infolgedessen auch die Flüssigkeitsabsonderung der Lymphe, z. B. aus der Leber, die Absonderung des Liquor cerebrospinalis und der Amnion-Flüssigkeit. Alle diese Prozesse stehen unter dem Einfluß des Natriums. Aus didaktischen Gründen sei an dieser Stelle der Gegenspieler des Natriums, das Kalium, angeführt, das einer gegenläufigen Dynamik folgt: der Kräfteverinnerlichung. Es tritt im Periodischen System nach Bindel/Blickle in der absteigenden, verdichtenden Phase der Periode III a auf, die im ganzen den chemischen, wässrigen Lebensprozessen unterliegt. Hier werden die saugenden, verinnerlichenden Prozesse wirksam, im Gegensatz zu den ausstrahlenden, »zentrifugal« wirksamen Lichtkräften der Doppelperiode II a und II b.
Der Natrium-Prozeß bleibt somit dem flüssigen Geschehen verbunden. Natrium wird niemals in Strukturen der Organe wirksam.

Damit ist Natrium – wie anhand der Skizze von Rudolf Steiner ausgeführt wurde – dem flüssig-merkuriellen Geschehen zwischen Flüssigkeitsprozeß und Atmungsprozeß zugeordnet.

Ganz anders *Silicea* (Quarz). Es wurde schon ausgeführt, daß Quarz und Kohlenstoff als Lebensprozesse an den Raumstrukturen des Organismus beteiligt sind und auch als Substanzen im Organisch-Physisch-Räumlichen stofflich auftreten. Somit ist Silicea auf einer anderen Ebene tätig als Natrium: nämlich auf der physisch-räumlichen Ebene des Organismus. Darauf wurde im Zusammenhang mit der Gestalterhaltung und Gestaltwiederherstellung hingewiesen. Rudolf Steiner hat bezüglich des Kieselprozesses ausgeführt, daß er der Träger der »Ich-Organisation« des Menschen sei und daß er im Wärmegeschehen des Organismus

---

*Marginalien:*

Natrium wirkt zentrifugal (Osmose, Turgor), Flüssigkeit absondernd

Kalium – physiologischer Antagonist des Natriums

Natrium – ganz im Flüssigen wirksam

Kiesel – der Träger der Gestalungskräfte im Wärmegeschehen

55

bis herunter auf die physische Ebene wirksam ist. Er wird von ihm als »Sinnesprozeß« geschildert, so daß er davon sprechen kann, daß über den Kieselprozeß eine Art »gegenseitige Wahrnehmung der Organe« erfolgt. Auf dieser »Sinnesfunktion« beruht gleichzeitig das Erkennen des Eigenen und des Fremden, d. h. der Kieselprozeß im Matrixsystem des Organismus ist mit der Immunologie aufs engste verbunden.

Kiesel und
Immunsystem
(ECM)

## Zur Psychosomatik von Natrium und Silicea

(Kochsalz = Natrium muriaticum = NaCl und $SiO_2$)

**Natrium muriaticum,** Heilmittelcharakteristik
Die »Leitsymptome« des homöopathischen Arzneimittelbildes Natrium muriaticum können auf dem Hintergrund des bisher über Natrium, Chlor und Kochsalz Ausgeführten verständlich werden: Es wurde schon ausgeführt, daß das Natriumgeschehen dem Nieren- und Nebennierensystem als physiologischer Prozeß zugrunde liegt. Wir werden folglich im Zusammenhang mit dem Arzneimittelbild Natrium muriaticum vor allem auf »Nierenerscheinungen«, sowohl pathophysiologisch als auch psychisch, stoßen.

Die Niere hat zwar physiologisch mit der Bewegung größter Flüssigkeitsmengen (Ultrafiltrat) aus dem Blut in das Tubulussystem und zurück ins Blut zu tun (ca. 120 Liter Flüssigkeit in 24 Stunden abzüglich der Urin- und Lymphbildung mit etwa 2 Litern). Diese Flüssigkeitsbewegung wird jedoch durchatmet, durchseelt, tonisiert durch den Natrium-Kochsalz-Prozeß. Der Sauerstoffbedarf der Niere in 24 Stunden ist ungewöhnlich hoch. Er folgt dem Sauerstoffbedarf des Herzmuskels und des Gehirns. Atemnot ist zunächst ein Hinweis auf diese Nierenatmungstätigkeit und damit im Zusammenhang auf die Art und Weise, wie die Psyche über die Atmung in der Niere tätig ist: Lufthunger, Bedürfnis nach frischer, kühler Luft sind Nierensymptome. Weiterhin weist auf die Nierentätigkeit und die in der Niere sich auswirkenden Atmungs- und psychischen Zustände die Empfindlichkeit gegenüber Gerüchen wie Tabakgeruch, verbrauchte Luft in geschlossenen Räumen, überhaupt Geruchsüberempfindlich-

Atemnot:
Nierensymptom

Geruchsüber-
empfindlichkeit:
Nierensymptom

keit hin. Der Zusammenhang Nierenfunktion und Psyche kommt im Nieren-Schocksyndrom eklatant zum Ausdruck. Das akute Nierenversagen ist eine Folge schwerer Schockereignisse durch Unfälle oder schwere chirurgische Eingriffe. Im Schockzustand sinkt der Blutdruck extrem ab, die Niere im ganzen schwillt ödematös an, die Urinbildung sistiert, kalter Schweiß tritt auf, es kommt zu dem im Unfallschock zu beobachtenden, ungewöhnlichen Zustand des »Außer-sich-Seins«, des Sich-von-außerhalb-Sehens. Weiterhin weisen auf das Verhältnis Psyche und Niere die häufig zu beobachtenden Einschlafschwierigkeiten, die sich in Gliederzuckungen äußern, hin, auch die Tatsache, daß spontanes Gähnen ein Hinweis ist für den einsetzenden Einschlafvorgang. Die vertiefte Einatmung, die dabei auftritt, begünstigt über das Nierenorgan das »Abtauchen« des Bewußtseins. Zur Nieren- und damit zur Kochsalzsymptomatologie gehört die Empfindlichkeit gegenüber äußerer Wärmeeinwirkung, vor allem auch Sonnenwärme, überheizte Räume, heiße Bäder, Sauna. Dieses Symptom erinnert an die Wärmeempfindlichkeit, die dem Arzneimittelbild von Apis zugerechnet wird. Erfahrene homöopathische Ärzte haben deshalb auch Natrium muriaticum in homöopathischer Dosierung das »chronische Apis« genannt. Die Ödemneigung, vor allem im Bereich der unteren Augenlider, der Wangen, kann auf Natrium muriaticum hinweisen. Neben der erwähnten Geruchsüberempfindlichkeit ist auch an Lichtempfindlichkeit (Migräne) und Geräuschempfindlichkeit zu denken. Die Haut ist eher blaß, kann wie leicht gedunsen erscheinen. Die Pathologie des Rheumatismus, vor allem der Primär Chronischen Polyarthritis, läßt dann an Natrium muriaticum denken, wenn auf der einen Seite mangelnde Wärmebildung, niedrige Basistemperaturen, und auf der anderen Seite die geschilderte Wärmeüberempfindlichkeit zusammentreffen. Wir haben bereits darauf hingewiesen, daß das Nieren-Nebennieren-Geschehen unter der Natrium- bzw. Natrium muriaticum-Wirksamkeit stehen. Der Turgorverlust des Knorpels wird – wie die unmittelbare Wirkung des Nebennierenrindenhormons Cortison zeigt – vorübergehend aufgehoben. Dies hängt damit zusammen, daß unter Cortison Natrium im Körper retiniert wird. Der Blutdruck kann dann ansteigen, es kommt zu einer Hypernatriämie. Wenn die Konstitution und das psychische Bild (siehe weiter unten) dem Natrium muriaticum-Bild entsprechen, kommt eine Therapie mit diesem Präparat in Frage. Auch **Apis** ist dann wirksam. (Unter Hochpotenz von Apis ex animale kann nach kurzer Einwirkungszeit z. B. ein Cushing-Zustand aufgehoben werden).

## Konstitution

Häufig handelt es sich um hellhäutige, blauäugige, blonde Menschen - die weibliche Konstitution ist bevorzugt. Die vom Nieren-Nebennieren-System ausgehende »Nierenstrahlung« (Rudolf Steiner) verstärkt die Sinnes-Nerven-Tätigkeit (siehe Überempfindlichkeit der Sinne) und belebt und aktiviert alle Empfindungsmöglichkeiten und das Bewußtsein. Wenn es zum Gewichtsverlust kommt, gehört körperlich dazu die Abmagerung von oben nach unten. Die Gesichtszüge treten stärker hervor.

## Psyche

Was wir über die Lichtqualität des Natriums und des Natrium muriaticum ausgeführt haben und der von uns geschilderte enge Zusammenhang von Psyche, Atmung und Nierenfunktion, läßt uns verständlich erscheinen, daß die »Natrium muriaticum-Psyche« empfindlich, leicht verletzlich und bei durchaus sanguinischer Temperamentslage sich zunächst im Umgang mit anderen Menschen und in der Öffentlichkeit scheu und bedenklich verhält. Die Unsicherheit hängt damit zu sammen, daß die Psyche sich nur dann sicher fühlt, wenn alle Verhältnisse klar durchschaubar sind. Es besteht ein fast zwanghafter Zug zur Wahrhaftigkeit, zur Absolutheit, zu Idealen. Sowohl körperlich wie seelisch-geistig liegt dem Verhalten ein Reinlichkeits-/Reinheitsbedürfnis zugrunde. Wenn dem nicht entsprochen werden kann, kommt es zu inneren Spannungen, zur Reizbarkeit und Niedergeschlagenheit. Verletzende Erlebnisse werden nicht vergessen. Sie tauchen immer wieder im Bewußtsein auf. Das psychische Bild und das geschilderte Verhalten erinnert vielfach an

*Nierenbezogene Psychosomatik*

das Krankheitsbild der Pubertätsmagersucht (Anorexia mentalis). Hier treffen vielfach hysteroide und neurasthenische Züge unmittelbar aufeinander. So ist es verständlich, daß dann Natrium muriaticum oftmals ein wichtiges Heilmittel ist.

Auf einige psychosomatische Symptome soll noch aufmerksam gemacht werden: Vielfach findet man sub- oder sogar anazide Verhältnisse im Magen bei gleichzeitiger Tendenz zu rheumatischen Beschwerden. Diese können bis zur Gicht führen. Das Muskelgewebe ist dann gleichsam kompensatorisch übersäuert, der Magen hochgradig empfindlich. Auch darin zeigt sich der Nierenzusammenhang: Wenn die Psyche nicht ihre organische Funktion in der Nierendurchatmung und -durchseelung erfüllt, kann es zu Übertätigkeit und Überempfindlichkeit im Magen kommen. Der Magen ist dann gleichsam ein Erfolgsorgan der Niere. Es kommt zur Magenblase, zur vermehrten Gasbildung, zunächst zur Hyperazidität, später zur Subazidität. Ein weiteres psychisch-neuropathisches Symptom sind die häufig in kurzen Zeitabständen auftretenden Herpesformen, Herpes nasalis, Herpes labialis, die auf Natrium muriaticum hinweisen.

hochgradige Magenempfindlichkeit

herpetiforme Ausschläge

Schließlich soll noch auf ein »psychosomatisch« bedeutsames pathologisches Symptom hingewiesen werden: die Ausfällung von Calciumoxalat im Tubulussystem der Nieren beim schweren Nierenschock und akuten Nierenversagen. Der Kalk, wie Natrium und Kalium zu den Elektrolyten gehörend – worauf wir in diesem Beitrag nicht näher eingehen können – hängt eng mit den psychischen Erregungszuständen der Muskulatur, aber auch des Blutes zusammen. Im schweren Nierenschock kommt es u. U. zu einem Ausguß der Nierentubuli mit oxalsaurem Kalk, der Kreislauf und die Nieren versagen, die Nierentherapie und Prophylaxe ist Tropfinfusion mit physiologischer Kochsalzlösung.

Calciumoxalat-Ausfällung beim Nierenversagen und -schock

## Silicea (Quarz $= SiO_2$), Heilmittelcharakteristik

Natürlicher Kiesel in der Heilmittel-herstellung: Bergkristall, Opal, Achatwasser

Während in der Homöopathie das Präparat Silicea aus dem Natriumsalz der Kieselsäure hergestellt wird, verwenden wir in der Anthroposophischen Medizin Zubereitungen aus Bergkristall, Achatwasser (mit Spuren kolloidal gelöster Kieselsäure) und den wasserhaltigen Opal, eine amorphe, gehärtete Gallerte.

Kiesel wirkt auf das Matrix-System

Erfolgsorgane der Kieselwirkung

Das Symptomenbild, das zur Wahl von Silicea als Heilmittel führt, bezieht sich – wie im Vorangegangenen ausgeführt wurde – auf das Matrix-System (extrazelluläre Matrix), d. h. zugleich auf das Immunsystem des Organismus, *und* auf den Turgorverlust aller Bindegewebsfolgeorgane: Sehnen, Bänder, Faszien, Knorpel, die Wirbelsäulenformation, die Zwischenwirbelscheiben, die Längsbänder, die Meningen und – in Fortsetzung und Steigerung dieser Tendenz – auf Bindegewebsverdichtungen, Fibrosierung und Narbenbildungen. So sind Ganglien, Myogelosen, Fibrome, Bindegewebsveränderungen wie Lungenfibrose die wesentlichen Indikationen für Silicea (Quarz). Weiterhin kann

Kiesel bei Organbildungs-schwäche und ungenügendem Organabschluß

verständlich werden, daß Organbildungsschwächen, Dysplasien, angeborene Leistenhernien, Aplasien, schlecht heilende Wunden mit mangelndem Granulationsgewebe und ungenügender, verzögerter Heilungstendenz zum Indikationsgebiet von Silicea gehören. Auch Fisteleiterungen, Rhagadenbildungen, Rissig-Werden der Haut, vor allem der Fingerkuppen bei Trocken- und Sprödewerden der Haut sind hier zu nennen. Aus alledem sehen wir den ungenügenden Organabschluß, die ungenügende Abgrenzung von innen und außen (Haut) als Funktion der Kieselwirksamkeit. Wir finden darin die Bestätigung für den Hinweis Rudolf Steiners auf die Wirksamkeit der Ich-Organisation im physisch-organischen Bereich. Was wir unter »Ich« verstehen, ist die geistige, menschliche Potenz, auch im Seelisch-Geistigen, jedoch auch im Körperlichen, einerseits eine Ganzheit zum Abschluß zu bringen, andererseits Individuelles (Einzelnes) sowohl im psychischen Bereich, als auch im organisch-körperlichen Bereich auf die Ganzheit des Erlebens hinzuführen (siehe universalisierende Wirkung des Kieselprozesses).

## Konstitution

Es handelt sich um Menschen mit eher zart gegliedertem Körperbau, die Gewebe sind flüssigkeitsarm, die Haut neigt zur Trockenheit, später zur Faltenbildung. Schon in der Kindheit liegen Anzeichen von Bänderschwäche und in jungen Jahren Schwäche der Wirbelsäule, der Geradehaltung vor. Es besteht extremes Wärmebedürfnis, z. B. nach warmer Bekleidung und Wärmeschutz des Kopfes, auch bei warmem Wetter. Bei allgemein trockener und zur Unreinheit neigender Haut unangenehmer Fußschweiß, bei Kleinkindern Schwitzen am Kopf (Rachitis-Symptome). Kinder gedeihen nicht, auch bei ausreichender Ernährung besteht Vitalitätsschwäche und ungenügende Gewichtszunahme. Das einzelne Haar ist fein, brüchig, im übrigen ist die Haut feinporig und licht bei gesunden Menschen mit dieser Konstitution.

Gewebetrockenheit
Bindegewebeschwäche

Das Wärmebedürfnis ist so extrem, daß auch äußere Erwärmung die innere Kälte nicht auszugleichen vermag. Es besteht die Frage, ob die primäre Wärmebildung zu gering ist, d. h. die Nahrungsaufnahme den Stoffwechsel nicht genügend anregt und befeuert. Nach unserer Auffassung würde die gebildete Stoffwechselwärme genügen, jedoch kommt es zu einer zu frühen Wärmeabgabe, zu einem Wärmeverlust oder zur frustranen Wärmebildung. Dazu der Versuch einer Erklärung auf der Grundlage der Steinerschen Skizze und dessen, was über das Matrix-System ausgeführt wurde: Der Kieselprozeß übernimmt im intermediären Stoffwechsel die Stoffwechselwärme aus dem sulfurischen Kohlenstoffprozeß und wandelt die substantiierte Wärme um in freie Wärme als Grundlage aller Sinnes- und Bewußtseinstätigkeit. Dieser Vorgang, den wir mit dem Kieselprozeß in Zusammenhang sehen, setzt zu früh und zu intensiv ein. Wärme geht verloren, deshalb das Gefühl der inneren Auskühlung, sogar des Knochens. Die Kälte wird als Eiseskälte empfunden.

extremes Wärmebedürfnis –
Wärmeverlust

Am Beispiel der Karzinomerkrankung können die Wärmeverhältnisse verständlich werden, denen das Silicea-Bild zugrunde liegt: Bei Tumoren der Haut, der Mamma zeigt die Platten-

Der Kiesel und das Wärmegeschehen beim Karzinom – die Kiesel-Therapie des Malignoms thermographie eine vermehrte Wärmeabstrahlung über dem Tumor. Zugleich wird oftmals in den Tumoren eine Ablagerung von mineralisierter Kieselsäure gefunden[3]. Auch wird vielfach bei Tumorkranken eine ungenügende Siliziumausscheidung im Harn beobachtet. Gleichzeitig klagen die Patienten über mangelnde Wärme, sie neigen nicht zu fieberhaften Erkrankungen. Unter Berücksichtigung dieser Tatsachen wird die Siliceatherapie bei Tumoren verständlich: Die mesenchymale Grundsubstanz, die »Formkraft« des Mesenchyms und des Immunsystems werden aktiviert. Dieser Gesichtspunkt folgt der Auffassung, daß die maligne Entartung von Geweben nicht primär ein zelluläres Problem ist, sondern ein Problem der Korrelation von Zelle und Interzellularraum. Das heißt aber, daß das Blastem, in dem sich der Tumor entwickelt, für die Spezifizierung und Differenzierung des Parenchyms maßgeblich ist.

Der Kiesel und die Bewahrung der Gestalt

Schließlich sei noch der Zusammenhang hergestellt zwischen der aktiven Funktion des interstitiellen mesenchymalen Bindegewebes und der Gestalterhaltung und -wiederherstellung, Fremdkörper werden ausgeschieden, oder, wenn dies nicht gelingt, bindegewebig isoliert und abgekapselt. Bei schlecht heilenden Wunden entstehen fibröse Randverhärtungen als Versuch der Herdisolierung. Leblose Zähne werden durch entzündliche Aktivierung des Periodontiums und der Gingiva isoliert. Wirksam ist Quarz auch bei Verrucae plantares, Dornwarzen, die in die Tiefe wuchern und vielfach eine sehr schmerzhafte oberflächliche Schwiele bilden. Die Dornwarzen reizen die Knochenhaut. Diese Warzen werden durch Silicea wie ein Fremdkörper ausgeschieden. Ähnliches gilt für die Narbenbildung. Sie werden entweder einbezogen in das umgebende lockere Bindegewebe oder von der Umgebung abgekapselt.

chronische Sinusitis

Eine konstitutionelle Anfälligkeit besteht bei der Silicea-Konstitution im Bereich der Nasennebenhöhlen. Es kommt häufig zu subakut und chronisch verlaufenden Nebenhöhlenentzün-

---

[3] *»Silicium und Leben«*, M.G. Voronkov, G.I. Zelchan, E. Lukevitz, *Akademie-Verlag*

dungen. Die Schleimhäute der Nebenhöhlen sind keine echten Schleimhäute, sondern Membranen, identisch mit der Knochenhaut. Dies ist ein Wirkungsbereich von Silicea. Der Anfälligkeit liegt eine Bildeschwäche, um nicht zu sagen, Degeneration der Membranen zugrunde. Ähnlich ist die therapeutische Siliceawirkung bei Knochenhautreizungen zu verstehen. So ist die Behandlung von Knochenmetastasen mit **Quarz** in mittelhohen bis hohen Potenzen, zusammen mit Periosteum zu verstehen. Die Schmerzen lassen nach, die Verkalkung der Knochenmetastasen wird angeregt.

*Knochenmetastasen*

Auf eine zunächst nicht ohne weiteres verständliche bedeutsame Wirkung von Silicea ist noch hinzuweisen: Bei septischen Zuständen, z. B. bei Lymphangitis im Zusammenhang mit einem Panaritium, jedoch auch bei Osteomyelitis, ist die Silicea-Therapie von großer Bedeutung, eventuell zusammen mit Hochpotenz von Argentum als **Argentum/Quarz** oder im Wechsel mit Argentum, und auch hier zusammen mit dem Organpräparat **Medulla ossium** in Hochpotenz. Diese Wirkung ist nur verständlich, wenn man den Kieselprozeß im Zusammenhang mit dem Immunsystem sieht, so daß nicht nur die beschriebenen degenerativen Bindegewebsverhärtungen – Fibrosierung und Narbenbildung – der Silicea-Wirkung zugänglich sind, sondern auch die Immunabwehr selbst und auf diesem Wege die formende und Gestalt wiederherstellende Bedeutung von Silizium verständlich wird.

*Der Kiesel bei septischem Geschehen*

Die konstitutionelle Betrachtung der Kieselwirksamkeit wäre unvollständig, wenn man nicht die besondere Beziehung des Kieselprozesses zur Niere ins Auge fassen würde. Hier offenbart sich die Lichtverwandtschaft des Kiesels zum Natrium bzw. zum Natrium muriaticum-Bild. Die Niere neigt – dies kann hier nur angedeutet werden – zur Überformung. Obwohl sie ein Stoffwechselorgan ist, neigt sie zur Empfindlichkeit, zur Sensibilität, zu einer Art »Sinnesfunktion«. (Sie liegt ja auch außerhalb der Bauchhöhle und steigt in ihrer Entwicklung aus der Hals-Kopf-Gegend ab.) Ihre Korrespondenz zum Sinnes-Nerven-Geschehen wurde angedeut, auch ihr besonderer Funktionszusammenhang

*Der Kiesel und die Niere*

mit der Atmung und der Psyche. Von daher ist zu verstehen, daß ein spezielles Kieselpräparat, **Equisetum arvense,** zur Kieseltherapie und hier zur Nierentherapie gehört. (Im Ackerschachtelhalm tritt der Kiesel in der Opalform in hoher Konzentration auf). Mit einem gesteigerten Kieselprozeß im Nierenbereich hängt Überwachheit und Überreizung des Sinnes-Nerven-Systems zusammen.

Psyche

Man kann – ähnlich wie wir von einer Natrium muriaticum-Psyche gesprochen haben – mit durchaus verwandten Grundzügen von einer Silicea-Psyche sprechen.

Wärmeverlust –
Niere –
Empfindlichkeit

Mit dem geschilderten Wärmeverlust und der damit zusammenhängenden Auskühlung des Organismus wird - wenn ich so sagen darf – verstärkt Lichtenergie (vor allem auch aus dem Nierengebiet) im »oberen« Menschen, im Sinnes-Nerven-Menschen frei. Wie beim Natrium muriaticum ist das Bewußtsein verschärft, es handelt sich um wache Menschen mit großer Aufmerksamkeit, aber auch Empfindlichkeit bezüglich der Umgebung in Verbindung mit einer gewissen Ängstlichkeit und Bedenklichkeit. Es besteht große Empfindlichkeit nicht nur bezüglich der Sinneseindrücke, sondern auch psychischer und vorstellungsmäßiger Außeneinflüsse. Gleichsam als Reaktion darauf kommt es zum hartnäckigen Bestehen auf den eigenen Vorstellungen und fixen Ideen. Anhaltende geistige Anstrengung führt im ganzen zu Erschöpfung (dem Lebensorganismus wird gleichsam zuviel Energie in den Kopf- und Sinnesbereich entzogen). Überwindet der Betreffende die Zaghaftigkeit und Unsicherheit, so ist er durchaus geistig leistungsfähig. Wir finden dann Ähnlichkeit zu dem psychischen Bild von Natrium muriaticum, was aus dem Dargestellten verständlich werden kann.

Zur Silicea-Therapie

Im Zusammenhang mit der Konstitution und Krankheitsdisposition haben wir die wesentlichen Indikationen für Silicea angeführt. Es bleiben nur noch einige klärende Bemerkungen: Obwohl die Silicea-Konstitution tief im Körperlichen verankert ist und eine Therapie – vor allem mit Silicea in Hochpotenzen – langfristig angelegt werden muß, gibt es durchaus auch sehr rasche therapeutische Wirkungen, z. B. bei der angeführten, häufig rezidivierenden Pansinusitis und Otitis media, dann bei der Dornwarzenbehandlung und der Behandlung des Ganglions (Überbein). Auch die Sklerodermie, z. B. auch im Zusammenhang mit der Dermatomyositis, kann mit Quarz relativ rasch gebessert werden. Man wählt, wenn eine konstitutionelle Disposition vorliegt, die D30, 1-2x wöchentlich eine subkutane Injektion (oder auch den Inhalt der Ampulle einnehmen, unter die Zunge geben), bei organotropen, lokalisierten pathologischen Bildern mittelhohe Potenzen D12-D15 (z. B. bei Insertionstendopathien oder auch bei der erwähnten Knochenmetastasenbehandlung).

Hochpotenz für die Konstitutionstherapie – Mittelpotenz für die organotrope Therapie

Noch ein Hinweis auf die Wahl des Kieselpräparates: **Quarz** wählen wir vor allem, wenn es sich um die Behandlung von Sinnesorganen, der Haut, der gesamten Kopfregion, der Zähne handelt, jedoch auch – wie ausgeführt wurde – bei einer gezielten Wirkung auf Hirnhäute, Periost, Pleura und Peritonäum. Auf die inneren Organe wirkt – so meinen wir – **Achatwasser** und **Opal**. Sie stehen dem kolloidalen Zustand der Gewebeflüssigkeiten noch nahe, während Quarz als Bergkristall wasserfrei ist (Kieselsäureanhydrid).

Zur Wahl der differenzierten Kiesel-Präparate

## Zusammenfassung

Bei der Darstellung von Natrium muriaticum und Silicea und ihrer Anwendung in der Therapie sollte vor allem der Wirkungsbereich dieser beiden Substanzen zur Darstellung kommen, um ein Verständnis zu gewinnen für die Verwandtschaft eines Naturprozesses und eines innermenschlichen, physiologischen Prozesses. Dies wurde anhand der Anordnung der Elemente im Periodischen System nach Bindel/Blickle versucht. Beide Substanzen finden danach ihren Ort in der Phase der Erdenentwicklung, die Bindel und Blickle dem »planetarischen Sonnenzustand der Erde« zuordnen. Beides sind »Lichtsubstanzen«. Während jedoch Natrium und Natrium muriaticum seine Wirksamkeit im interstitiellen Bindegewebsflüssigkeitsgeschehen, in Lymphe und Blut entfaltet, d. h., merkurialen Charakter hat und zwischen Flüssigkeitsprozeß und Atmungsprozeß vermittelt, gestaltet der Kiesel räumlich die Organstrukturen, den Raumeskörper des Organismus.

# Gesundheit und Lebensführung*

## Die Erkrankungen des Immunsystems

Was ist Gesundheit? Der Gesundheitsbegriff ist gar nicht so eindeutig. Haben wir sie von Anfang an oder ist sie vielleicht etwas, was wir erst finden müssen, was wir anstreben müssen? Da wir nicht von vornherein gesund sind, sind es unsere Lebensumstände - so wie wir das Leben meistern, wie wir uns selber meistern -, woraus Gesundheit hervorgeht, das was Gesundheit sein könnte.

Was ist Gesundheit?

Wir streben im Leben nach Übereinstimmung von Geistigem, Seelischem und Leiblichem, nach Einheitlichkeit von Leib, Seele, Geist. Und wer von Geist spricht, ist oft schon in grosser Verlegenheit, wenn er nicht genau weiß, was darunter zu verstehen ist.

Wir wollen nun versuchen, anhand heutiger Probleme uns dieser Frage etwas zu nähern. Wir hatten uns vorgenommen zu besprechen, was wir heute unter der Zunahme von Krankheiten verstehen, die im allgemeinen bezeichnet werden als „Immunkrankheiten" als Krankeiten des sogenannten Immunsystems. Wenn uns klar würde, was wir darunter zu verstehen haben, dann würden wir auch etwas verstehen von dem, was wir gar nicht so ohne weiteres voraussetzen können, was wir „menschliche Gesundheit" nennen.

Sie wissen ja, daß die Erkrankungen des Immunsystems ständig im Zunehmen begriffen sind. Zunächst hatten zugenommen die allergischen Erkrankungen (die auch weiter im Ansteigen sind). Dies könnten wir zunächst als etwas Positives bezeichnen, nämlich insofern, als der Organismus reagiert, allerdings übermäßig heftig reagiert auf Fremdeinflüsse. Diese sind etwas, was von der Umwelt aus auf uns einströmt, sei es körperlicher Art, sei es durch Stoffe, durch Substanzen, die wir uns einverleiben durch Arzneimittel, durch Konservierungsstoffe, also durch eine Flut von Substanzen, die dem Organismus fremd

Mensch und Welt - Eigenes und Fremdes

---

*) *Vortrag vom Jahre 1989*

sind, die er eigentlich nicht verwandeln kann. Verwandeln, d. h. sie auf der einen Seite wieder abbauen, auf der anderen Seite aus diesen Substanzen etwas für sich gewinnen. Das ist ja das eigentliche Grundgeschehen bei der Ernährung, daß - wenn wir uns sinnvoll, gut und richtig ernähren - einerseits die Nahrung von uns abgebaut wird, wir aber andererseits etwas aus ihrer Qualität in uns hineinnehmen, womit wir unseren menschlichen Organismus aufbauen. Diese Substanzen müssen uns in bestimmter Weise verwandt sein.

Wenn sie uns fremd sind, wird es schon bedenklich. Wir könnten uns z. B. vergiften mit Belladonna (Tollkirsche) oder Lachesis (Schlangengift). Ein Mensch, der sehr empfindlich ist in seinem Immunsystem, kann durch den Stich einer Biene, Wespe oder Hornisse aufs schwerste erkranken. Wir müssen also darauf achten, daß wir Dinge in uns aufnehmen, die wir assimilieren können, d. h. aufnehmen können. Auf der einen Seite müssen wir Fremdes abbauen, also die aufzunehmende Substanz - sei es Fleisch, also tierische Nahrung, oder eine bestimmte Pflanze - so weit ihrer Eigenart entkleiden, daß sie eingehen kann in unseren Organismus. Wir müssen das Fremde überwinden. Das ist eine Funktion bereits der innersten Verdauung, die sich abspielt im Zusammenhang mit dem sogenannten Immunsystem.

Was heißt nun „immun"? Immun heißt, daß wir gefeit sind, daß wir von Fremdem nicht überwältigt werden, daß wir unsere eigenste innere Beständigkeit bewahren können. Immun sein heißt unantastbar sein, etwas in uns ist stabil, so fest, daß es nicht ohne weiteres durch Fremdstoffe, durch fremde Einflüsse, zu denen auch seelische Einflüsse gerechnet werden müssen, kurz durch uns Fremdes aus der Umwelt überwältigt werden kann; daß wir innerlich beständig sind, daß die innere Ordnung in uns bewahrt bleibt, das verstehen wir unter immun sein.

Und nun beobachten wir, daß dieses Immunsystem offenbar nicht die innere Beständigkeit, die innere Ordnung, Festigkeit, Stabilität hat, die wir vielleicht früher, vor der Flut von allergischen Erkrankungen besaßen. Als ich studierte, war das Allergie-

Problem noch nicht so aktuell, daß wir in dem Ausmaß wie heute von Hautallergien, von Allergien sprechen konnten, d. h. also von Erkrankungen, die so geartet sind, daß wir Einflüssen sowohl aus der Umgebung als auch von psychischer Seite her, durch Angst, Lebensschwierigkeiten, Erschütterung usw. Rechnung tragen mußten.

Wir kannten natürlich auch Ekzeme, Asthma, aber das, was jetzt in der Medizin der letzten 20 Jahre in den Vordergrund tritt, ist doch etwas Sonderbares: daß es Erkrankungen gibt, die gar nicht nur in erster Linie von außen kommen, sondern von innen. Daß wir nicht mehr in der Lage sind, uns selbst, unsere inneren Organe, unsere Muskulatur, unsere Niere zu tolerieren. So kann man in die Lage kommen, mit sich selbst bis ins Organische hinein uneins zu sein. Hier liegt offenbar ein Widerspruch vor zwischen dem, was wir unser eigentliches Wesen, unser Ich, unsere Persönlichkeit nennen auf der einen Seite und unserer leiblichseelischen Organisation auf der anderen Seite. Gemeint sind ein Zornanfall, eine Verzweiflung, Antipathiegefühle, also seelische Erregungen, über die wir uns später vielleicht ärgern (wiederum eine Erregung), weil wir uns in einer bestimmten Situation haben gehen lassen, weil wir nicht in der Lage waren, unsere eigene Persönlichkeit in dieser Situation zu bewahren, zu halten, um einen Angriff, eine Schädigung, eine Verletzung, eine Beleidigung zunächst einmal hinzunehmen.

„Autoimmunerkrankungen" im Organischen und mangelnde Integrationsfähigkeit der Persönlichkeit

Eine Schwäche, die darauf beruht, daß wir nicht ganz identisch sind mit uns selbst, mit unseren eigenen seelischen Regungen. Sonst würde man doch nicht immer wieder veranlasst sein, mit Bedauern eine Sache zurückzunehmen. („Da habe ich nicht die Form gewahrt, ich habe eigentlich etwas gemacht, was ich nicht wollte!") Daraus ist zu ersehen, daß wir nicht immer in Übereinstimmung mit uns selbst leben. Wenn wir das auf den Organismus übertragen, so ist es so, daß wir offenbar nicht mehr ganz „Herr im Hause" sind, Hausherr in unserer eigenen Organwelt.

Ich will Ihnen eine Erkrankung nennen, die eigentlich gar keine Krankheit ist. Sie heißt „Lupus", weil sie sich abspielt auf der Haut, sie macht Hauterscheinungen wie Rötung, Trockenheit. Das Problem ist, daß es keine übliche Erkrankung ist. Der

Beispiel: Lupus erythematodes

Organismus bildet Eiweißkörper scheinbar gegen eine äußere Krankheit. Es ist aber keine äußere Erkrankung im üblichen Sinne, es sind keine von außen kommenden Bakterien. Die Erkrankung ist dadurch gekennzeichnet, daß der Organismus Gegenkörper, Antikörper bildet gegen eigene Organe, z. B. im Bereich der Niere, so daß die Niere erkrankt bis zum schließlichen Versagen. Die Niere ist im besonderen ein Organ, das anzeigt die früheste Nichtübereinstimmung mit sich selbst. Sie ist hochsensibel. Im Grunde könnte man sagen, daß zunächst alle überempfindlichen Reaktionen etwas mit der Niere zu tun haben. Wir sprechen seit einigen Jahrzehnten von einem Teil der medizinischen Wissenschaft, die wir unter der Bezeichnung Psychosomatik einordnen, d. h. daß wir von der Wirkung des Psychisch-Seelischen auf das Organische sprechen. Die Problematik liegt darin, daß die Erforschung des Leiblichen rein unter naturwissenschaftlichen Aspekten erfolgt. Man hat den Körper immer angeschaut als einen physischen Organismus mit chemischen Reaktionen und mit physikalischen Eigenschaften und hat auf der anderen Seite geglaubt und gehofft, daß das Studium der Seele uns im seelischen Bereich etwas erbringen könnte. Man hat versucht, die Seele zu begreifen und hat übersehen, daß alles das, was sich in einem Organ abspielt (Durchblutung, Absonderung, Ausscheidung), seelischer Natur ist, daß der Organismus ein beseelter Organismus ist, daß man nicht zwischen Leib und Seele eine Trennung machen kann.

*Alles Organgeschehen ist beseelt!*

Die neueren Erkrankungen, von denen hauptsächlich die Rede sein soll, lassen uns den Zusammenhang neu erkennen, wie das Seelische, die Empfindungen, alle Erscheinungen, die sich aus dem Organismus ergeben, Gefühle, Antriebe, mit der Organtätigkeit verbunden sind. Nun gibt es Erkrankungen, die wir unter die selbstzerstörerischen (destruktiven) Erkrankungen rechnen. (Autoaggression heißt ja Angriff auf sich selbst) Diese erlegen uns neue Fragen auf: In welcher Weise wirkt das Seelische in einem Organ? Ich sagte bereits, daß die Niere in besonderer Weise ein Organ ist, das unmittelbar in seinen Äußerungen, auch in seinen physiologischen Äusserungen Ausdruck ist der Seelentätigkeit im Organ. Wenn Sie aufgeregt sind, wenn Sie ner-

*Wie ist „Autoaggression" durch eine Erkenntnis der physiologischen Wirkung des Seelischen im Organischen verständlich?*

vös sind z. B. bei einer Prüfung, wenn Sie dauernd Wasser lassen müssen, dann sehen Sie, wie das, was uns im Seelischen bewegt, verkoppelt ist mit dem Organ Niere. Ich möchte jetzt vor allem von der Niere sprechen. Andere Organe sind anders zu beurteilen. Mit anderen Organen sind wir in anderer Weise verbunden. In der Leber z. B. wirkt das Seelische in ganz anderer Art, im nächtlichen Aufbau der Substanz, im Tiefschlaf. Wenn wir aufwachen, greifen wir wieder sehr tief in unsere Organisation ein über die Niere. Da könnte man viele Momente anführen, die zeigen, wie die Niere ein Organ ist, das uns in den Tag hineinführt. Nur ein Beispiel: Wir atmen in der Nacht verhältnismäßig flach, brauchen nicht so viel Sauerstoff. Mit dem Aufwachen atmen wir sofort tiefer ein. Wir brauchen vermehrt Sauerstoff, er macht uns wach. In dem Maße, wie wir den Sauerstoff einatmen, wachen wir auf und fangen wir an, dieses Nierenorgan sehr leise etwas abzubauen. Der Aufwachvorgang ist ein Abtötungsvorgang.

*Die Niere: ein Hauptorgan negativer psychosomatischer Wirkungen*

Nun können Sie sich vorstellen, daß, wenn ein Organ vom Seelischen übermässig in Anspruch genommen wird, wenn die Niere in nicht mehr harmonischer Weise von dem Seelischen durchdrungen, durchatmet wird, es dazu kommen kann, daß der übergeordnete Organismus, der über das Leibliche hinausführende Organismus (den wir zunächst einmal als das Geistige, das Persönliche, das, was wir unter Ich verstehen, bezeichnen), also dieser übergeordnete geistige innere Aspekt nicht mehr in der Lage ist, all das, was ein Organ (die Niere im besonderen) zu leisten hat, zu harmonisieren, wieder aufzulösen. Es tritt nach und nach eine Entfremdung des Organs ein und dazu oft die Krankheit, die ich vorher nannte, dieser sogenannte Lupus. Dieser spielt sich zunächst einmal scheinbar nur auf der Haut ab, greift dann aber ins Innere ein. Es kommt zu einem zunehmenden Versagen des Organs Niere. Sie wissen selbst, daß die Niere uns in einer eigentümlichen Weise nahe steht - so kennen Sie alle den alten salomonischen Spruch „Du, Herr prüfst Herz und Niere" oder „Prüfe und versuche mich, denn du prüfst Herz und Niere", ein salomonisches Gebet. Eine Prüfung der Niere, die dahingehend ist, wie sich unser Seelisches mit diesem Organ verbindet, wie es auf dieses Organ einwirkt.

*Niere und Lupus erythematodes*

71

Wenn wir sagen, es geht uns an die Nieren, dann kommt ja zum Ausdruck, daß wir von einer Verletzung, einem Eindruck, meist seelischer Art, von einer Beleidigung empfindlich getroffen werden. Man kann auch sagen, wir werden mit einem solchen Erlebnis schwer fertig oder es geht direkt in den Organismus, ohne daß wir es verarbeitet haben. Wir hatten nicht die Möglichkeit, mit unserem Bewußtsein eine solche Verletzung (Insult) - meist ist es eine Beleidigung - zu verkraften. (z. B. im Berufsleben eine Herabsetzung, eine Zurücksetzung. Denken Sie auch an das Sitzenbleiben von Kindern in der Schule, was für das Kind sehr schwerwiegend ist. Das bedeutet eine tiefe Verletzung des Organischen bis hinein in die Niere.)

Der normal ausgebildete Arzt weiß das nicht (nicht durch seine Ausbildung), aber die Psychosomatiker fangen an, das zu wissen. Sie versuchen, diesen Leib-Seele-Zusammenhang zu erkennen und zu berücksichtigen. So ist unsere heutige Zeit dazu angetan, uns in einen Konflikt zu bringen zwischen unseren eigenen Lebensabsichten, Lebenszielen, Intentionen, was wir uns vom Leben vorstellen, was wir als Lebensplan haben auf der einen Seite mit dem, was uns die Umstände dauernd aufnötigen, daß wir Dinge tun müssen oder Dinge an uns herangetragen werden, die wir uns eigentlich so nicht ausgesucht haben. Es ist eine Entfremdung im Gange zwischen unserem Inneren, unserem Seelisch-Geistigen, unserer Innenwelt, die wir als eigene Welt empfinden, und dem, was als fremde Welt draussen ist. Die

allergischen Erkrankungen, also die Überempfindlichkeitsreaktionen sind im Grunde schon ein Versagen des Immunsystems, zunächst allerdings so, daß das Immunsystem eine überschiessende heftige Reaktion auslöst. Ich möchte sagen, die allergischen Reaktionen wie die Ekzeme, das Asthma, eine Kolitis, eine Dickdarmentzündung - das sind schon nicht mehr ganz rein allergische Erkrankungen. Die Kolitis gehört bereits zu der nächsten Stufe der von mir genannten Autoaggressionskrankheiten. Bei der gewöhnlichen Allergie (z. B. viele Ekzemformen) könnte man sagen, wir befinden uns noch in der Vorstufe eines tieferen Versagens. Man muß noch ganz froh sein, wenn Menschen noch allergisch reagieren können, wenn sie überhaupt noch eine überschiessende Immunreaktion haben. Es könnte sein, daß das gar nicht mehr passiert. Wir kennen ja in der Medizin einen Zustand, daß ein Mensch nicht mehr reagieren kann, daß eine Anergie eintritt. Es passiert gar nichts mehr. Das ist ein ganz bedenklicher Zustand. Ich komme gleich noch im Zusammenhang mit einer wesentlichen Zeiterkrankung darauf zurück, nämlich auf das Karzinom, wo wir den Eindruck gewinnen, daß der Organismus durchaus heftiger reagieren sollte.

Die Zunahme der allergischen Erkrankungen könnte also zunächst noch positiv bewertet werden. Wir finden bei diesen Erkrankungen auch keine Antikörper gegen den eigenen Organismus. Diese Erkrankungen sind noch zu heilen. Allerdings ist eine Lebensweise, eine Lebensführung wichtig, die sich bemüht, daß der Mensch nur solche Dinge in sich hineinnimmt, die ihm von der Natur her verwandt sind und die er verwandeln kann. Verwandeln - d. h. verdauen - kann man nur etwas, worüber man eine Wahrnehmung, ein Organ hat. Das ist im Körperlichen bei der Nahrung nicht anders als im Seelischen. Sie können einen Fremdeinfluss, eine Beleidigung, eine seelische Verletzung nur dann verarbeiten, wenn Sie diese seelische Eigentümlichkeit, die auf Sie zukommt (und Ihnen zunächst fremd ist), aufnehmen, auffangen können und in sich im Bewußtsein und durch das Bewußtsein verwandeln, umwandeln. Diese Verarbeitung im bzw. mit dem Bewußtsein ist genau so ein Vorgang wie die Verdauung einer Nahrung.

Was müssen wir nicht alles auf diese Weise verdauen! Das kleine Kind kann das noch nicht, da geht alles tief hinein. Deshalb ist es ja so wichtig, daß wir das Kleinkind, auch das Schulkind nicht mit Einflüssen in Berührung kommen lassen, die es nicht „verdauen" kann. (z. B. ein zu strenger Lehrer, eine zurückgegebene Klassenarbeit, in der alles mit Rotstift angestrichen ist). Das geht bei einem Kind tiefer als wir ahnen. Es geht ihm zunächst einmal „an die Nieren", und wir dürfen uns nicht wundern, wenn es die Niere ist, die als Organ zur Zeit und immer mehr in der Zukunft versagt. Wir haben eine ständige Zunahme chronischen Nierenversagens. Die Niere ist das Organ, auf das alles abgeladen wird. Aber nicht alles geht auf die Niere. Denken

Sie an einen Säugling, an alles, was sich in seiner Umgebung abspielt. Dies geht wahllos in das Kind hinein und verursacht die schwersten Schädigungen für das spätere Leben. An das wird meist nicht gedacht. Ich spreche jetzt von dem Verhältnis dieses inneren Menschen, dieses rätselhaften Wesens, das wir sind, mit seiner engeren und weiteren Umwelt. Versuchen Sie einmal im stillen Kämmerlein zu erwägen: Wer bin ich eigentlich, welches ist meine Lebensintention, und was ist der Sinn meines Lebens. Was will ich eigentlich auf dieser Erde?

Wir erleben die Welt negativ, wenn uns die Dinge gegen den Strich gehen, bis wir schließlich krank werden. Dann merken wir vielleicht etwas. Aber wir sind uns gar nicht klar, daß wir ein Wesen sind, das auf der einen Seite die innere seelisch-geistige und gleichzeitig leibliche Integrität bewahren muß. Wir haben eine innere Aufgabe in und an uns selbst, nämlich unsere eigene Beständigkeit, unsere eigene Persönlichkeit zu stärken, zu kräftigen und integer zu machen. Man kann auch sagen, uns in einem hohen Maße immun zu machen. Aber diese Immunität ist eben nicht einfach eine Abstossung, eine Reaktion gegen Fremdes, was wir Allergie nennen, sondern es ist ein innerer Verdauungsprozeß, eine innere Umwandlung, ein Weiten der Bewußtseins- und Persönlichkeitskräfte.

*Immunität als im Verwandeln des Fremden zu erringende Kraft der inneren Beständigkeit (Ich-Kraft)*

Was können wir verdauen, was können wir innerlich verarbeiten? Denken Sie, daß wir so weit sind, daß wir unsere eigenen Organe nicht mehr leiden können, daß wir uns entfremden und es ist wirklich so, daß es so anfängt wie z. B. bei der Colitis ulcerosa, also bei einer geschwürigen blutenden Dickdarmentzündung, daß wir empfindlich sind gegen unseren eigenen Dickdarm. Wir können unseren eigenen Dickdarm nicht mehr ausstehen und wenden uns gegen unser eigenes Organ. Das ist grundsätzlich bei allen Organen möglich.

*Entfremdung eigener Organe: z. B. Colitis ulcerosa...*

Es gibt eine Erkrankung - die Dermatomyositis - eine Entzündung der Muskulatur und der Haut. Hier sind wir empfindlich gegen die eigene Haut und die eigene Muskulatur. Deshalb sind diese Erkrankungen zunächst für unsere Medizin so hoffnungs-

*... z. B. Dermatomyositis*

74

los, weil wir gar nicht wissen, was wir da machen sollen, weil wir den Geist-Seele-Leib-Zusammenhang nicht studiert haben. Die Psychologen reden zwar von der Seele, aber wissen auch nicht genau, was sie damit anfangen sollen. Sie behandeln die Seele nach dem Prinzip der Verhaltensforschung (wie sich ein Tier verhält), und so ähnlich stellt man sich die Verhaltensweisen der menschlichen Seele vor. Es ist also eine Übertragung des tierischen Verhaltens auf den Menschen. Man weiß gar nicht, was die Seele ist. Dies deshalb nicht, weil man das, was die Psychosomatik versucht zu verstehen, noch nicht durchschaut. Ich kann Ihnen hier eine Geschichte erzählen, wie ich sie selbst erlebt habe. Es war im Krankenhaus gleich nach dem Krieg. Unsere Hauptsekretärin war verlobt mit einem aktiven Offizier, der in englischer Gefangenschaft in Nordafrika war. Er schrieb: Ich komme, ich bin glücklich, ich freue mich! Er war im Osten zu Hause, hatte seine Heimat verloren und wollte zu seiner Braut. Diese hatte sich aber inzwischen von ihm abgewandt. Mit großem Schrecken hat sie den Brief erhalten. Was sollte sie mit ihm beginnen. Er war aktiver Offizier, keine Heimat, kein Beruf. Sie bekam eine lebensbedrohliche Entzündung ihrer Mandeln. Sie war so schwer krank, daß wir Sorge hatten, daß sie durchkommt. Dann kam er, war eine Weile da und wußte nicht wohin, was er anfangen sollte. Das Verhältnis hat sich dann gelöst. Und er erkrankte an einer therapeutisch nicht zu beeinflussenden Ischias-Neuritis. Er konnte kaum mehr gehen. Eines Tages bekommt er einen Brief aus Freiburg, wo er sich um einen Studienplatz beworben hatte. Er sei angenommen, er könne in Freiburg studieren. Die Ischiasentzündung war am nächsten Tag verschwunden, und auch unsere Sekretärin hat schließlich ihre Angina überwunden.

Eine eindrucksvolle Krankengeschichte als psychosomatisches Lehrstück

Wir wissen, daß solche Erkrankungen zusammenhängen mit einer nicht bewältigten Lebenssituation.

Etwas ganz Entscheidendes hat der Begründer der Psychosomatik, Viktor von Weizsäcker, dargestellt und seinen Studenten beschwörend nähergebracht: Wenn ihr eine Krankheitsanamnese macht, bezieht ein die Biographie, die Lebenssituation dieses Kranken. Studiert ihn selbst: Was ist das für ein Mensch? Das müssen Sie im Gespräch in der Anamnese

Keine Anamnese ohne Beleuchtung der Lebenssituation!

75

herausfinden. Sie müssen das ganze Lebensbild, die Umgebung dieses Menschen mit einbeziehen, denn die Krankheit ist nicht zu verstehen ohne das Schicksal.

Schädliche
Zivilisationseinflüsse

Wir müssen zum Schicksal, zur Lebenssituation alles das rechnen, was uns fremd ist, angefangen von den Schlaftabletten, den Migränetabletten, Phenacetin (das es heute nicht mehr geben darf, weil es die Niere schädigt), alle Mittel, die der Organismus nicht verwandeln oder integrieren kann in seine eigene innere lebendige Organisation. Wir müssen alles dazurechnen, die Schönungsmittel, die krebserzeugenden Substanzen, alles, was heutzutage der Nahrung zugesetzt wird. Es ist krebserzeugend, was wir nicht verdauen können, was dem Organismus fremd ist.

Und jetzt muß ich noch einmal das Immunsystem schildern. Das Immunsystem ist sozusagen der innere Prüfstein für alles Fremde, seelisch und stofflich Fremde. Ich muß noch einmal abheben auf das Verdauen-Können, auf den Umwandlungsbegriff. Ein Erwachsener kann sich im Umwandeln bzw. Verdauen bewußt üben, ein Kind kann das nicht. Wenn Sie Kinder solchen Einflüssen aussetzen, schädigen Sie sie bis ins Mark. Die Kinder werden krank und werden unter Umständen auch seelisch krank (ganz besonders die Kinder bis zum 8. Lebensjahr!). Oft meinen wir, wir könnten alles verkraften, uns alles zumuten. Aber wir müssen uns doch die Frage stellen, *was* können wir verarbeiten, *was* können wir verdauen. Das heißt, zunächst im bzw. durch das Bewußtsein auffangen, was uns als Fremdes entgegenkommt, es nicht gleich schlucken, sondern im Bewußtsein festhalten und fragen, wo gehört denn das hin, was ich hier erlebt habe, was ist das für ein Phänomen. Es werden uns manchmal die unglaublichsten Dinge aufgetischt und das sollen wir alles hinnehmen!

Libertinage in der
Kindererziehung ist
schädlich!

Als Erwachsene können wir uns bis zu einem gewissen Grade klar werden: Das ist böse, das ist ungut, da gehe ich nicht mehr hin. Und wenn Sie Kinder haben, auch Jugendliche, versuchen Sie, sie von solchen Erlebnissen fernzuhalten. Es gibt heute eine Welle, die hat in den 60er Jahren angefangen, wo alles gestattet sein sollte, alles Eine völlige Auflösung von inneren Maßstäben hat sich in bestimmten Kreisen ausgebreitet. Eine große Schar von Menschen ist nun an der Grenze dessen angelangt, was der Organismus verdauen kann und zeigt zunehmend Erkrankungen des Immunsystems, Immunschwäche-Symptome. Wenn wir von einer Einheit des menschlichen Organismus, von Leib, Seele und Geist sprechen (den Geist habe ich noch ausgeklammert), müssen wir erkennen, daß das, was wir im Seelischen nicht verarbeiten, bewußt durchdenken, den Körper krank macht. Wir müssen das, was böse ist, auch als böse bezeichnen, was schlecht ist, als schlecht bezeichnen, was unverdaulich ist, auch unverdaulich nennen. Die Dinge beim Namen nennen und sie vor allem nicht einfach über sich ergehen lassen! Dies werde ich im folgenden noch einmal charakterisieren im Zusammenhang mit der Krebserkrankung.

Bei dieser Erkrankung ist es oft so, daß man die Dinge einfach hinnimmt, sich nicht mehr wehrt, nicht mehr Opposition macht, nicht mehr dagegensteuert, sich nicht mehr erregen kann.

Durch das Immunsystem sind wir ein ganzer Organismus. Und alle Organe sind durch dieses System an ein Ganzes angeschlossen. Jedes Organ ist wie eine Stimme in einem großen Konzert. Da gibt es Trompeten, Celli, Geigen usw., und da ist ein Dirigent. Alle diese verschiedenen Instrumente sind durch die Partitur, die der Dirigent vor sich hat, zu einer Einheit, zu einem großen Orchester vereint. Es ist die Aufgabe des Dirigenten, die einzelnen Instrumente im richtigen Moment aufzurufen. Nun ist in der Partitur, in dem Musikstück auch eine Pauke enthalten, und der Paukist, der sehr viel Pausen hat, möchte nun auch endlich einmal zum Zuge kommen, und er haut an der falschen Stelle tüchtig auf die Pauke. Dies ist eine Störung für die Einheit. Stellen Sie sich vor, ein Organ, z. B. die Leber würde sagen: „Nun soll ich bescheiden immer nur nachts arbeiten!" Sie möchte sich geltend machen und schiebt sich in den Vordergrund, und es entsteht - sagen wir - eine Hepatitis. Das hängt damit zusammen, daß dieses Organ aus der Gesamtordnung ausbricht. Das ist eine Erkrankung. Der Zusammenhang wird hergestellt durch das sogenannte Immunsystem. Das Immunsystem ist ein System, das darauf achtet, daß der Gesamtplan eingehalten wird. Daß wir

Das Immunsystem als das integrierende Organ der geistigen Gesamtordnung

eine solche Gesamtordnung im Organismus haben, wie es der Fall ist, ist das Ergebnis dieser inneren Weisheit, dieses inneren Architekturplanes, den wir in uns tragen vom ersten Moment der Befruchtung an.

Die extrazelluläre Matrix als Organ der Immunität

Wir kennen schon ganz viel von diesem inneren „Flüssigkeitsmilieu", welches selbst nicht ausgeformt ist. Es ist noch ganz allgemein, unbestimmt, aber enthält alle Kräfte des Ganzen. So müssen wir es uns vorstellen. Das Immunsystem ist sozusagen der Träger des Architekturplanes des ganzen Menschen. Dieser Plan sorgt dafür, daß ein einzelnes Organ aus der harmonischen Gesamtordnung nicht ausbricht. Und jetzt verstehen Sie, daß, wenn ein einzelnes Organ - ich habe ja als Beispiel sehr oft die Niere herangezogen - anfängt, sich nicht mehr richtig einzugliedern in dieses innere System, also anfängt fremd zu werden (wie es ja z. B. bei der Lupuserkrankung der Fall ist, wo die Niere anfängt zu versagen), es zu der Erkrankung kommt, die in dem genannten Fall so ernst ist, daß der Patient nach spätestens eineinhalb bis zwei Jahren an die Dialyse muß.

Wenn Sie einmal eine Dialysestation besuchen, wird Sie das sicher sehr beeindrucken.

Biographie/ Schicksal und ihre Verknüpfung mit Gesundheit und Krankheit

Ich möchte hiermit deutlich machen, wie unsere Lebensweise - unsere biographische, schicksalshafte - auf der einen Seite und unsere eigene organische eng zusammenhängen. Wir können und dürfen dies nicht mehr trennen. Ich erinnere an Friedrich von Weizsäcker, von dem ich vorhin gesprochen habe, der die jungen Ärzte gelehrt hatte, daß zur Krankheit die Schicksalssituation gehört. Wir müssen heute begreifen - und daher habe ich auch gerne diesen Vortrag übernommen - und uns besinnen darauf: „Wer bin ich?" (also uns besinnen auf unsere eigene Immunität) auf der einen Seite und auf das uns Fremde auf der anderen Seite. In unserer heutigen Gesellschaft ist uns viel mehr fremd als wir ahnen und ist auf dem Wege, sich uns noch weiter zu entfremden. Wenn Sie bedenken, was dadurch entsteht, daß der einzelne Mensch in der heutigen Welt eigentlich sich nicht mehr zu Hause fühlt. Das fängt leider in der frühen Kindheit an und - ich sage jetzt etwas „Böses" in Bezug auf unsere kinderärztliche Ausbildung (es ist wahrscheinlich hier kein Kinderarzt anwesend), insofern, daß viele Kinderärzte nicht bedenken, daß das Kind hochempfindlich ist in seinem innersten Grundsystem in Bezug auf alles, was sich in der Umgebung des Kindes abspielt. Jedes heftige Wort, ein herunterfallender Gegenstand - und Sie sehen, wie der Säugling zusammenzuckt. Oder Streit der Eltern oder Lärm, kurz alles Disharmonische, was sich in der Umgebung des Kindes abspielt. Das setzt sich in der Schule fort, ein Schock folgt dem anderen. Die Kinder können nicht sagen, was sie erleiden. Es ist ja unglaublich, erstaunlich wie sie - äusserlich gesehen - alles hinnehmen. Sie meinen, es muß alles so sein, sie können sich nicht wehren. Und da wird der Grund gelegt für die vielen Spätkrankheiten. Da könnte man vieles anführen.

Disharmonische Umgebung stört den Leibesaufbau des Kindes und legt den Grund für Spätkrankheiten

Lassen Sie uns nun noch einen Blick auf das Karzinom richten. Das Karzinom ist ganz sicher - das wissen wir heute - ein Problem des versagenden Immunsystems. Dasselbe kann gesagt werden von der sogenannten AIDS-Erkrankung. Die innere Immunität, also die innere Ganzheitsbewahrung des Organismus ist offensichtlich geschwächt. Bei der Krebserkrankung zeigt sich häufig in der Anamnese (man hat es in Amerika in einer großen Statistik festgestellt), daß eine bestimmte Disposition, ein bestimmtes seelisches Verhalten zum späteren Ausbruch der Krebserkrankung führt. Dies ist vor allem negative Passivität. Etwas positiver klingt es, wenn ich sage: Anpassung an die Verhältnisse. Es gibt Menschen, die in diesem Sinne veranlagt sind. Sie sind bequem und angenehm, auch als Kinder, weil sie alles machen, was man von ihnen erwartet. Auch die Lehrer sind zufrieden, weil diese Kinder sich an sie anpassen und keine Schwierigkeiten machen. Das Anpassungssyndrom ist als solches für andere sehr angenehm, auch für den Betrieb, die Klinik, die Schule, den autoritären Familienvater. Der Betreffende paßt sich fabelhaft an, tut, was man von ihm verlangt. Aber dahinter steckt doch eine Schwäche, die sich darin zeigt, daß die Reaktion auf Fremdes zu schwach ist. So freue ich mich z. B., wenn ich einen Patienten höre, der sagt, er hätte Sorge, ein Karzinom zu haben,

Karzinom und „negative" Angepaßtheit im Seelischen

und ich erlebe und sehe, daß er ein Allergiker ist, der dauernd Überempfindlichkeitsreaktionen hat und dabei noch Fieber.

Immunschwäche ist die Grundlage der Krebs-Erkrankung

Die Krebserkrankungen nehmen ständig zu, es sterben jedes Jahr mehr als im Jahr vorher an Krebs, dies trotz der ungeheuren Geldausgaben der Forschung (auch in Bezug auf Früherkenntnis bzw. Vorsorgeuntersuchung). Bei der Krebserkrankung handelt es sich um eine Art von Verselbständigen von Zellen, von Zellhaufen, von Gewebeabschnitten, die sich aus dem Verband des Organs herauslösen, so wie z. B. ein Kind die Ordnung im Elternhaus ablehnt, so ähnlich macht es das Karzinom, es hält sich nicht mehr an die Gesamtordnung. Dieses innere, das Ganze bewahrende System, das wir Immunsystem nennen, ist nicht aktiv genug, um die ausbrechenden Zellhaufen zu bändigen und dafür zu sorgen, daß sie sich einfügen in die Ordnung dieses Organs und in die Gesamtordnung des Organismus. Hier handelt es sich folglich zunächst einmal nur um eine Umgebungs- schwäche. Wenn wir von den sogenannten Metastasen sprechen, dann bricht das ganze innere Milieu zusammen. Es ist genau das- selbe, was ich vorher schon schilderte. Da macht sich etwas selbständig in uns, was sich orientieren sollte an der Gesamt- ordnung des Organismus, dem Immunsystem. Die entarteten Zellen verlieren dann ihre Prägung. Wir können ja unter dem Mikroskop erkennen: Das ist eine Leberzelle, das eine Magenzelle, eine Nierentubuluszelle, eine Magenschleimhaut- zelle, eine Nervenzelle. Die Zellen sind spezialisiert. Die Organ- zellen sind Spezialisten. Die Krebszelle benimmt sich dagegen wie eine Stammzelle, wie eine embryonale Zelle, die scheinbar noch alle Potenzen in sich hat, aber sie ist führungslos, hat keine Ordnung mehr und wuchert nun *gegen* den Organismus.

Stärkung des Immunsystems ist die Grundlage der Krebs-Therapie

Das heißt, daß wir wo ganz anders eingreifen müssen: Wir müssen das Immunsystem intensivieren, stärken. Dabei müssen wir eben alles vermeiden, was es schwächt. Geschwächt wird das Immunsystem durch Schock vom Seelischen her, durch Fremdeinflüsse von aussen. Nicht nur Substanzen, nicht nur die Flut von Chemikalien, die wir schlucken, schädigen es. In New York werden z. B. - ich hoffe, daß ich dies richtig sage - 6 oder 8 t Schlafmittel Nacht für Nacht konsumiert (vor einigen Jahren war dies zu lesen). Das sind Gifte, dem Organismus absolut fremde Stoffe, die er nicht verdauen *kann*. Er kann sie also nicht umwandeln. Wenn es gut geht, kann er sie ausscheiden. Das strengt ihn an und schwächt das innere System.

Aber auch alles, was den Menschen seelisch verletzt und schädigt, sorgt dafür, daß auf der einen Seite der Krebs zunimmt und auf der anderen Seite die sogenannte erworbene Immunschwäche entsteht. Erworben insofern, als die Voraussetzung für diese Immunschwäche in der Schwächung der inneren geistigen organischen Einheit besteht.

„Unverdauliche" seelische Einflüsse fördern Krebs und AIDS

Was ist nun der Geist in uns? Was bewirkt er? Was nennen wir Persönlichkeit, oder was nennen wir Integrationskraft? Was nennen wir „innere Beständigkeit", innere Integrität (Unangreifbarkeit, Unzerstörbarkeit)? So wie wir vom Gold sagen, es ist unangreifbar: Nur mit Königswasser können Sie Gold lösen, nichts kann Gold angreifen. Daher sagen wir: „Dieser Mensch ist treu wie Gold", beständig, verlässlich. Er besitzt eine innere Beständigkeit seiner selbst, seines Selbst, ist in Übereinstimmung mit sich selbst. - Man kann zunächst einmal nur sich selber treu sein.

Hier sind wir an einem Punkt, wo offenbar in unserer heutigen Zivilisation ein innerer Auflösungsprozeß beginnt, dahingehend, daß begonnen hat eine Ablehnung aller Regel, aller Ordnung und Konvention, aller „Treue gegen sich selbst". Erlaubt ist alles. Ich spreche jetzt aus allerjüngster Erfahrung. Eine Amerikanerin hat mich vor ein paar Tagen gefragt, was kann man denn machen bei der Immunschwäche? Ich habe Beziehung zu einem größeren Kreis von Künstlern, Dichtern, Philosophen, Journalisten. Sie haben in den 60er Jahren allem abgeschworen. Es gilt für sie keine Regel mehr, keine sogenannte allgemeine Moral. Man kann tun und lassen, was man will. Das wichtigste ist nur, daß man tut, was man will. Keine Regeln werden anerkannt. Es hat auch Jahre in Deutschland gegeben, in denen an Universitäten diese Lehren den Studenten von den Kathetern aus beigebracht worden sind. Wir nennen das nicht Freiheit, sondern der richtige Ausdruck ist Libertinage, d. h. alles ist erlaubt, mit Ausnahme dessen, daß man sich gegenseitig nicht gerade umbringt

Selbstbestimmung und ihr Gegenbild: Libertinage als „sozialer Krebs"

(Obwohl da auch die Grenzen sich verwischen, man war noch nicht konsequent genug, aber man war schon auf dem Wege. Die Besinnung kam aber bei den meisten noch rechtzeitig).

So begann der Zerfall an innerer Gewißheit, an innerer Übereinstimmung mit sich selbst, dem, was man denkt, was man fühlt, was man tut, daß man sich mit seinen eigenen Gedanken und Gefühlen nicht mehr mit seinem tiefsten inneren Selbst identifizieren kann.

Man kann heute erleben, daß man einen Gedanken hat, aber eine ganz andere Empfindung und nochmal etwas ganz anderes tut. Dies ist etwas, was ein gesundes Kind nicht kann. Bei einem gesunden Kind von 5 - 6 Jahren bilden Denken, Wollen und Fühlen noch eine vollkommene Einheit. Ein solches Kind könnte nie verstehen, daß wir als Erwachsene mit großer Schläue uns sozusagen tarnen und heucheln und etwas anderes sagen als das, was wir meinen. Es nimmt auch das, was der Erwachsene sagt, zunächst für bare Münze.

Wir müssen uns folglich fragen: Was ist meine eigene innere Beständigkeit oder Ausrichtung? Wer bin ich? Und das wird nur ein ganz langsamer Prozeß sein, daß man zu sich ein Verhältnis bekommt. Es handelt sich um eine Art innere Motivforschung, daß man sich immer wieder einmal fragt: *Warum* hast du das gemacht, *warum* hast du so reagiert, *warum* hast du diesen Entschluß gefaßt? Warum bist du nicht geblieben, wo du warst, warum mußtest du dort hingehen usw. Also, wir sollten von Zeit zu Zeit uns fragen: Wie ist es eigentlich zu dem Jetzt gekommen, welche Umstände haben dich bewegt? Diese Fragen müssen immer wieder von jedem Menschen gestellt werden, wenn er sich selbst und seine innere Konsistenz bewahren und weiterentwickeln will.

Dazu fällt mir eine Schrift ein, die mich vor Jahren einmal sehr bewegt hat. Sie ist von einem Psychiater (Bodamer, Herder-Verlag, Freiburg) erschienen mit dem Titel „Moderne Askese". Dabei ist nicht gemeint, daß man auf alles verzichten soll. Man soll sich jedoch fragen: Entspricht das, was du in dich hereinläßt, deinen innersten Vorstellungen von dir selbst. Man gewinnt nach und nach ein Ideal von sich selbst, wenn auch oft ganz undeutlich.

Und nun die Frage: Was stört dieses innere Verhältnis, das ich mit mir selber eingehe. Sie gipfelt schließlich in der Frage nach sich selbst. Im Sinne Bodamers muß man sich fragen: Was stört dich, was machst du z. B., wenn du abends müde bist, keine Lust mehr hast, irgend etwas zu tun. Aufräumen möchte man auch nicht mehr. Was macht man, man beschäftigt dieses unbefriedigte begehrliche Seelenwesen mit irgend etwas. Um es zu verdeutlichen: Jeden Abend sinkt man z. B. ins Bett und merkt oft lange nicht, wie es im Inneren weitergeht. Ganz schlimm ist dies bei Kindern, aber auch bei uns Erwachsenen, wenn wir nicht mehr in der Lage sind, die Tagesdinge zu ordnen, alles, was auf uns zu kam, z. B. vom Fernsehschirm. Es ist ganz ausgeschlossen, daß diese Eindrücke so einfach verdaut werden können. Es ist wirklich die unbeantwortete Frage, was man alles über sich ergehen läßt. Zur Rettung seiner selbst empfiehlt Bodamer, daß man sich ehrlich die Frage stellt, was will ich in mich hineinlassen? Und zwar nicht nur Stoffliches. Das wird dann vielleicht der Anlaß sein, sich zu fragen, was stört das Innere zunächst einmal an Stofflichkeit, an Substanzen? Wie bestimme ich meine Ernährung. Wie will ich mein Äußeres etwas ordnen. Das ist ganz wesentlich. Darüber hinaus muß ich aber dieselbe Frage stellen „Was müssen wir uns fernhalten? Was machen wir mit und was machen wir eben nicht mit?"

*Das in wirklicher Freiheit fortwährend selbst bestimmte Austauschverhältnis zur Welt ist der Weg zu einer neuen, menschengemäßen Lebenshygiene.*

Ich sagte schon vorhin: Die Gefahr der Krebserkrankung oder der Krebsdisposition ist die Hinnahme von allem und jedem. Ich denke hier auch an alles, was uns von der Medienindustrie und Unterhaltungsindustrie aufgeschwätzt und aufgedrängt wird. Macht man da mit, nimmt man das alles in sich hinein und entfernt sich im selben Maß von seinem eigenen Inneren? Das ist die Grundlage des Immunversagens, wenn man dies tut! Das ist seine Voraussetzung.

*Die wenig erkannten Verführer*

Allein die Frage zu stellen: „Wer bin ich?" ist schon Therapie oder vorbeugende Therapie bei der Krebs- und AIDS-Erkrankung (wie auch bei noch vielen anderen Erkrankungen). Sich zu fragen, was entspricht meinem innersten Empfinden, meinem ästheschen Gefühl, meinem Ordnungsgefühl. Man muß etwas finden, was uns ein Maßstab sein kann für die Bewertung der Welt. Diese Frage ist bereits der erste Schritt zur Gesundung.

AIDS-Prophylaxe

Ich bin überzeugt, daß, wenn wir mit AIDS-Kranken in zunehmendem Maß zu tun haben, wir damit anfangen müssen. Es ist bekannt, daß die betroffenen Menschen, wenn die AIDS-Erkrankung ausbricht, wie niemals zuvor verzweifeln. Es ist der schlimmste seelische Zustand, den man sich vorstellen kann, in den diese Menschen hineingeraten, die extreme Verzweiflung an sich selbst. Es kommen die furchtbarsten Selbstvorwürfe. Schon im Vorfeld dieser Erkrankungen müssen wir anfangen, eine solche Selbstbesinnung und Selbststabilisierung zu betreiben. Ich bin selbst davon überzeugt, daß ein Infizierter, AIDS-Positiver nicht erkranken muß, wenn er diesen inneren Weg beschreitet. Es ist absolut nicht so, daß, wenn man diesen Erreger in sich hat, man auch erkranken muß.

Man überschaut ungefähr 8 Jahre (seit 1981), seit diese AIDS-Erkrankung auftrat. Man sprach noch vor einem Jahr von 30% und jetzt von 40% der Infizierten, die nach 6 - 8 Folgejahren diese Krankheit bekamen. Immerhin bekam sie nicht jeder Infizierte. So war es jedenfalls bisher.

Wenn wir solchen Menschen begegnen, so meine ich, daß wir ihnen helfen können, indem wir zu ihrer inneren Stabilisierung beitragen. Darüber hinaus kann man auch durch homöopathische Mittel dieses Immunsystem nach und nach wieder stärken, stabilisieren, um es in die Lage zu versetzen, Fremdes als fremd zu erkennen, zu verdauen. (Allerdings darf das Lymphsystem, insbesondere der Thymus noch nicht atroph sein)

Ich komme nun zum Schluß meiner Ausführungen. Ich wollte versuchen, deutlich zu machen, daß das Immunsystem in uns, das den ganzen Organismus durchzieht, das sogenannte embryonale Bindegewebe, das durch und durch flüssige, noch ganz universelle, allgemeine Matrixgewebe der Ort unserer Lebensorganisation ist. Es ist selbst nicht differenziert, verbindet aber die Organe zu einer Ganzheit, zu einer Einheit. An ihm müssen sich die Organe orientieren. Dieses Immunsystem ist nun gefährdet nicht nur durch unverträgliche chemische Stoffe (von Arzneimitteln wage ich ja gar nicht mehr zu reden), sondern vor allem auch durch unser eigenes diffuses Seelenleben.

Was wird nun unternommen, um das Karzinom einzudämmen? Es wird bestrahlt, und dann folgt meist noch eine massive Chemotherapie! Das Immunsystem wird nun sowohl durch Bestrahlung als auch durch Chemotherapie weit heruntergedrückt, geschwächt. Die ganze Not der Ärzte bei der Behandlung der AIDS-Kranken selbst liegt doch darin, dass das Abwehrsystem so geschwächt ist, daß die geringste sonst harmlose Infektion wie z. B. ein Schnupfen den Betroffenen krank macht, abgesehen von einer bestimmten, häufig auftretenden Lungenentzündung (Pneumocystis carinii). Also der Kranke ist in seiner Abwehr derartig geschwächt, daß alles von außen Kommende ihn überwältigt. Und als Therapie erhalten sie eine Behandlung, die das Immunsystem noch weiter schwächt, meistens Antibiotika. Die Medizin ist in einem furchtbaren Dilemma. Wir müssen woanders anfangen. Wir müssen bei uns selber anfangen. Wir müssen anfangen uns zu besinnen, was wir in diesem Leben wollen. Wir müssen erkennen, daß wir uns dadurch stabilisieren können, daß wir uns Ziele setzen, daß wir uns Aufgaben stellen.

*Der Circulus vitiosus der modernen Karzinom-Therapie*

Ich sagte schon, eine gewisse Disposition zum Pathologischen besteht darin, daß man durch die ganzen Jugendjahre und vielleicht auch später nicht genügend inneres zielhaftes und lebendiges Engagement im Leben hatte. Daß man mehr die Tendenz hatte, sich zu fügen. Das ist die seelische Seite, daß man zu früh im Leben resigniert, sich anpaßt. Wir müssen so mit den Patienten umgehen, daß wir ihnen raten bzw. daß wir uns mit ihnen Gedanken machen: Wo sind in dir noch Sehnsüchte, wo sind in dir noch Hoffnungen und Erwartungen. Diese müssen wir mobilisieren, etwas Neues anfangen. Das ist die Haupttherapie beim Karzinom.

*Gesundung der Lebensführung ist wichtiger Bestandteil der Therapie!*

Das andere ist die Tatsache, daß unsere Wärmeorganisation schon frühzeitig, meist in der Kindheit, dadurch malträtiert und geschwächt wird, daß immer wieder fiebersenkende Therapie gemacht wird. Das fängt schon beim Kleinkind mit Fieberzäpfchen an. Wir wissen, daß ein kleines Kind natürlicherweise rasch und sehr hoch fiebert. Es kann am Abend 40° C haben und

*Die folgenschweren modernen Sünden am kindlichen Immunsystem und Wärmeorganismus*

am anderen Morgen hat es bereits keine Temperatur mehr. Jedesmal, wenn wir fiebersenkende Mittel geben, begehen wir eine Sünde gegen dieses Grundsystem. Das führt alles in die Immunschwäche hinein. Wenn das ein Leben lang passiert (ich habe diesen Fall bei einem Patienten erlebt, bei dem schon im Kleinkindalter bei jedem Schnupfen, bei jeder Bronchitis, bei jeder Angina, 10 Jahre lang, Antibiotika gegeben worden sind), hat dies für seine spätere Gesundheit schlimme Folgen. Es waren unzählige Fälle - ich habe mir das von der Mutter sagen lassen - bei denen dieser zarte, feine Wärmeorganismus niedergeschlagen wurde.

Wir hören es immer wieder von den Karzinompatienten: Fieber habe ich nie, ich fiebere nicht. Ich habe Kopfschmerzen, ich habe eine Erkältung, ich habe Grippe, aber Fieber, nein. Wir sehen also, wie hier Frühschäden gesetzt werden. Wir dürfen uns nicht wundern, wenn sich die späteren Folgen zeigen.

Dieses geistig-physische innere Wesen, das zu sich selber Ich sagen kann, sollte viel mehr aktiviert werden, so daß jeder für sich in seinem Leben herausfindet nach und nach, was er eigentlich vom Innersten her selber will, daß man sich von Zeit zu Zeit diese Frage vorlegt, daß man die Nichtübereinstimmung mit den Lebensumständen nicht einfach auf sich beruhen läßt, sondern bewußt verarbeitet. Ich denke z. B. an einen solchen Verlauf, in dem ein Patient Künstler werden wollte und jetzt seit 15 Jahren als Ingenieur am Reißbrett steht, Tag um Tag, Jahr um Jahr. Man darf sich nicht wundern, daß dieser Mensch erkrankt, innerlich erkrankt. Seine Sehnsucht hätte ihn veranlassen müssen, früher den Beruf zu wechseln. Er hätte vielleicht Lehrer werden können. Kurz, dieses Problem liegt bei so vielen Menschen vor, die nicht in bejahender Übereinstimmung mit ihrer Lebenssituation sind. Deshalb hat Viktor von Weizsäcker zur Krankheitssituation auch die Biographie hinzugenommen und untersucht, wie es im Schicksal bei dem betreffenden Menschen aussieht. Dem Patienten Hoffnung zu machen und zusammen mit ihm trotz allem ein gewisses Ziel zu setzen, das ist Aufgabe auch des Arztes sowohl bei AIDS-Immunschwäche als auch beim Karzinom.

Ich darf schließen mit einem Spruch von J. W. Goethe, den er am Ende des Faust von fortgeschritteneren Geistern sagen läßt. Man kann ihn sich immer einmal wieder vor Augen führen. Er gibt das in dichterischer Form wieder, was wir behandelt haben:

„Was Euch nicht angehört, müsset Ihr meiden –
Was Euch das Innere stört, dürft Ihr nicht leiden –
Dringt es gewaltig ein, müssen wir tüchtig sein –
Liebe, nur Liebende führet herein."

# Alterungsprozeß und Gesundheit*

Hygienische und therapeutische Gesichtspunkte

## Der Gesamt-Lebensprozeß in der Polarität von Sinnes-Nerven-Tätigkeit und Stoffwechsel-Tätigkeit

Das Leben, die Gesamtbiographie des Menschen, entfaltet sich für uns überschaubar zwischen Geburt (bzw. Empfängnis) und Tod. Embryonalzeit und Kindheit stehen leiblich gesehen unter dem Zeichen des Aufbaues. Die Organe entfalten sich, während sie - dies gilt vom Augenblick der Geburt an - schon in Tätigkeit sind. Der Organismus wächst und strebt in mehreren Entwicklungsstufen einem Höhepunkt zu, um dann - äußerlich gesehen - oft unmerklich und schließlich immer offensichtlicher zu verfallen. Wenn wir von einem Lebenshöhepunkt sprechen - und dies scheint uns durchaus begründet - so ist doch ebenso die Frage berechtigt: Gibt es wirklich einen solchen Gipfel im Leben des Menschen, dem wir zustreben, um dann - ob wir wollen oder nicht - die Talwanderung mit dem Nachlassen der Jugendkräfte zu beginnen, die schließlich mit dem Erlöschen des Lebens endet.

*Das Leben von der Geburt bis zum Tode*

Um das Wesen des Alterns zu verstehen, müssen wir uns die Gesamtlebensfunktionen des Menschen näher anschauen. Zu ihnen gehören nicht nur die Kräfte des organischen Wachstums, der Regeneration und der Reproduktion, sondern auch die Lebensäußerungen der seelischen Organisation: Empfindungen, Gefühle, Lust und Unlust, Sympathie und Antipathie und schließlich die Äußerungen des menschlichen Geistes: Wahrnehmung, Selbstbewußtsein und Denken.

*Die Gesamt-Lebensfunktionen unter dem Einfluß des Seelisch-Geistigen*

Man könnte folgende Gesamtübersicht über die menschlichen Lebensäußerungen aufstellen:
Wachstum - Bewegung - Ernährung - Zirkulation - Atmung - Empfindungen - Wahrnehmung.

---

*) *Erstdruck 1976*

Betrachten wir den Menschen, wie er sich dem unbefangenen Blick darbietet, so kommen wir zu einer Gliederung der menschlichen Gestalt, auf die schon Goethe bei der Charakterisierung des Typus der Tiere hingewiesen hat: Gliedmaßen, Rumpf und Kopf oder funktionell ausgedrückt:
Stoffwechsel-System, Rhythmisches System, Sinnes-Nerven-System[1]

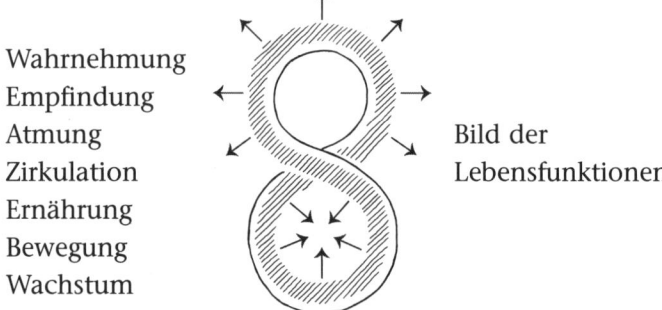

Wahrnehmung
Empfindung
Atmung
Zirkulation                    Bild der
Ernährung                      Lebensfunktionen
Bewegung
Wachstum

Der dreigliedrige Mensch

Wir haben es mit einer Polarität, einer Gegenläufigkeit zu tun, wenn wir von Sinnes-Nerven-Tätigkeit (Kopforgane) und von Stoffwechsel-Tätigkeit (Bauchorgane) sprechen. Dazwischen, beide Pole umfassend, entfaltet sich das Rhythmische System mit dem Herzen und der Zirkulation als Zentrum und »Nahtstelle« zwischen Nervenpol einerseits (Atmung) und Stoffwechselpol andererseits (Ernährung). Im Herzen und Kreislauf treffen der seelische Rhythmus des Atems und der biologische Rhythmus der Ernährungsorgane (Leber, Milz, Pankreas, Niere) zusammen im Rhythmus 1:4.

Betrachten wir unter dem Gesichtspunkt der sieben Lebensäußerungen den Sinnes-Nerven-Menschen, den Rhythmischen Menschen und den Stoffwechsel-Menschen, so stellen wir fest, daß Wachstum, Bewegung und Ernährung völlig unbewußt verlaufen, daß andererseits die Entfaltung der Lebenskräfte, der Triebe und des Willenslebens mit diesen im Stoffwechsel-Gliedmaßen-System sich abspielenden Prozessen auf das innigste verbunden sind. Dagegen treten Wahrnehmung und Empfindung (Bewußtsein) und bis zu einem gewissen Grade der Atem-

---

[1]    *Diese Dreigliederung des menschlichen Organismus wurde von* Rudolf Steiner *erstmals im Buch „Von Seelenrätseln" dargestellt.*

Rhythmus im Zusammenhang mit der Sinnes-Nerven-Tätigkeit auf: Das Seelische dominiert über das biologische Geschehen. Zugleich lehrt uns die Physiologie, daß die aufbauenden Lebensprozesse im Bereich der Sinnes-Nerven-Organisation zurücktreten. Die Wahrnehmungsorgane entfalten ihre Tätigkeit auf Kosten der Vitalität. So wissen wir, daß schon nach wenigen Minuten mangelhafter Blutversorgung das Nervengewebe unwiderruflich zerfällt. Die Regeneration der Muskel- und Blutzellen, des Leber- und Milzgewebes ist dagegen während des ganzen Lebens bis ins hohe Alter erhalten. Eine einmal in ihrem Kern geschädigte Nervenzelle ist endgültig dem Untergang verfallen und kann nicht wieder ersetzt werden. Der Verlust an Vitalität im Bereich der Sinnes-Nerven-Organisation ist das »Opfer«, das wir bringen, um wahrnehmen und denken zu können. Ohne die Hingabe ihrer Lebendigkeit gäbe es keine Sinnesorgane. Bewußtsein ist demnach ein biologisches Alterungsphänomen, Schlafen und Träumen ein Kindheits- und Jugendphänomen. Die Sinnes-Nerven-Prozesse unterliegen einem physiologischen Abbau, während die typischen Stoffwechselorgane wie Leber und Milz gleichsam zeitlebens auf einer frühembryonalen Stufe stehenbleiben.

*Bewußtsein heißt Abbau und Alterung*

Was sich zwischen Nervenpol (Wahrnehmen - Substanzabbau) und Stoffwechselpol (Wachstum - Substanzaufbau) an echten Kräfteumwandlungen in der Gleichzeitigkeit abspielt, vollzieht sich in ähnlicher Weise ausgedehnt über das ganze Leben zwischen Geburt und Tod.

In der Zeit von der Geburt bis etwa zum Zahnwechsel (6.-7. Lebensjahr) überwiegen die Aufbauprozesse (Wachstum, Ernährung und Erneuerung, Regeneration). Die ausschließlich den biologischen Prozessen unterliegende Embryonalzeit setzt sich noch ein Jahr nach der Geburt fort. Der Säugling wird ernährt und schläft. Die Atmung ist noch ganz oberflächlich. Es finden zwar schon Bewegungen statt, aber sie sind noch nicht zielstrebig und erscheinen pflanzenhaft, wie von außen hervorgerufen. Man könnte durchaus in der frühen Kindheit einen »Höhepunkt« des Lebens und der Gesundheit sehen, einen Höhepunkt der reinen

*Kindheit bedeutet Aufbau und Gesundheit*

Wachstums- und Aufbauvorgänge. Vom 7. Lebensjahr an erfährt die Wachstums-, Bewegungs- und Ernährungsphase der ersten Kindheit eine Umwandlung. Die Aufbauprozesse werden vom Seelischen ergriffen. Die Atmung vertieft sich, das Empfindungsleben tritt stärker in Erscheinung. Was bis dahin fast ausschließlich an der Ausgestaltung der Organe tätig war, wird in immer stärkerem Maße als Intelligenz, als Bewußtseinskraft im Wahrnehmen und Denken frei.

Entwicklung in Siebenjahres-schritten

Mit Eintritt in die Pubertät um das 12. und 14. Lebensjahr greift die seelische Organisation noch tiefer in die Gestaltung der Organe ein. Mit Abschluß der Erdenreife um das 18.-21. Lebensjahr ist die volle Harmonie zwischen aufbauenden Lebenskräften und formenden Seelenkräften erreicht. Wieder könnte man von einem Höhepunkt der Entwicklung sprechen: dem Höhepunkt der Ausgewogenheit von leiblicher und seelischer Aktivität. Es ist der Lebensabschnitt größter körperlicher Leistungsfähigkeit und Belastbarkeit.

Dominanz des Seelisch-Geistigen beim alternden Menschen: Abbau im Leiblichen

Die Persönlichkeit, die individuelle Prägung des Charakters entfalten sich in der Zeit vom 35.-48. Lebensjahr. Es ist die Lebensphase der Wirksamkeit nach außen. Auch jetzt könnte von einem Lebenshöhepunkt gesprochen werden. Während die physisch-leiblichen Kräfte bereits merklich zurücktreten, stehen jetzt die Willenskräfte den geistigen Zielen zur Verfügung. Es ist der Höhepunkt tätiger Lebensgestaltung. Was sich an Wachstum und Bewegung in der Kindheit leiblich äußerte, dient jetzt der Persönlichkeit als produktive Kraft. Vom menschlichen Aspekt her gesehen kann tatsächlich von einem Lebensgipfel gesprochen werden. Der Umwandlungsprozeß von den Kindheitskräften zur Altersweisheit geht jedoch weiter. Die körperlichen Funktionen treten mehr und mehr in den Hintergrund zu Gunsten einer sich erweiternden Lebensüberschau. Tätiges Leben wird durch Besinnlichkeit abgelöst. Der Körper mineralisiert, die Organe verlieren ihre Elastizität; eine physiologische Abmagerung setzt ein. Die Kindheitskräfte lösen sich aus ihrer organischen Bindung und treten verwandelt als gesteigerte Erkenntnis- und Erinnerungsfähigkeit hervor. Der alte Mensch steht vor uns.

Ein Verständnis der Alterserkrankungen ist nur auf der Grundlage der geschilderten Umwandlungsprozesse möglich. Jede nicht altersgemäß erreichte Lebensstufe kann zur Ursache späterer Krisen werden. Wir beschränken uns auf zwei fundamentale Krankheitsdispositionen des älter werdenden Menschen:

1. Sklerose und Akzeleration
2. Erweichung und Retardation

Zwei polare
Krankheitstypen

## Die Sklerose

Unter Sklerose verstehen wir ein vorzeitiges Übergreifen physiologischer Alterungsvorgänge aus dem Bereich des Sinnes-Nerven-Systems auf Organe des Wachstums, der Bewegung, der Ernährung und der Zirkulation, d. h. auf die »Jugendseite« des Organismus. Hierher gehören schon in der frühesten Kindheit vorzeitiger Fontanellenschluß und Gefäßverkalkungen, z. B. durch Vitamin-D-Überdosierung.

Erscheinungen einer beschleunigten körperlichen Entwicklung setzen im allgemeinen in der Pubertät ein und gehen einher mit einer verzögerten seelisch-geistigen Reife. Sowohl bei der in der frühen Kindheit beobachteten Sklerose als auch bei der Akzeleration ist das seelisch-geistige Wesen des Heranwachsenden nicht harmonisch an der Ausgestaltung der Organe beteiligt. Das eine Mal (Vitamin-D-Schäden) werden die seelischen Formkräfte schon zu einer Zeit in die körperliche Entwicklung hineingezogen, in der die Organe noch plastisch bleiben müssen; bei der Akzeleration werden sie zu früh in einseitiger Weise (Intellektualisierung) in Anspruch genommen. Körperliche und geistige Entwicklung stehen nicht miteinander in Einklang. Die vielfach auch im späteren Leben überwiegend intellektuelle Inanspruchnahme beschleunigt die physiologischen Abbauvorgänge im Bereich des Nervensystems. Die schöpferischen, harmonisierenden Kräfte, die im Kinde als Phantasie- und Spieltrieb sich äußern, verkümmern vielfach im Berufsleben der Erwachsenen; Gehirngefäßsklerose, Parkinsonsche Erkrankung,

Sklerose und
einseitig
intellektuelle
Inanspruchnahme

Koronarsklerose, Aortensklerose, Nierengefäßsklerose sind die Folge. Schocks und Reizüberflutung durch nicht zu verarbeitende Sinneseindrücke schwächen die Wesenseinheit und die harmonische Ganzheitsordnung der Persönlichkeit.

## Erweichungskrankheiten

Unzureichende Verwandlung der Lebenskräfte in geistige Produktivität

Die Aufbauprozesse überwiegen hier auch im Alter. Die Umwandlung in geistige Produktivität bleibt unvollständig. Die Stoffwechselorgane verharren in übermäßiger Tätigkeit. Hypertrophie der Organe, Adipositas, Plethora, Herzasthma, klimakterische Erscheinungen wie Wärmestauungen, Herzerweiterung, Myombildung und Prostatahypertrophie. Varikosis, Thrombose und Herzinfarkt sind die Folge. Oft täuscht die körperliche Vitalität längere Zeit über die bedrohliche Situation hinweg, die sich schon vorbereitet. Die alternden Organe sind dem Ansturm unverbrauchter Lebenskräfte nicht gewachsen. Es kommt zu einem Zusammenbruch (Schlaganfall, Herzschlag) wie »ein Blitz aus heiterem Himmel«. Der alternde Mensch bewahrt dabei häufig seinen kindlichen Habitus. Die Bewußtseinskräfte lassen nach. Dies macht sich etwa vom 60. Lebensjahr an psychisch in zunehmender innerer Unbeweglichkeit, Ungeduld, Altersstarrsinn, Gedächtnisschwäche und Schläfrigkeit geltend.

## Harmonisches Altern

„Die Hygiene des Alterns beginnt in der frühen Kindheit"

Die Biographie eines vollen Menschenlebens strebt von Lebensstufe zu Lebensstufe. Die gesunde Entfaltung eines neuen Lebensabschnittes ist nur möglich aufgrund des erfüllten vorangegangenen. Die Hygiene des Alterns beginnt deshalb schon in der frühen Kindheit. Wir können in diesem Zusammenhang nur auf die Problematik aufmerksam machen. Eine Hygiene des Säuglingsalters, des Vorschulalters, der ersten Schulzeit, der Pubertät setzt die Kenntnis der altersgemäßen körperlich-seelischen Pflege und Betätigung voraus. In diesem Sinne ist auf jeder

Alters- und Lebensstufe Gesundheit etwas anderes. Was für das Gedeihen des Säuglings notwendig ist, ruft u. U. schon beim Kleinkind und erst recht beim Erwachsenen krankhafte Störungen hervor, z. B. würde die ausschließliche Milchnahrung des Säuglings den alten Menschen von der Stoffwechselseite her überlasten und die weiter oben angeführten Gefahren auslösen. Die »Milch des Alters« wäre dagegen Honig, den man wiederum dem Säugling überhaupt nicht oder nur in ganz »homöopathischen« Dosen geben darf. Die größten Schäden für einen gesunden Alterungsprozeß werden schon im Säuglings- und Kleinkindesalter gesetzt: Unterkühlung, künstliche Nahrungsgemische, synthetische Vitamine, Vitamin-D-Stöße, den Wärmeorganismus schädigende synthetische Medikamente zur Temperatursenkung schon bei geringfügigen fieberhaften Zuständen, Medikamente gegen Schmerz und Schlafstörungen mineralisieren die hochempfindlichen, in voller Entwicklung befindlichen Organe. Nicht weniger verhängnisvoll sind die schweren organischen Schäden, die durch mangelnde seelische »Wärme«, durch Radio und Fernsehen über die hochdurchlässigen Sinnesorgane des Kleinkindes unwiderruflich verursacht werden. Das zu frühe intellektuelle Lernen setzt den vorzeitigen Alterungs- und Sklerotisierungsprozeß fort. Hier ist einzusetzen, wenn wir körperliche und seelische Krisen im Alter vermeiden wollen.

*Moderne Kumulierung von schädlichen Einflüssen schon in frühester Kindheit!*

## Prophylaxe und Therapie des Alterungsprozesses

Wir sprechen jetzt über Verhaltensmaßregeln bzw. über eine Hygiene der Zeit vom 40.-45. Lebensjahr an. Welche Gesichtspunkte sind in diesen Jahren zu beachten, wenn das Älterwerden als Lebensfrucht empfunden werden soll und nicht als Belastung.

### Seelische Aktivität

Das Hauptgewicht ist auch jetzt auf die seelische Seite des Lebens zu legen. Die große Gefahr, die etwa vom 40. Lebensjahr an droht, ist die Erstarrung in bestimmten Lebensgewohnheiten und Lebensanschauungen. Das Sich-zufrieden-Geben mit dem

*Beweglichbleiben im Seelischen ist die beste Vorbeugung*

Erreichten, mit bestimmten Urteilen und Meinungen und das Festhalten an dem gewohnten Lebens- und Wissensumkreis, das Sich-Berufen auf einmal Gewußtes und Bewährtes, sind die Folge innerer Unbeweglichkeit und haben mit Charakter nichts zu tun. Die im Alter drohende Zerebralsklerose ist das physiologisch-pathologische Ergebnis einer endgültig auf Vergangenes fixierten und damit zu einem vorzeitigen Abschluß gekommenen seelisch-geistigen Entwicklung. Es wird gerade darauf ankommen, durch neue belebende Eindrücke und selbstgewählte, vielleicht ungewohnte Tätigkeiten das innere Leben in Fluß zu halten, alles Gewohnte wieder in Frage zu stellen, Problemen nicht mit fertigen Urteilen zu begegnen, u. U. einem beruflichen Wechsel nicht auszuweichen, sich bewußt neuen Aufgaben zu stellen, sich neue Interessen- und Wissensgebiete zu erschließen, sich an der Diskussion öffentlicher Fragen zu beteiligen; dies alles hält die Seele in Spannung und ist die wirksamste Vorbeugung gegen vorzeitiges Altern.

### Die körperliche Hygiene

Für die körperliche Hygiene ist schon sehr vieles an Aufklärung getan worden. An erster Stelle stehen körperliche Bewegung, Körperpflege und Ernährung, an zweiter Stelle heil-diätetische und schließlich medikamentöse Gesichtspunkte.

Körperpflege und Bewegung

Keine morgendlichen kalten Waschungen!

Die regelmäßige aktive Durchwärmung und Durchblutung der Organe ist das Ziel aller körperlichen Hygiene. Bei kühlen Wasseranwendungen ist vor allem anderen darauf zu achten, daß die behandelten Gliedmaßen bzw. der ganze Körper in der Lage sind, eine kräftige Wärmereaktion hervorzubringen. Am Morgen ist der Körper von der Nachtruhe her zwar warm, jedoch sehr empfindlich in Bezug auf Auskühlung. Kalte Waschungen - etwa zum besseren »Zusichkommen« - sind strikt abzulehnen, weil damit ein nicht wieder gut zu machender Wärmeverlust verbunden ist, der in späteren Jahren sklerotische Erkrankungen wie Arteriosklerose, Arthrosis deformans begünstigt. Stattdessen bedeutet kurzes, kaltes Duschen an einem heißen Nachmittag keinen Wärmeverlust. Je wacher und aktiver der Mensch ist, desto weniger schadet ihm Kälteeinwirkung. Erkältungskrankheiten zieht man sich meist im Ermüdungs- und Abspannungszustand zu. Kalte Duschen unmittelbar nach der Nachtruhe begünstigen z. B. bei Sportlern Myogelosebildung und Muskelrisse. Was von morgendlichen Kaltwasseranwendungen gesagt wurde, gilt in ähnlicher Weise vom Frühsport in der morgendlichen Kühle und in zu leichter Bekleidung. Zu empfehlen sind dagegen morgendliche kühle Waschungen mit feuchtem Lappen unter Zusatz von **Rosmarinbad-Konzentrat** und anschließendes Nachdünsten im Bademantel oder Badetuch (nicht abtrocknen). Intensiviert wird die Wärmereaktion der Rosmarin-Waschungen durch vorhergehendes Trockenbürsten.

Sinnvolle morgendliche Körperpflege

Soll eine straffende Wirkung auf die Haut ausgeübt werden, so setzt man **Prunus-Essenz** oder **Citronenbad-Konzentrat** dem Waschwasser zu. Nach Trocknung der Haut ist eine leichte Öleinreibung mit Hautfunktionsöl, **Schlehenblüten Haut- und Massageöl** zur Bildung einer Wärmehülle zu empfehlen. Bei wetterempfindlicher Gesichtshaut ist die Anwendung eines **Gesichtsöls** anzuraten.

Hilfreiche Präparate zur Körperpflege

Zur Körper- und Hautpflege und zur Anregung der Zirkulation und des Wärmeorganismus wurden Körperpflegemittel und kosmetische Präparate (Dr. Hauschka) entwickelt, die geeignet sind, die nachlassenden Organfunktionen bei regelmäßiger Anwendung anzuregen.

Um das 50. Lebensjahr macht der Organismus seine wohl dramatischste Umstellung durch. Dabei kommt es vielfach zu Wärmestauungen, zu Herzerweiterung, Strumabildung, Myomen bzw. Prostata-Hypertrophie, wenn die organischen Kräfte nicht in genügend intensiver Weise durch seelische Aktivität ergriffen und umgewandelt werden. Für die Frau, die oft nicht die Möglichkeit hat, geistigen oder künstlerischen Interessen zu leben, kann das Klimakterium darüber hinaus seelische Krisen mit sich bringen. Die Homöopathie kennt in solchen Fällen

Die Umstellungskrise des 50. Lebensjahres und ihre geistige Bewältigung

wirksame Mittel, von denen nur beispielhaft auf Lachesis, Apis, Pulsatilla, Sepia, Ovaria in höheren Potenzen hingewiesen werden soll. Welches Mittel jeweils in Frage kommt, ist vom behandelnden Arzt zu entscheiden. Der männliche Organismus unterliegt ebenfalls um das 50. Lebensjahr einer tiefgreifenden Umwandlung. Zurückgestaute Lebenskräfte, wie sie sich vor allem in der Blutbildung und Zirkulation äußern, führen häufig zu ernsten Krisen. Das Herz vermag den unzeitgemäßen physisch-biologischen Belastungen nicht mehr standzuhalten. Dies gilt vor allem dann, wenn gleichzeitig die Nerven- und Bewußtseinskräfte einseitig ausgelebt werden. Es droht der Herzinfarkt. Prophylaxe und Therapie bestehen auch hier in einer produktiv-gestaltenden Inanspruchnahme der jetzt frei werdenden organischen Lebensprozesse insbesondere der Leber, die zugleich Träger der Willensorganisation des Menschen sind. Aus dem organischen Bereich nicht befreit, lösen sie vor allem im männlichen Organismus die typischen Krankheitskrisen zwischen 45. und 60. Lebensjahr aus.

Die aktive Bewegung (5 Minuten morgendliche Gymnastik und abendlicher Spaziergang) ist für den alternden Organismus vor allem zur Anregung der Lymphströme und des Venenblutes aus der Peripherie zum Zentrum von allergrößter Bedeutung. Wer sich dieser täglichen Übung unterzieht, wird auch bei sitzender Lebensweise den vielfältigen Gefäßerkrankungen wie Hämorrhoiden, Varizen, Unterschenkelgeschwür, Thrombose, und nicht zuletzt dem Herzinfarkt wirksam vorbeugen.

Ernährung

Die Ernährung des alternden Organismus sollte konzentriert, jedoch mengenmäßig knapp gehalten werden. Zwei vielfach umstrittene Gesichtspunkte sollen hervorgehoben werden: die Fettfrage und die Zuckerfrage.
Fette, vor allem kaltgepreßte pflanzliche Öle, aber auch frische Butter sind für den älter werdenden Menschen als Wärmeanreger unbedingt notwendig. Sie sollten in der täglichen Nahrung nicht fehlen, jedoch mengenmäßig knapp gehalten (ca. 50-70 g täglich) und möglichst in nicht erhitztem Zustand verwandt wer-

den. Industriezucker ist vollständig zu vermeiden. Das Zuckerbedürfnis soll durch Früchte und Honig (täglich ca. 2 Teelöffel) befriedigt werden. Schleuderhonig (nicht erhitzter Imkerhonig) enthält neben seinem Anteil an natürlichem Fruchtzucker Wirkstoffe, die belebend auf die Drüsentätigkeit, die Blutbildung und das Nervensystem wirken. Honig ist zugleich ein wesentliches Vorbeugungsmittel gegen die Zerebralsklerose.

Ein Wort noch zur Vitaminfrage. Entscheidend für den alternden Menschen ist die richtige Ernährung des Nervensystems. Dieses ist am stärksten vom Zerfall bedroht. Das im Getreidekorn enthaltene sogen. Vitamin B ist für den Aufbau der Nervensubstanzen unentbehrlich. In der täglichen Nahrung sollten deshalb kleine Mengen des natürlichen Vitamin B in Form von Vollkorn- bzw. Vollreisnahrung, Vollkorn-Porridge, Vollkornbrot, Mehrkornbrei bzw. »Müsli« nicht fehlen. Zu denken ist weiterhin an Wurzelgemüse als Beilage soweit wie möglich roh oder gedämpft, wie Meerrettich, Rettich, Radieschen, rote Bete.

Zur Behandlung der Sklerose, der Konzentrationsschwäche und des Gedächtnisverlustes stehen außerdem heildiätetische Präparate - Weizenkeime, Weizenkeimöl, Honigpräparate und schließlich medikamentöse Präparate zur Verfügung.

## Diätetik

An diätetischen Präparaten sind besonders zu empfehlen:

Für das alternde Herz:
   **WALA-Weißdorn-Elixier**
   2-3 mal täglich 1 Eßl. unverdünnt oder in
   Mineralwasser verdünnt.

Zur Erhaltung der Vitalität, insbesondere des Nervensystems:
   **WALA-Nervennahrung auf Honiggrundlage**
   täglich 1-2 Teelöffel, nicht erhitzen.

Zur Bekämpfung der Arteriosklerose mit allen Folgeerscheinungen, insbesondere auch zur Anregung der Ausscheidung und Stärkung der Nierenorganisation:

**WALA-Nierentonikum**
Kurmäßig zu nehmen, täglich vor allem vor dem Schlafen 2-3 Teelöffel entweder in Mineralwasser lauwarm oder in Nierentee.

Zur Anregung des Stoffwechsels, insbesondere des Magens und der Lebertätigkeit:

**WALA-Bitter-Elixier**
täglich 1 Eßlöffel verdünnt.

Es hat sich auch bewährt bei Obstipation, bei Hautpilzerkrankungen und auch Röntgenbestrahlung (Röntgenkater)

Bei allgemeiner Erschöpfung und niedrigem Blutdruck:

**WALA-Schlehen-Elixier**
täglich 1-2 Eßlöffel.


Heilmittel

Auf einige Heilpflanzen, die bei der Behandlung des alternden Organismus eine große Rolle spielen, sei zum Schluß noch hingewiesen:

**Viscum album** (Mistel) ist eines der ältesten und wirksamsten Mittel gegen vorzeitige Alterung der Organe vor allem bei der Arteriosklerose und der Arthrosis deformans der Gelenke. Aber auch bei Gehirnsklerose, bei Altersjuckreiz spielt die Mistel als Heilmittel eine hervorragende Rolle.

**Helleborus niger** (Christrose) wird vor allem dann eingesetzt, wenn die Jugendvitalität sich beim Älterwerden nicht umwandelt.

**Betula alba** (Birkenblätter und -rinde) ist ein hervorragendes Heilmittel bei allen Ablagerungserkrankungen.

**Juniperus communis** (Wacholder) durchwärmt und wirkt lösend im Bereich der Nieren-und ist ein Vorbeugungsmittel gegen Nierensteinbildung.

**Arnica** reguliert die Beziehungen von Blut und Nervenprozeß. Es wirkt damit vorbeugend gegen Schlaganfall, Herz- und Gefäßerkrankungen.

**Berberis e radice**, angezeigt bei Gallenstein- und Nierenstein-bildung, Myom und Prostatahypertrophie

**Solidago virgaurea:** Nierensteindiathese, Gicht, Tonusverlust der Blase und des Uterus, allgemeine Schwäche, schlechte Wärmeregulation in Kälte und Wärme, Nierenentzündung, Dysurie

**Equisetum arvense** (Ackerschachtelhalm): Durch seinen Kiesel-reichtum, der in Opalform an der Außenhaut abgesondert wird, und seinen Gehalt an latent bleibenden Schwefelverbindungen ist Equisetum geeignet, bei beginnender und fortschreitender Nierengefäßsklerose und Niereninsuffizienz bis hin zum Nierenversagen eingesetzt zu werden.

**Plumbum metallicum und Galenit** (Bleischwefelverbindung) ist *das* Altersklerosemittel überhaupt und hat sein besonderes Wirkungsgebiet im Arteriengefäßbereich der Nieren, des Herzens, des Gehirns.

*(ausführliche Darstellung der genannten Heilsubstanzen s. H. H. Vogel*
*"Wege der Heilmittelfindung", 2 Bde., ca. 900 S.,*
*Verlag Natur·Mensch·Medizin, Bad Boll 1994)*

## Zusammenfassung

Unter dem Aspekt "Alterungsprozeß und Gesundheit - hygienische und therapeutische Gesichtspunkte" wird versucht, den
Lebenslauf des Menschen als eine Stufenfolge von sich wan-
delnden Lebensabschnitten zu verstehen. Der Alterungsprozeß
ist kein linear kontinuierlicher, sondern insofern diskontinuier-
lich, als die seelisch-geistigen "Aktionen" in jedem Lebensabschnitt sich vorzugsweise bestimmter Organe bedienen und
durch sie modifiziert sind. So steht die frühkindliche Phase bis
zum 7. Lebensjahr vorwiegend unter der vorherrschenden Tätigkeit der Leber (Aufbau), die Altersphase gegen das 70. Lebensjahr
unter der Wirkung der physischen Gesetzmäßigkeiten (Organ:
Milz). Das 35. Lebensjahr stellt die Wende dar von vorwiegend
aufbauender Jugendtätigkeit und beginnender und zunehmender Abbautätigkeit des Älterwerdens. Krankheitszustände werden unter dem Gesichtspunkt der Akzeleration und Retardation
gesehen. Bei der Akzeleration handelt es sich um eine Ver-
frühung von Organprozessen, die erst in einer nächsten
Entwicklungsphase verstärkt wirksam werden sollten. Unter
Retardation dagegen wird das Persistieren von vorangegangenen
Entwicklungs- und Organphasen in die nächsten Entwicklungsstufen verstanden.

# Das Altern*

## Wodurch altert der Mensch?

Bereits in der Embryonalentwicklung stehen sich zwei Kräftebereiche gegenüber: der außerembryonale Bereich der Plazenta, die über die Venae umbilicales zunächst über den Haftstiel, später über die Nabelschnur das Blut vom mütterlichen Organismus dem heranreifenden Embryonalkörper zuführt; auf dem Gegenpol befindet sich das intraembryonale Leberorgan, das vom Dotterbläschen her das Leberschwammgewebe und die Pfortader bildet. In den ersten drei Wochen wird das Plazentarblut noch vollständig über die Leber geleitet:

*Die Polarität Leber/Plazenta (Zentrum/Umkreis)*

"Die linke Nabelvene ('Arterie') führt nun das ganze Blut von der Plazenta zum embryonalen Körper, und zwar vollständig über die Gefäßbahnen der Leber. Diese ist also gewissermaßen dem aus dem extraembryonalen Gebiet stammenden Blut vorgeschaltet. Sie erhält zunächst nur Blut von den Venae omphalomesentericae, dem Plazentarblut, über die Vena umbilicalis und Dottervenen."
(Letterer: "Allgemeine Pathologie", S. 553).

Zentrum (Leber) und Umkreis (Plazenta) bilden die große Polarität des frühen Embryonalkeimes. Uber die Leber wird der physische Leib, seine Substanzen, die die Organe ausformen, gebildet. Nicht das Herz ist in der frühen Embryonalzeit der Mittelpunkt des Organismus, sondern die Leber, das "Erdenorgan". (Vorübergehend nimmt die Leber 10% des Gewichtes des gesamten Embryos ein, auch bei der Geburt umfaßt die Leber noch etwa 5% des Gesamtgewichtes; demgegenüber nimmt die Leber des Erwachsenen nur noch 1/25 des Körpergewichtes ein.)

*Die Leber ist das dominierende Organ der Embryonalzeit (Aufbautätigkeit)*

Wir führen dies an, weil bereits in der Embryonalzeit der Lebensprozeß, der Substanzaufbau, eine Funktion der Leber ist.

---

*) *Vortrag vom 23. 6. 1993*

Sie verinnerlicht die Lebenskräfte, die dem Embryo aus dem Umkreis zuströmen. Ihre Flüssigkeitsdynamik ist saugend, kräftebindend. So kann man sagen, daß sich das menschliche Wesen aus der Peripherie über das Leberorgan *inkarniert*. Organisch beginnt der Aufbau des Leibes, die leibliche Evolution. Seelisch-geistig spielt sich in der Embryonalzeit ein Involutionsvorgang ab (Seelisch-Geistiges taucht in die Substanz ein).

Das Herz ist in dieser Zeit noch außerhalb des embryonalen Körpers gelagert; Es ist noch einheitlich-monistisch, die Scheidewand zwischen Vorhof und Kammer ist noch offen, das Blut gemischt. Linkes Herz und rechtes Herz haben gleiche Wandstärke.

Mit der Öffnung eines Teiles der Lunge bei der Geburt und dem ersten Einatemzug polarisiert sich der Organismus in einen noch der Embryonalzeit nahestehenden venösen Kreislauf, von der Leber her bedingt (70% des in das rechte Herz einströmenden Blutes stammen aus der Leber), und in einen arteriellen Bereich, der mit der erhöhten Sauerstoffspannung im arteriellen Blut von der Lunge her über das linke Herz als Zielorgan insbesondere die Niere erreicht. Der Organismus ist polarisiert in einen Nacht-Lebens-Pol (Venensystem, Pfortadersystem, Leber) und einen Tages-Form-Pol (Lunge, linkes Herz, Niere) über die Einatmung des Sauerstoffes. Es stehen sich gegenüber: Lebenspol - Nachtphase und Bewußtseinspol - Tagphase.

## Der mittlere Mensch zwischen Stoffpol und Formpol

Beim heranwachsenden Menschen wirkt vom oberen Sinnes-Nerven-Pol aus das freigewordene Bewußtsein (geistige und seelische Organisation) auf den unteren Organismus formend, gestaltend, Leben zurückdrängend, Empfindung und Bewußtsein steigernd, unter Umständen bis hin zum Schmerzerlebnis. Man kann den Sinnes-Nerven-Pol dem Tagbewußtsein und der "Exkarnation" der Seelen- und Geisteskräfte zuordnen.

*Die Leber als Inkarnationsorgan*

*Die arteriell-venöse Polarisation des Organismus mit der Geburt*

*venös: Nacht/Leben/"Unten" arteriell: Tag/Bewußtsein/ "Oben"*

104

Vom unteren Pol ausgehend ziehen Lebenskräfte im Schlafbewußtsein weiterhin in den Aufbauprozeß des Organismus ein. Führend hierfür ist das Leberorgan. Es ist das Organ der Flüssigkeitsprozesse, des chemischen Äthers (Rudolf Steiner), der saugend und inkarnierend die höheren Wesensglieder des Menschen (Seelenorganismus, Ich-Organismus) in sich aufnimmt und in die Substanz und Organbildung einbezieht.

Die Leber bleibt zeitlebens das Lebens- und Aufbauorgan

Der obere Tag-Pol und der untere Nacht-Pol werden im mittleren, Rhythmischen System ineinander verwandelt. Der Träger dieses Prozesses ist die Ich-Organisation, die in der Wärme bis hinein in die Substanzbildung und Substanzauflösung wirksam ist. Es ist das Herzorgan, das in sich diese Umwandlung zu vollziehen hat.

Im Herzorgan werden Bewußtseinspol („oben") und Lebenspol („unten") von der Ich-Organisation ineinander verwandelt

Skizze 1

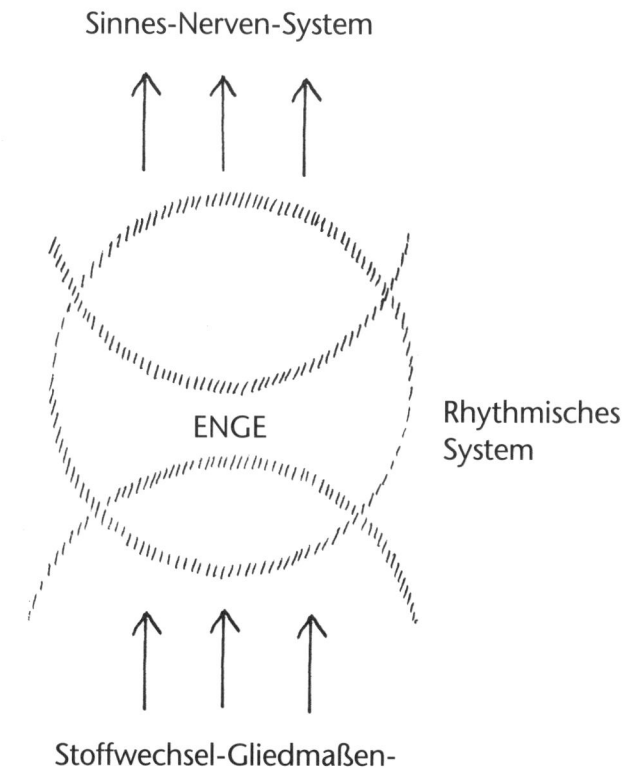

Sinnes-Nerven-System

ENGE

Rhythmisches System

Stoffwechsel-Gliedmaßen-System

unausgewogener
Prozeß:
„Streß"

Aus der Skizze 1 geht hervor, daß im nicht ausgewogenen Prozeß der obere Pol und der untere Pol - bildlich gesprochen - so aufeinander treffen, daß die Mitte eingeengt und in ihrer Umwandlungtätigkeit beschränkt wird. Wir haben es mit dem Zustand des "Streß" zu tun. Der Seelenraum im rhythmischen Herzgeschehen wird eingeengt, ätherisch unelastisch, es kommt zu einem physiologisch-organischen "Kurzschluß". Wir haben es mit einer Ursache des Herzinfarktes zu tun.

Skizze 2

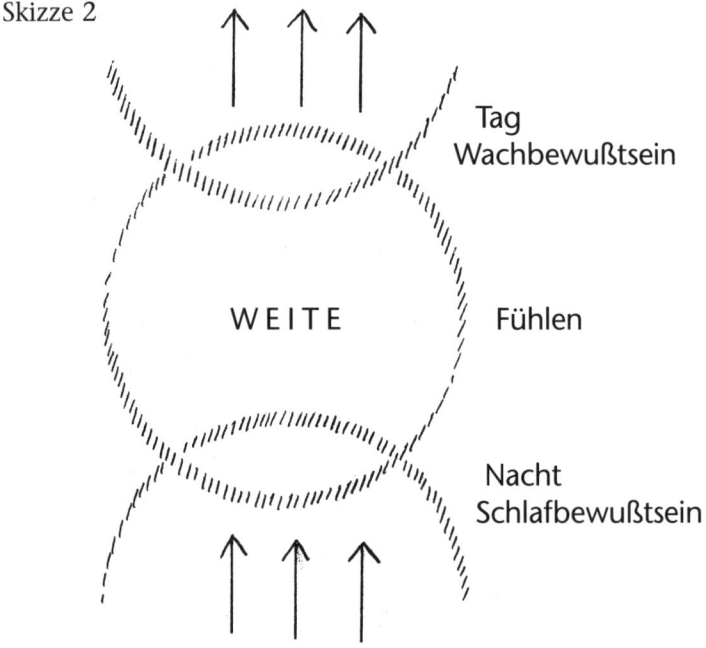

ausgewogener
Prozeß

In der Skizze 2 ist der Mittelraum zwischen oberem und unterem Pol erweitert. Dies soll ein Bild dafür sein, daß von der rhythmischen Herztätigkeit aus die Einflüsse von oben und unten auseinandergehalten werden, der Freiraum bleibt dynamisch-beweglich.

Wir haben damit in der Fortsetzung der zunächst geschilderten Einengungsdynamik einen Prozeß geschildert, der dann zur Sklerose, zur Alterung und schließlich zum Tod führt, wenn - wie es das Märchen vom Gevatter Tod (Brüder Grimm) schildert - Bewußtseins-Nerven-Prozesse im Bereich des "unteren" Menschen, des "Aufbau-Menschen", des Nacht-Menschen wirksam werden[1].

Die Prophylaxe und Therapie für diesen Prozeß würde darin bestehen, daß die Kräfte des Nerven-Sinnes-Menschen einerseits und die Kräfte des "unteren" Aufbau-Menschen zurückgenommen werden zugunsten einer frei schwingenden rhythmischen Mitte. Andererseits kann der Mitte-Organismus dadurch belebt und angeregt werden, daß das Gefühlsleben produktiv gestaltet wird durch z. B. regelmäßige künstlerische Übungen. Zur Prophylaxe gehört ebenfalls eine konsequent rhythmisch gestaltete Lebensführung und Verzicht auf einseitige, nur intellektuelle oder nur körperliche Tätigkeit.

Heilung des unausgewogenen Prozesses

## Der Alterungsprozeß und die Atmung

Die Bewußtseinsbildung im Sinnes-Nerven-Bereich ist ein "Exkarnationsvorgang" der seelisch-geistigen Wesensglieder des Menschen, die sich über die Intensivierung der Sauerstoffatmung im ganzen arteriellen Blutsystem mit organischem Höhepunkt Niere aus dem "Nachtpol" des Menschen befreien. Bewußtsein hebt sich aus dem Lebens-Nacht-Pol heraus über einen intensivierten Einatmungs-Sauerstoff-Prozeß im Nierenbereich und wird im "oberen" Menschen frei. Dieser Vorgang ist verbunden mit Abbau und Ablähmung des Lebensprozesses. Alle Ausscheidung, vor allem die Ausscheidung über die Niere, ist die physiologische Begleiterscheinung der Freisetzung von Lebenskräften und Seelenkräften.

Bildung von Bewußtsein ist ein Todesprozeß

Die Einatmung insbesondere fördert die Bewußtseinsbildung und damit die Ablähmung des Lebensprozesses. Im

---

[1]) *Der Märchenheld wird durch die Mithilfe seines Paten (der Tod) ein berühmter Arzt, der die Entwicklung der Krankheiten sofort zuverlässig prognostizieren kann: Steht sein Gevatter zu Häupten des Kranken, ist Heilung möglich, steht er zu dessen Füßen, ist alle ärztliche Kunst nicht in der Lage den Sterbeprozeß aufzuhalten. Der Todesprozeß im Nerven-Sinnes-System ist physiologisch, dringt er jedoch ins Stoffwechsel-Gliedmaßen-System vor (Stehen des Todes zu Füßen), so stirbt der Mensch.*

Leberaufbaugeschehen gebildete Substanz zerfällt zunehmend im Bereich des Nervensystems und gibt auf diesem Wege die im Nacht-Prozeß inkarnierten Wesenskräfte frei.

Dies ist ein "Alterungsprozeß", der mit dem ersten Atemzug bereits beginnt. Die Einatmung vertieft sich erstmalig in der Pubertät und erreicht beim alten Menschen den Höhepunkt. Der letzte Atemzug ist, wie der erste, eine vertiefte Einatmung, im Todesmoment mit einer Streckung des Körpers verbunden.

Zitat:

"Im Atemholen sind zweierlei Gnaden:
Die Luft einziehen, sich ihrer entladen;
jenes bedrängt, dieses erfrischt -
so wunderbar ist das Leben gemischt.

Du danke Gott, wenn er Dich preßt
und dank' ihm, wenn er Dich wieder entläßt.

(Johann Wolfgang von Goethe)

## Der Alterungsprozeß und das Bindegewebe

Von Dennig stammt der Ausspruch: *"Der Mensch ist so alt wie sein Bindegewebe"*. Im Folgenden werden wir versuchen, diesen Gedanken zu verstehen.

Wir gehen aus von der Skizze Rudolf Steiners, die er im 10. Vortrag der Vortragsreihe: "Geisteswissenschaft und Medizin" 1920 zum Verständnis des Lebensprozesses verwendet (s. S. 43). Diese Skizze wird von mir modifiziert wiedergegeben (s. Folgeseite).

Die vier Flüssigkeitsströme

Im Sinne des ersten Teiles unserer Darstellung führt die einwickelnde Spirale (blaurot) aus der Peripherie über die Leber ins Zentrum der Lunge. Von der Lunge ausgehend führt eine auswickelnde, hellrot gezeichnete Spirale zurück in die Peripherie.

Skizze 3

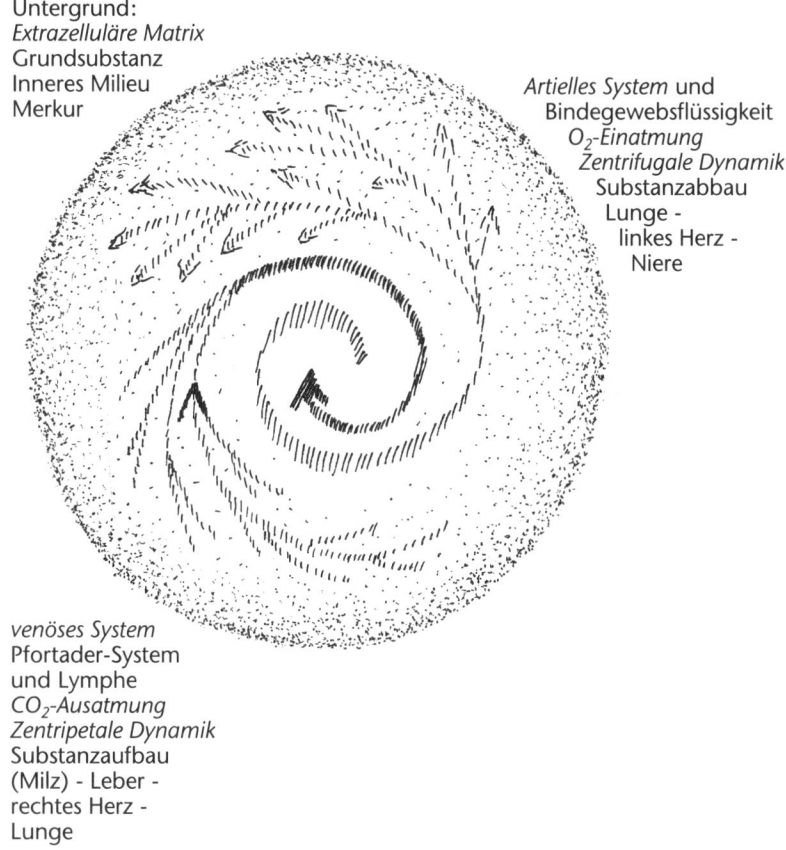

Untergrund:
*Extrazelluläre Matrix*
Grundsubstanz
Inneres Milieu
Merkur

*Artielles System* und
Bindegewebsflüssigkeit
$O_2$-*Einatmung*
*Zentrifugale Dynamik*
Substanzabbau
Lunge -
linkes Herz -
Niere

*venöses System*
Pfortader-System
und Lymphe
$CO_2$-*Ausatmung*
*Zentripetale Dynamik*
Substanzaufbau
(Milz) - Leber -
rechtes Herz -
Lunge

Das arterialisierte Blut verströmt sich im Kapillargebiet der Peripherie und sondert hier die Bindegewebsflüssigkeit ab (70% des die Gefäße durchströmenden Blutes). Die Bindegewebsflüssigkeit wird vom Matrix-System des mesenchymalen Bindegewebskörpers aufgenommen. Aus der Peripherie strömt zurück: erstens das venöse Blut selbst und zweitens die in der Peripherie gebildete Lymphe, drittens die im "inneren mesenchymalen Milieu" (Pischinger) uferlos strömende Bindegewebsflüssigkeit (etwa das 5-6fache Volumen des zirkulierenden Blutvolumens). Es besteht folglich ein Strömungsgleichgewicht zwischen arteriellem Blut, Bindegewebsflüssigkeit und venösem Blut. Auf dem

Wege der Substanzbildung und Inkarnation der Wesensglieder finden sich die Organe Milz, Leber, rechtes Herz, Lunge. Auf der auswickelnden Spirale der Exkarnation liegen die Organe Lunge, linkes Herz, Niere.

Skizze 4

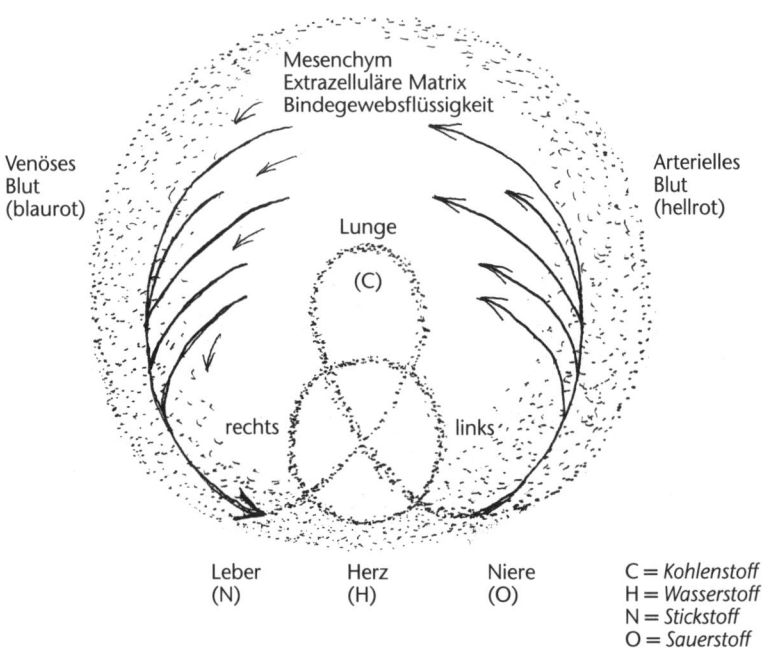

Der Nierenprozeß selbst zeigt in seiner Physiologie die Gesamt"nierentätigkeit" des Organismus einerseits in der Ultrafiltratbildung, in 24 Stunden ca. 180 Liter Ultrafiltrat, das in die Tubuli abgesondert und fast völlig im Nierenmark zurückresorbiert wird. Andererseits spricht der Nephrologe Volhardt auch außerhalb des Nierenorgans von einer "Vornierenfunktion", wenn er von der Absonderung der Bindegewebsflüssigkeit aus dem arteriellen Blutstrom ins lockere Bindegewebe der Organe spricht. Der Prozeß der Exsudation und Resorption der Bindegewebeflüssigkeit ist also letztendlich auch nierenabhängig.

"Vornierenfunktion" außerhalb der Niere

Der Sinn dieser Darstellungen ist zu zeigen, daß die *Erneuerung der Substanz* und damit der Anschluß an den *Lebensprozeß* sich auch im postembryonalen Leben *in der Peripherie der Organe,* d. h. dem inneren Milieu vollzieht. Dieses innere Milieu nennen wir heute das "Matrix-System". Es ist identisch mit dem Immunsystem. Hier finden wir die extrazelluläre Grundsubstanz. Über ihre Bedeutung schreibt H. V. Hinrichsen in der neu erschienenen umfassenden Humanembryologie[2].

Erneuerung der Substanz im Matrix-System

"Immer größere Bedeutung für Zellwanderung, Differenzierung und Morphogenese hat in den letzten Jahrzehnten die Grundsubstanz des embryonalen Bindegewebes erlangt, die jetzt allgemein 'extrazelluläre Matrix (ECM)' genannt wird (u. a. Piez und Reddi 1984). Ihre Hauptbestandteile sind Kollagen, beim Embryo überwiegend vom Typ I, III und IV, Glycosaminglycane wie die Hyaluronsäure, das Chondroitin-6-Sulfat oder das Keratansulfat, und spezifische hochmolekulare Eiweißkörper wie das Fibronectin und Laminin. Die Glycosaminglycane sind in hohem Maße hydratisiert und bestimmen zusammen mit freier Flüssigkeit weitgehend die Konsistenz der ECM. Die ECM ist das Mikroenvironment für alle zwischen abgrenzenden Basalmembranen gelegenen Zellen. Sie ist aber auch zugleich der Raum und das Substrat, in dem und an dem Zellen wandern."

Mit der interzellulären Grundsubstanz haben wir jene Stofflichkeit, die am Anfang des Lebens das embryonale Gewebe bildet und beherrscht: "Zelle, parablastische und Grundsubstanz bilden im Leben eine untrennbare Einheit." Letterer, Allgemeine Pathologie, S. 219) und:

"Ontogenetisch ist das Schleimgewebe das erste und älteste Gewebe des metazoischen Organismus." (Letterer, S. 220). "So ist histogenetisch Schleimgewebe das älteste und zugleich das *Muttergewebe* für die aus seinem Boden sich bildenden, höher differenzierten, parablastischen Substanzen." (Letterer, S. 221). Weshalb führen wir diesen Tatbestand an?

Die wachsende Bedeutung der ECM in der modernen Forschung

---

[2]   H. V. Hinrichsen *„Humanembryologie" (Springer 1990)*

Zwischen Aufbau (Anabiose) und Vergehen (Katabiose) des Grundsystems, des Matrix-Systems spielt sich der Lebensprozeß ab - siehe die oben angegebene Skizze von Rudolf Steiner. Er spricht geradezu im Zusammenhang mit dieser Zeichnung von "dem Lebensprozeß". Das Matrix- und Immunsystem bildet zeitlebens den kosmisch-universellen Urgrund allen Organlebens. Es durchzieht den gesamten Bindegewebsorganismus sämtlicher Organe, auch des Nervensystems, und zwar hier der Mikroglia (z. B. Myelinscheiden der Neurone). Das Matrix-System bildet somit den Lebensurgrund insofern, als sich die Grundsubstanz in ständiger Wandlung befindet, zwischen den Polen Auflösung einerseits und Ausformung und Verdichtung andererseits. Extrem gelöst befindet sich die Grundsubstanz im Blut selbst als Fibrinogen; extrem geformt und an die Grenze der Leblosigkeit geführt, kommt es zur Kollagenisierung und Fibrosierung in den Folgeorganen der Grundsubstanz. Hierher gehören Faszien und sämtliche bradytrophe Organe.

"Die Hyalinisierung ist kein krankhafter Vorgang an sich, sondern sie tritt in genau gleicher Weise auch da auf, wo normale Rückbildungsvorgänge ohne Substanzbeseitigung ihren Platz haben, z. B. ist die Rückbildung eines Corpus luteum zum Corpus albicans ein derartiger Vorgang, ebenfalls die unter Hyalinisierung eintretende Verdickung der Arterienwände mit Verödung der Arterienlichtung bei Rückbildung eines puerpuralen Uterus zur Ruheform." (Letterer, S. 224).

Rückbildungs-
prozesse/
„Todesprozesse"
sind schon in der
Embryonalzeit dem
Menschenleben
beigesellt.

Diese Rückbildungsvorgänge, die schon in der Embryonalzeit eine Rolle spielen (z. B. Rückbildung der Arteria centralis retinae oder später die Rückbildung des Ductus Botalli, die Rückbildung der rechten Vena umbilicalis in der frühen Embryonalzeit) sind "Lebensprozesse", die zugleich Alterungs- und Todesprozesse beinhalten. Mythologische Bedeutung hat der Tod des Achill erlangt. Der Pfeil des Apoll trifft Achill in die Ferse (Achillessehne). Es ist dies ein mythologisches Bild für die Art und Weise, *wie* der Mensch die Bluts-Willens-Kräfte auf das Fußgewölbe überträgt, das den Menschen über die Erde trägt.

Die Sehnengewebe - Faszien, Bänder; der Glaskörper des Auges (97% Wasser, 3% Hyaluronsäure); der Nucleus pulposus der Bandscheibe, der im Alter an Flüssigkeit verarmt und ein bindegewebiges Fasergerüst bildet; die Dura mater - sind sämtliche gebildet aus der bindegewebigen Grundsubstanz und haben eine besondere Beziehung zum **Kieselgeschehen** (nur in diesen Organen kann man Kiesel im Organismus nachweisen). Demgegenüber haben wir im **Kohlenstoffprozeß** die Substanz-*"bildung"*, jedoch mit der Gefahr der "Überernährung" bis hin zum Krankheitsbild der Glykogenose, der Anreicherung von Glykogen, z. B. in den Leberzell-Bälkchen oder im Karzinom. Es kommt geradezu zur Erstickung der Gewebe an Glykogen, das sich nicht mehr auflöst. Wir haben damit das Problem der Auflösung des Kohlenstoff-Geschehens über das Nierenorgan durch die Verbindung des Kohlenstoffes mit dem Sauerstoff. Die Kohlensäurebildung selbst ist ein solcher Auflösungsvorgang mit der gleichzeitigen "Belebung" des Kohlenstoffes aus der Aufbau-Nachtphase des Organismus. In der Keloidbildung, der Narbenbildung, der Gelosenbildung haben wir den pathologischen Prozeß der Erstarrung der Grundsubstanz. Sie sollte lebendig pendeln zwischen der Gelbildung und Solbildung, zwischen Verdichtung und Auflösung. Dies ist ein Prozeß, der der Ich-Organisation unterliegt: Werden und Vergehen sind die Grenzzustände der Ich-Wärme-Tätigkeit im Organismus. Rudolf Steiner spricht von der Ich-Organisation, die über den Kieselprozeß im physischen Organismus tätig ist. Wir sprechen von der "gegenseitigen Wahrnehmung der Organe", von der Steuerung des Verhältnisses der Organe zum Ganzen. Dies ist eine Funktion der Ich-Tätigkeit. Damit schlagen wir die Brücke zum Immunsystem, zur Erhaltung der Gestalt und - im pathologischen Sinne - zur Erstarrung oder auch Auflösung der Gestalt.

Unter diesem Gesichtspunkt ist das Altern ein Prozeß, der sich abspielt im Grundsystem, in der Grundsubstanz, und damit im Organisationsbereich der Ich-Wärme-Organisation. Der Rückzug der Ich-Tätigkeit aus dem Blut und aus dem Matrix-System läßt den Doppel-Prozeß von Kohlenstoff-Prozeß und Kiesel-Prozeß erlahmen.

„Überernährung" und Bindegewebeversprödung - drohende pathologische Erstarrungsformen des Matrix-Lebensprozesses im Alter

Ähnlich, wie wir am Anfang darzustellen versucht haben, daß zwischen oberem und unterem Menschen im mittleren, rhythmischen Bereich die Doppelnatur des Menschen unbeweglich wird, können wir den Gedanken bilden, daß im Matrix-System selbst der Kohlenstoff-Prozeß im Aufbau der Grundsubstanz und der Kieselprozeß im Abbau der Grundsubstanz eingeengt und unelastisch wird. Im Grundsystem spielt sich der eigentliche Lebensprozeß insofern ab, als er eine Umwandlung erfährt von der Substanz*bildung* in das Substanz*vergehen*. Der Kieselprozeß führt, wie es der Idee Steiners entspricht, in die Universalisierung, in die Peripherie. Individualisierung und Universalisierung sind die Urprozesse des Grundsystems. Die Erlahmung des Grundsystems und dieser Umwandlung könnte mit einer Blockade dieses Prozesses zusammenhängen, d. h., Substanzbildung und Substanzvergehen sind insofern blockiert, als beide Prozesse auch hier in kurzschlußartiger Weise ineinandergreifen: Man ist geneigt, an eine Substanz zu denken wie Carborundum ($SiC$). Es ist neben Diamant die härteste Substanz überhaupt.

„Stirb und werde" –
Die gesunde Balance
von Lebens- und
Todesprozessen in
der substanzverwandelnden Tätigkeit
der Ich-Organisation
in der extrazellulären
Matrix bedeutet
gesundes Altern.

Wenn die Alchemie vom "Stein der Weisen" spricht, spricht sie - so möchte ich es deuten - von diesem Prozeß der Substanzbildung und des Substanzvergehens. Es ist ein Todesprozeß im Leben, der sich hier abspielt, den wir "Substanzverwandlung" nennen. Wenn diese Verwandlung nachläßt, erstarrt das innere Milieu, der Mensch mumifiziert von innen her. Das gesunde Altern beruht demgegenüber auf der Erhaltung dieser Umwandlungs-"Todes"prozesse im Leben bis ins hohe Alter. Es ist ein Ich-Wärme-Geschehen, das bis zum Lebensende die Hinführung der lebenden Substanz in die Exkarnation begleitet.

"Uns ist ein Erdenrest zu tragen peinlich,
und wär' er von Asbest, er ist nicht reinlich,
wenn starke Geisteskraft die Elemente an sich herangerafft,
kein Engel trennte geeinte Zwienatur der innigen beiden,
die ewige Liebe nur vermag's zu scheiden."
(Goethe: "Faust" - Ende)

# Der rheumatische Formenkreis (I)*

## Generelle Aspekte

Die Phänomene des "rheumatischen Formenkreises" sind so vielfältiger Natur, daß - wie aus dem ersten Vortrag dieser Rheumatagung[1] hervorging - es schwer fällt, ein Grundprinzip, ein "Urphänomen" der Vielfalt zu erkennen: Abgesehen von den allergisch-immunologisch-autoaggressiven Verlaufsformen, über die im Eingangsreferat (insbesondere über das immunologische Geschehen) ein umfassender Überblick gegeben wurde, stehen einmal degenerativ-arthrotische Verlaufsformen im Vordergrund, dann entzündlich-arthritische mit und ohne ausgeprägte entzündlich-ödematöse Schwellungen, dann Myalgien, Neuralgien, Insertionstendopathien auf der einen Seite und entzündlich-auflösende, an Polymyositis erinnernde Formen.

Der Begriff "Rheumatismus" - auf die Bedeutung "fließen" hinweisend - kann sowohl an die vielfach wandernden, "fließenden" Beschwerden erinnern, als auch das "in Fluß sein" oder, gegenteilig, das Stocken von Lebensprozessen bedeuten. Im Folgenden soll nun versucht werden, dem "Urphänomen" des rheumatischen Formenkreises näherzukommen[2].

Ich lege zunächst die an der Tafel gezeichnete Skizze Rudolf Steiners zugrunde (s. S. 43), auf die in unseren Seminaren insofern wiederholt aufmerksam gemacht wurde, als Rudolf Steiner mit dieser Skizze auf "*den Lebensprozeß*" hingewiesen hat[3]. Worum handelt es sich? Der grün schraffierte Hintergrund bezieht sich auf die Wirksamkeit der **Kieselsäure** im Lebensprozeß ("kie-

---

*) *Vortrag vom November 1993*

[1] Dr. med. J. Klasen, *leitender Arzt am DRK-Krankenhaus Hamburg-Rissen über die "Mischformen" des rheumatischen Formenkreises und die immunologischen Phänomene*

[2] *Es sei daran erinnert, daß neben dem bereits erwähnten, umfassenden Überblicksvortrag über die Immunologie des Rheumatismus, insbesondere durch den Vortrag von Ludger Simon auf dem Hintergrund der hysterischen und neurasthenischen Disposition unter Einbeziehung der Begriffe Sulfur und Sal, ein wesentlicher Ordnungsgedanke in die ver wirrende Vielfalt der Symptome gebracht wurde.*

[3] Rudolf Steiner: *"Geisteswissenschaft und Medizin", 20 Vorträge, 1920, 10. Vortrag*

selsaure Salze" - laut Rudolf Steiner). Dann wird eine rote, einwickelnde Spirale gezeichnet mit dem Vermerk: **"Kohlenstoff, kohlensaure Salze"**. Die äußere, einwickelnde Spirale wird durch eine gelbe, oszillierende Wellenlinie in Bewegung gebracht.

"Universalisierende" und "individualisierende" Kräfte – Kiesel und Kohlenstoff – und ihre Vermittlung durch die "Alkalien"

Im Zusammenhang mit dem *Kieselprozeß* werden die im Organismus wirkenden, *"universalisierenden"* Kräfte geschildert, im Zusammenhang mit der einwickelnden roten Spirale die *"individualisierenden"* Blutskräfte (Kohlenstoff).

Die mittlere gelbe Linie verbildlicht ein *mittleres bewegliches Prinzip:* Es wird von den **Alkalien** gesprochen. Ich ergänze: Im Zentrum den **Kalk**, dann folgt **Kalium**, nach außen **Natrium** und schließlich **Magnesium**.

Diese Darstellung kann an die Ausführung von Ludger Simon über Sal, Merkur und Sulfur anschließen:
*kieselsaure Salze - SAL*
*kohlensaure Salze - SULFUR*
*Alkalien - MERKUR*

Diese Skizze wird nun von mir etwas modifiziert (s. S. 109). Auf dem selben grünen Hintergrund, der das Interstitium des Organismus wiedergeben soll mit der extrazellulären Matrix, wird eine auswickelnde, hellrote Spirale gezeichnet, während die einwickelnde Spirale blau-rot gezeichnet wird. Die dunkelrote einwickelnde Spirale stellt den aufbauenden Stoffwechsel des Nacht-Lebens-Prozesses dar, die hellrote, auswickelnde Spirale den in die Exkarnation überleitenden Tag-Prozeß. Es stehen sich gegenüber das venöse und Pfortadersystem mit saugender, verinnerlichender, endothermer Stoffwechseldynamik mit der Leber als Zentrum auf der einen Seite und zentrifugales, in die Peripherie der Organe führendes arterielles, sauerstoffreiches Blut mit dem organischen Zentrum in der Niere auf der anderen Seite.

Dem Kräfte verinnerlichenden venösen System kann das Kalium-Prinzip zugeordnet werden, dem zentrifugalen, arteriellen Prinzip der Natrium-Prozeß. Kalium wirkt intrazellulär, Natrium extrazellulär.

# Die extrazelluläre Matrix

Aus der neueren Embryologie[4] wissen wir, daß in die extrazelluläre Matrix aus dem arteriellen Kreislaufschenkel die Bindegewebsflüssigkeit in das Gewebeinterstitium strömt und in den venösen Schenkel zurückkehrt. Der Umfang dieser Strömung ist erheblich. (Im Durchschnitt 70% des durchströmenden arteriellen Blutes wird als Bindegewebsflüssigkeit ("Vorniere" - Volhardt) in das interstitielle Bindegewebe abgesondert). Die Flüssigkeitsregulation im Bindegewebe erfolgt im und durch das extrazelluläre Matrix-System, die Bindegewebsgrundsubstanz. Es handelt sich dabei um Schleimzucker (Mukopolysaccharide), die man erstmalig am Auge als Hyaluronsäure und im Knorpel als Chondroitin-6-Sulfat entdeckt hat. Die "ödembildende" Potenz der Hyaluronsäure und der Grundsubstanz überhaupt kann am Auge abgelesen werden. Der Glaskörper enthält 97% wässrige Flüssigkeit und *nur* 3% Hyaluronsäure. Dieser geringe Anteil ist in der Lage, diese große Flüssigkeitsmenge in eine lebendige Gallerte zu verwandeln. An dieser Stelle möchte ich einen Gedanken einfügen, der mir zunächst unverständlich schien und auf Dr. Rudolf Steiner zurückgeht, wenn er sagt, daß das Auge sich aus einem Entzündungsprozeß gebildet hat. Was heißt das? Das heißt, daß man den Glaskörper als ein physiologisches "Ödem" reinster Stofflichkeit bezeichnen kann, vergleichbar dem Entstehen eines Ödems bei einer Phlegmone: Rubor und Tumor sind dann das Ergebnis eines verstärkten arteriellen Gewebezustromes und eines verzögerten venösen Gewebeabstromes. Dazwischen entsteht ein Bindegewebsödem. Der Glaskörper wäre von diesem Gesichtspunkt aus gesehen ein reines Ödem der extrazellulären Matrix. Wir wissen vom Auge, daß die

*Marginalien:*

"Nierenfunktion" des Interstitiums

Die extrazelluläre Matrix (ECM) und die Bindegewebeflüssigkeit am Beispiel des Glaskörpers

Der Glaskörper als "physiologisches Ödem" der ECM

---

[4]) H. V. Hinrichsen: *"Humanembryologie"*, Springer-Verlag, Berlin, Heidelberg 1990, S. 19: *"Immer größere Bedeutung für Zellwanderung, Differenzierung und* Morphogenese *hat in den letzten Jahrzehnten die Grundsubstanz des embryonalen Bindegewebes erlangt, die jetzt allgemein "extrazelluläre Matrix (ECM)" genannt wird."* Dort heißt es weiter: *"Die Glykosaminglykane (ECM) sind in hohem Maße hydratisiert und bestimmen zusammen mit freier Flüssigkeit weitgehend die Konsistenz der ECM. Die ECM ist das Mikroenvironment für alle zwischen abgrenzenden Basalmembranen gelegenen Zellen. Es ist aber auch zugleich der Raum oder das Substrat, in dem und an dem Zellen wandern."* (Hervorhebungen vom Verfasser)

Augeninnenflüssigkeit abfließt durch den Schlemmschen Kanal in erweiterte Venenräume, die schließlich die Venae vorticosae, die Wirbelvenen, um das gesamte Auge bilden.

Venenräume sind stets organische Bluträume um ein Sinnesorgan. Dies gilt z. B. auch für die großen Venenräume an der Gehirnbasis, Sinus transversus, Sinus cavernosus sowie in der Umgebung des Rückenmarks bis hinein in die Wirbelkörper.

Knorpel als "physiologisches Ödem": Natrium-Wirkung

Knorpelsubstanz und die hier wirksame extrazelluläre Matrix erinnert - wie der mesenchymale Glaskörper des Auges - an einen frühembryonalen Gewebezustand. Auch die Interzellularsubstanz des Knorpels bildet gleichsam ein begrenztes physiologisches "Ödem" auf der Grundlage des hier besonders reichlich wirksamen Natriums (etwa die doppelte Konzentration wie in den übrigen Gewebsäften). Dieser hohe Natriumanteil bewirkt im Extrazellularraum des Knorpels den hohen Turgor. So ist zu verstehen, daß nach Cortison-Gaben bei hoch schmerzhaft-entzündlicher Arthritis (etwa bei der Primär chronischen Polyarthritis) in kurzer Zeit Schmerzlinderung eintritt, da unter Cortison im Körper Natrium retiniert wird. (Ich werde später bei der Schilderung der Behandlung eines Patienten mit Primär chronischer Polyarthritis (PCP) darauf zurückkommen)

Das rheumatische Geschehen hat eine Dysbalance von Substantiierung und Entbindung freier Wärmeenergie in der ECM als Grundlage

Wir haben damit die extrazelluläre Matrix ins Zentrum des rheumatischen Geschehens ganz allgemein gerückt. Hier spielen sich die Lebensprozesse ab, die dann zu rheumatischen Erkrankungen führen, wenn der substantielle Wärme-Energie-Stoffwechsel, den wir im Zusammenhang mit der einwickelnden Spirale gekennzeichnet haben, nicht in harmonisch-ausgewogener Intensität in freie Wärme-Energie umgewandelt wird. Dieser Prozeß spielt sich im Zentrum der von uns geschilderten Doppelspirale ab: zwischen sulfurischem Kohlenstoffprozeß und salhaftem Kieselprozeß (s. Skizze).

So spricht Dennig in seinem Lehrbuch der inneren Medizin, wenn er den Rheumatismus in seinen zahlreichen Formen schildert, vom "Aufstand des Mesenchyms".

# Krankheit durch "Verselbständigung" von Teilen des Vier-Flüssigkeiten-Systems

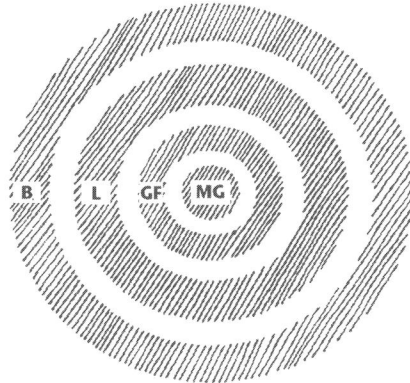

**B** = venöses, arterielles Blut

**L** = Lymphe

**GF** = Gewebeflüssigkeit

**MG** = mesenchymale Grundsubstanz

Die vier Flüssigkeitsströme

Die zu unterscheidenden Flüssigkeitssysteme sind so schematisch dargestellt, daß im Zentrum der vier Kreise die mesenchymale Grundsubstanz (extrazelluläre Matrix) steht, danach folgt die Bindegewebsflüssigkeit, weiter nach außen die Lymphe und schließlich das Blut in der Peripherie.

Es wurde darauf aufmerksam gemacht, daß sämtliche Flüssigkeiten im Blut vereinigt sind und sich nur vorübergehend im Organismus trennen. Sämtliche Flüssigkeiten sind von der extrazellulären Matrix zu einer Einheit zusammengefaßt. Im Blut finden wir sie wieder im Fibrinogen.

"Dyskrasie" im Vier-Flüssigkeiten-System ist die Grundlage des Rheumatismus

Die Vielfalt der rheumatischen Erscheinungsbilder hängt nun damit zusammen, daß die differenzierten *Flüssigkeitssysteme:* Grundsubstanz, Bindegewebsflüssigkeit, Lymphe und Blut sich relativ *verselbständigen* und, je nachdem, welches System vorherrscht, treten entsprechende Erscheinungen auf.

## 1. Matrix-System

1. Verselbständigung des Matrix-Systems

Die Isolierung des Matrix-Systems selbst führt zur Wärmestarre, zur interstitiellen Bindegewebskongestion, zur Bindegewebsödembildung und schließlich zu einer fibrösen Bindegewebsverdichtung. Die gemeinsame Ursache aller dieser

119

Krankheitserscheinungen ist die erwähnte Wärmestarre. Ihr folgt in der Matrixsubstanz die ödematöse Quellung: Heilmittel, die hier in Frage kommen, sind **Aurum** einerseits und **Apis** andererseits.

## 2. Bindegewebsflüssigkeit

2. Verselbständigung der Bindegewebeflüssigkeit

Die relative "Verselbständigung" der Bindegewebsflüssigkeit führt einmal zu einer Entwässerung des zirkulierenden Blutkreislaufs selbst, Bindegewebsflüssigkeit konzentriert sich im Sinne eines Transsudates im Bindegewebe, vor allem im submukösen Bindegewebe, z. B. der Gelenkschleimhaut (Synovia), der Gelenkkapseln, der Organüberzüge wie Peritoneum, Pleura, der Hirnhäute, der Haut. Typisch ist die gleichzeitige Trockenheit des epithelialen Anteils der Organe, insbesondere der Organüberzüge. Die vermehrte Absonderung von Gewebeflüssigkeit in das Bindegewebe der Organe hinein ist physiologisch und typisch für das Lebergeschehen. Man könnte deshalb vermehrte Bindegewebsflüssigkeitsbildung außerhalb der Leber als verlagerte Leberprozesse bezeichnen. Wir könnten nunmehr das Arzneimittelbild von **Bryonia** schildern mit meist extremem Durst (Flüssigkeitsverarmung aus dem Blut), hochgradiger Schmerzhaftigkeit bei jeder Bewegung (Trockenheit und dadurch hohe Empfindlichkeit der Organperipherien, vor allem im Bereich der Gelenke und Muskulatur), äußerer Wärme- und Berührungsempfindlichkeit im Bereich der Haut. Beim Schmerzbild einer "Bryonia-Neuritis" ist nicht nur jede Bewegung in der entsprechenden Extremität hochgradig schmerzsteigernd, sondern es wird auch die ganze Körper-, ja sogar die Augenbewegung vermieden. In einem solchen Fall hat eine Injektion **Bryonia D30**, zusammen mit **Plexus brachialis D30**, innerhalb einer Viertelstunde die Nervenschmerzen im rechten Arm zum Abklingen gebracht. Wichtig ist zu vermerken, daß es sich bei diesem Krankheitsbild nicht um Neuralgien, sondern gegebenenfalls um Neuritiden handelt.

Transsudat-Bildung im Bindegewebe ("verlagerter Leberprozeß")

Bryonia-Bild

## 3. Lymphe

Schwierigkeiten bereitet die Abgrenzung jener rheumatischen Symptome, die sich auf der Grundlage der lymphatischen

Konstitution entwickeln (hydrogenoide Verfassung nach von Grauvogl). Ich kann die lymphatische Konstitution nur in aller Kürze skizzieren: Entscheidend ist auch hier die relative Verselbständigung des Lymphsystems, des "kalten Blutes", Wärmebedürfnis, Erkältungsbereitschaft, empfindlich gegenüber feucht-kalter Witterung, Neigung zum Körperschweiß, ungenügende Gewebeatmung; in der Kindheit verzögerte Pneumatisation der Nasen-Nebenhöhlen mit entzündlicher Anfälligkeit als Versuch, den persistierenden Flüssigkeitsprozeß im Kopfbereich nachträglich zu überwinden. Die Bänder, vor allem im Gelenkbereich, sind locker, die Muskulatur lymphreich, schlaff. Wir gehen davon aus, daß die Lymphbildung der physiologische Ort der Eiweißbildung ist, vor allem aus der Peripherie, insbesondere aus der Leber (40% der Lymphe, die zwischen 1 und 2 Litern pro 24 Stunden über den Brustlymphgang sich in die linke Schlüsselbeinvene ergießt, entstammt der Leberlymphe mit einer Eiweißkonzentration von 6%, entsprechend dem Blutserum). Auch die Lymphe muß durch die Blutwärme und die Integrationskraft des Blut-Matrix-Systems in den Blut-Wärme-Prozeß aufgenommen werden. Wenn dies nicht genügend gelingt, erkalten die peripheren Organe, vor allem die Gelenke und der Gelenkknorpel, die Gelenkkapseln und Sehnen kühlen aus. Diese Disposition verlangt therapeutisch die Berücksichtigung durch "Heilmittel des Lymphsystems" wie **Calcium carbonicum** und Grundmittel der Lympheiweißbildung und ihre Aufnahme in der Blutwärme: **Stibium** und **Antimonit** (Grauspießglanz, Antimon-Schwefel-Verbindung). Auf Stibium bzw. Antimonit hat Ludger Simon in seinem Vortrag hingewiesen und es im Sinn dieser Ausführungen der "hysterischen" Verfassung zugeordnet.

3. Verselbständigung des Lymphsystems/ lymphatische Konstitution

## 4. Blut

Bei der relativen Verselbständigung des venösen Blutprozesses staut sich das aus den Geweben abfließende venöse Blut teils bereits im Kapillargebiet und in den abführenden Venolen. Auch hier staut sich die Wärme im venösen Blut (endothermer Prozeß), wird nicht frei, der Patient friert, ist wärmebedürftig, es kommt unter Umständen zu einer partiellen, venösen Blutan-

4. Verselbständigung des venösen Blutprozesses

schoppung oder - konstitutionell - zu einer venösen Pseudo-Plethora. Es entwickelt sich das Bild, das wir weiter oben in der Skizze mit der einwickelnden Spirale als sulfurischen Kohlenstoffprozeß bezeichnet haben. Zwischen interstitiellem Bindegewebe und venösem Blut kommt es zur Entrhythmisierung der Gewebeatmung, zu hoher Empfindlichkeit der Muskulatur, es entwickelt sich das **Arnika**-Arzneimittelbild (wir müssen wegen der Kürze der Zeit darauf verzichten, das Arnika-Wesensbild: vegetativ-krautiger Sproß einerseits und Kiesel-Prozeß andererseits darzustellen).

Ergänzend füge ich zum Arnika-Venen-Bild des Rheumatismus zwei Rheuma-Heilmittel aus dem Pflanzenreich an, die - wenn auch differenziert - sich auf die einseitige Venosität im Blutsystem beziehen: **Eupatorium** (verwandte Indikation mit Ledum palustre - Sumpfporst) und **Artemisia abrotanum** (Eberraute).

Eupatorium greift tief in den venösen Wärmeprozeß ein (Schmerzen im Bereich der Knochen und des Periost). Artemisia abrotanum ist angezeigt bei venösen Rückfluß-Stauungen aus der Peripherie zum Zentrum. Arnica montana, Eupatorium perfoliatum und Artemisia abrotanum gehören zur Familie der Körbchenblütler, die den Blüten-Wärme-Prozeß hoch entwickeln. Dem geschilderten rheumatischen Blutsgeschehen liegt ein einseitiger, sulfurischer Prozeß zugrunde, d. h. die Wärme wird im dominierenden venösen System nicht genügend frei.

## Krankheit durch Überhandnehmen des Nerven-Nieren-Prozesses

Wir haben mit den genannten Heilmitteln den Lebenspol des Organismus angesprochen. Wir wollen noch kurz auf den Sinnes-Nerven-Pol bei der Behandlung rheumatischer Erkrankungen eingehen. Von Grauvogl spricht von der "oxygenoiden Verfassung", d. h. der Organismus betont den Atmungs-Sauerstoff-Prozeß, es besteht auch ein starkes Bedürfnis nach frischer, kühler Luft. Wir befinden uns damit auf dem Gegenpol zum bisher geschilderten Lebenspol. Die Sauerstoff-Atmungstätigkeit in den Geweben ist erhöht, es kommt zu einem verstärkten Stoffumsatz und Stoff-Substanz-Abbau sowie zur gesteigerten Ausscheidung von aus dem Lebensprozeß herausfallenden Stoffumsatzprodukten. Die Nerven-Nieren-Tätigkeit steht im Vordergrund des Geschehens. Der Organismus unterliegt nicht nur im Bereich des Nervensystems und der Niere einer verstärkten Auskühlung und einem unphysiologischen Wärme*verlust*. Wir befinden uns auf der *arteriellen* Seite des Blut-Wärme-Geschehens. Die Heilmittel, die nunmehr im Vordergrund stehen, betonen den Nerven-Nieren-Prozeß: Als pflanzliches Heilmittel kommt **Aconitum napellus,** Familie der Ranunculaceae, in Frage. Aconit ist seiner Natur nach ein Nerven-Kälte-Mittel und bezieht sich in erster Linie auf "kalte" Neuralgien (nicht Neuritiden). Als zweites pflanzliches Heilmittel kommt für diese "neurasthenische" Verfassung **Rhus toxicodendron,** Familie der Anacardiaceae, in Frage. Bei Rhus tox. handelt es sich um ein Nerven-Nieren-Gift, der Substanzabbau steht im Vordergrund, nächtliche Unruhe, hochgradige Kälteempfindlichkeit, Verschlimmerung bei Kälte, kalt-feuchtem Wetter; im krassen Unterschied zum von mir geschilderten Bryonia-Bild tritt Besserung durch Bewegung ein, d. h. der Stoffwechsel-Wärme-Prozeß wird durch Bewegung angeregt und die einseitige Nervenkälte-Abbautätigkeit wird vorübergehend kompensiert. Die Versteifung am Morgen und die Besserung im Lauf des Tages ist typisch für dieses Bild. Verwandt mit diesen beiden Kältesubstanzen ist **Formica rufa,** die Waldameise, sowohl in ihrem Wesensbild als auch in ihrer Wirksamkeit als Heilmittel. Die Oxydationsvorgänge sind unter diesem Bild verstärkt tätig, vor allem der Übergang von der Muskulatur in die Sehnen und Sehnenansätze kühlen aus, werden empfindlich, es tritt das Gefühl auf, als ob Sehnen verlängert wären, es kommt zu Rheuma-Knötchen, zu Pseudo-Sinnesorgan-Bildungen an falschem Ort (der Atmungsmensch dominiert über den Flüssigkeits-Stoffwechsel-Menschen). Schließlich denken wir noch an ein mineralisches Heilmittel, an **Stannum** (Zinn). Das Metall Stannum ist eine Licht-Substanz mit einer relativ geringen Wärmebreite, inner-

pflanzliche Heilmittel: Aconit und Rhus tox.

Das Heilmittel Formica

Stannum – Natur-Simile für den versprödenden Gelenkknorpel

halb der das Metall Zinn weich, schmiedbar und gießbar ist, während bei tiefen Temperaturen *und* oberhalb etwa 160°C Zinn kristallin wird und pulverisierbar ist. In der Kälte (beginnend und sich steigernd ab +13°C abwärts mit Maximum bei −48°C) zerfällt Zinn ("Zinnpest"). Diese immanente Formtendenz macht es verständlich, daß Zinn dann therapeutisch in Frage kommt, wenn die Flüssigkeitsprozesse, vor allem im Bereich der Gelenke und des Gelenkknorpels zurücktreten gegenüber einer Überformung und Degeneration. Stannum ist folglich *das* Heilmittel für primär arthrotische Abbauvorgänge im Gelenk-Knorpel-Bereich. Das Heilmittel Stannum bezieht sich polar zur Anschoppung von Bindegewebsflüssigkeit im Bindegewebe auf eine Austrocknung und Überformung im Bereich der Bindegewebsflüssigkeit. Die Sehnen werden turgorlos, erschlaffen. Die Bindegewebsflüssigkeit, die in der Embryonalentwicklung auf die mesenchymale Grundsubstanz folgt, repräsentiert den vegetativ-"pflanzlichen" Prozeß des Organismus. Dieser Prozeß überwiegt, wie im Zusammenhang mit Bryonia dargestellt wurde, in der Leber. Die Leber mit ihrem nächtlichen Aufbau, der Glykogenbildung mit Hilfe des Kaliums, ist gleichsam das "pflanzliche" Organ im Menschen. Insofern ist Stannum auch ein wesentliches Leberheilmittel, wenn es bei chronischer Hepatitis (Hepatitis A oder B oder lupoider Hepatitis) zu Läppchen-Umbauvorgängen in Richtung Leberzirrhose kommt.

Arsen bei "Vernervung" des Stoffwechsel-menschen

Schließlich möchte ich noch auf ein bedeutsames, konstitutionelles Heilmittel hinweisen, das zur Nervenkonstitution im beschriebenen Sinne seine Beziehung hat: **Arsenicum album** ($As_2O_3$). Dieses Nerven-Atmungs-Mittel kann dann ein Konstitutionsmittel bei rheumatischen Erkrankungen sein, wenn vom Nerven-Sinnes-Menschen ausgehend überformende, übermäßig durchluftende Einflüsse auf den Stoffwechselmenschen überhand nehmen. Arsen verneint auch im Naturzusammenhang den flüssigen Zustand. Wird elementares Arsen erhitzt, geht es sofort in den gasförmigen Zustand über. Es wird niemals flüssig. So verhält es sich auch im menschlichen Organismus. Auch hier verneint das Arsenbild den aufbauenden Flüssigkeitsstoffwechselprozeß. Es kommt zur Austrocknung, zum Flüssigkeitsverlust, zur "Vernervung" des Lebensorganismus. Insofern zeigt Arsen Verwandtschaft zu Rhus toxicodendron: nervöse nächtliche Unruhe, Angstzustände, Nerven-Nieren-Symptome.

## Krankengeschichten

Abschließend möchte ich drei Krankengeschichten vorstellen, den Krankheitsverlauf einer Patientin mit Primär chronischer Polyarthritis, eine zweite Patientin, die als Kind nach wiederholter Penicillin-Behandlung eine Penicillin-Allergie entwickelte mit entzündlicher, schmerzhafter Schwellung sämtlicher kleinen Fuß- und Handgelenke und einer ausgedehnten Urtikaria. Schließlich eine Patientin mit einer Dermatomyositis, einer Sklerodermie und einer Polymyositis.

### 1. Fall:

*Primär chronische Polyarthritis:* Eine 24jährige Patientin ist bei Beginn meiner Behandlung seit 2 1/2 Jahren in Schüben im Bereich der Sprunggelenke, der Kniegelenke, des Ellenbogens, eines Handgelenkes an einer PCP erkrankt. Die Gelenke sind nicht immer gleichzeitig, jedoch schubweise schmerzhaft entzündet, die Patientin geht an Krücken, das rechte Kniegelenk ist seit 2 Jahren ständig schmerzhaft geschwollen.

Konstitution: hellhäutig, auffallend strahlende blaue Augen, in der Vorgeschichte wird angegeben, nie Fieber gehabt zu haben, der Blutdruck ist niedrig. Psyche: scheu, zurückhaltend, hält Distanz, ideale Lebensauffassung. Basistemperatur morgens knapp 36° C, manchmal darunter, abends nicht über 36,5° C. Mit Beginn der Beschwerden schwere Lebenskrise. Patientin kommt in Konflikt mit ihren Idealen.

**Therapie:** 1. Im Sinne der eingangs geschilderten, immunologischen Vorgänge 1x wöchentlich **Thymus Gl D30**, subkutane Injektion, um die Überreaktion des Immunsystems zu dämpfen,

2. hochpotenzierte Organpräparate der betreffenden Gelenke: **Articulatio talocruralis Gl D30**, im Wechsel mit **Articulatio genus Gl D30** bzw. **Articulatio cubiti Gl D30**. Bei akuter, gesteigerter Schmerzhaftigkeit in einem der Gelenke **Apis D30** - dies jedoch nur wöchentlich oder auch nur alle 14 Tage 1 subkutane Injektion. 3. **Iscucin Salicis** (Mistel von der Weide), Stärke A, dies entspricht konzentrationsmäßig etwa einer D14. (Iscucin wird nicht 1:10, sondern 1:20 potenziert.) Auf die abends gegebene Viscum-Injektion erfolgte ein Anruf: "Was haben Sie mit mir gemacht? Ich habe über 38° C Fieber in Folge der Injektion bekommen. Sämtliche Gelenke sind schmerzhaft." Daraufhin Empfehlung: Aussetzen der Viscum-Injektion, die Gelenkschmerzen klingen im Lauf von 8 Tagen wieder etwas ab, nach 10 Tagen die zweite Injektion mit 1/2 ml Iscucin Salicis, Stärke A. Diesmal nur ganz geringe Gelenkreaktionen.

Nach der 5. Injektion wieder Anruf: "Es ist ein Wunder geschehen": Das seit 2 Jahren ständig geschwollene rechte Knie ist abgeschwollen und schmerzlos. Die Patientin kann nunmehr ohne Krücken gehen, die Besserung schreitet langsam im Laufe eines halben Jahres fort, der seelische Konflikt hat sich gelöst. Heute, nach 6 Jahren, macht die Patientin Wanderungen, kann ihren körperlich anstrengenden Beruf ausüben.

*Ratio:* Die Grundbehandlung mit Hochpotenzen der betroffenen Gelenk-Organpräparate und Thymus berücksichtigt den immunologischen Status, wie wir ihn eingangs geschildert haben. Im Knorpel- und Gelenkkapsel-Bereich der betroffenen Gelenke spielt sich gleichzeitig ein Auskühlungsvorgang ab und ein gegenläufiger Entzündungsprozeß. Beide Vorgänge treffen unmittelbar aufeinander. Im Vordergrund der Behandlung stand jedoch das entzündliche Geschehen, deshalb Hochpotenz der Organpräparate und Hochpotenz von Apis. Wäre der Krankheitsprozeß weiter fortgeschritten, wäre auch ein Kieselpräparat, z. B. Opal (eine amorphe, verhärtete, wasserreiche Kieselsäuregallerte), in Frage gekommen. Wenn der degenerative Gelenkprozeß mit Gelenkspaltverschmälerung, Verlust des Knorpels einhergeht, schließlich Versteifung und Ankylosen eintreten, stünde im Vordergrund das kieselverwandte Metall Stannum in mittelhohen bis hohen Potenzen (D10, D20) und Intensivierung der Misteltherapie. Den konstitutionellen Hintergrund bildet in diesem Fall das "Silicea-Bild". Die im Stoffwechsel gebildete Wärme kann nicht gehalten werden, der Organismus kühlt ständig aus (Untertemperatur, keine Fieberneigung). Wenn von einer Nierenkonstitution und dem Arzneimittelbild Natrium muriaticum gesprochen wurde, sollte dies darauf hinweisen, daß der Nieren-Nebennieren-Prozeß, das Licht-Luft-Element, das die Nierenfunktion beherrscht, sich einseitig im Sinnes-Nerven-Pol des Organismus, vor allem in der seelischen Organisation, auswirkt. Wir sprachen von einer idealistischen Lebenseinstellung, man könnte noch deutlicher von einem körperlichen und seelischen Reinheitsideal sprechen. Das "innere Licht" strahlt überstark nach außen. Erinnert sei an die Ausführungen über den physiologisch hohen Natriumanteil der Knorpelgewebe-Flüssigkeit.

**2. Fall:** Das oben bereits erwähnte Krankheitsbild: eine toxische *Penicillin-Allergie* zeigte das charakteristische Bild der Apis-Erscheinungen: hochgradige Wärmeempfindlichkeit, das Kind konnte nie in der Sonne spielen, suchte immer den Schatten auf. Bei der Untersuchung wollte das Kind nicht berührt werden, wich zurück. Nach knapp vierwöchigem Krankenhausaufenthalt ausgeprägtes Cushing-Bild.

**Therapie:** Einmalige Gabe von **Apis D30** innerlich am Abend nach der ersten Konsultation. Nachts 1 1/2 Liter Wasser gelassen, am Morgen alle Gelenke abgeschwollen, die Urtikaria verschwunden, das noch am Abend vorher eindeutig auffallende Mondgesicht ist abgeschwollen. Die Patientin erhielt noch zweimal Apis D30 im Abstand von 3 Tagen. Eine Empfindlichkeit der Gelenke bestand auch später, weiterhin eine Wärmeempfindlichkeit und Unverträglichkeit von Süßigkeiten.

**3. Fall:** *Dermatomyositis*
Therapie: Hochpotenzen (D30) von Muskulatur und Haut **(Cutis (feti) Gl D30)**, 1x wöchentlich **Thymus Gl D30**, einmal

wöchentlich **Amnion Gl D30**, einmal wöchentlich entweder **Antimonit D30** oder (im Wechsel) **Arnica e planta tota D30**.

Die Patientin, die bei Beginn der Behandlung nicht ohne Hilfe sitzen und aufstehen konnte, beim Gehen von beiden Seiten unterstützt wurde (Muskulatur und auch die Gelenke waren hoch schmerzhaft, berührungsempfindlich, Schmerzen wie bei hochgradigem Muskelkater, Gesicht war gedunsen, trocken, fleckig). Im Bereich der Unterarme Verhärtung des Unterhautbindegewebes (Sklerodermie).

Blutsenkung über 100 in der ersten Stunde, es bestand eine hypochrome Anämie. Heute, nach einem 3/4 Jahr Behandlung, macht die Patientin kleine Wanderungen, kann Treppen steigen, das Gesicht ist endgültig abgeschwollen, die Haut rein, das Blut ist normalisiert, die Blutsenkung in der ersten Stunde zur Zeit 30. Die angegebene  Behandlung wird in zeitlich größeren Abständen weitergeführt, die Nagelfalzmikroskopie zeigte noch vor 1/4 Jahr deutlich veränderte, erweiterte Kapillaren. Das Krankheitsgeschehen ist also noch nicht vollständig überwunden. Bemerkenswert ist, daß die Patientin eine immunsuppressive Behandlung mit Cortison und Imurek abgelehnt hat. Bedeutsam ist weiterhin, daß die an den Unterarmen festgestellten  ausgedehnten Verhärtungen (Sklerodermie) nicht mehr bestehen.

## Zusammenfassung

Anhand der nachfolgenden Skizze sollen die Ausführungen über den rheumatischen Formenkreis, ohne nochmals auf die Therapie einzugehen, in ihren Grundzügen erläutert werden. Es werden in Kreuzform die vier Elemente angegeben, etwa wie es Rudolf Hauschka in seiner "Substanzlehre" getan hat.

Ähnlich, wie es im Abendvortrag Georg Soldner und Markus Sommer ausgeführt haben, befindet sich das geistige Prinzip als Ich-Organisation im Zentrum der vier Elementarkräfte, in denen zugleich die vier Naturreiche: Mineralreich, Pflanzenreich, Tierreich, Menschenreich ihren Bezug finden.

Erde - Kältepol
Lunge

Leber
Wasser
Chemismus
Flüssigkeitspol

Extrazelluläre
Matrix
(Mesenchymale
Grundsubstanz)
Ich-Organisation

Niere
Luft
Licht
Atmungspol

Feuer - Wärmepol
Herz

Vom Zentrum aus werden die Elementarkräfte des Organismus, die sich organisch in den vier Hauptorganen wiederfinden lassen, integriert und auf die Ganzheit der menschlichen Organisation hingeführt:

Erde - Lunge
Feuer - Herz
Wasser - Leber
Luft - Niere.

Es sollte dargestellt werden, daß die Integrationskraft der extrazellulären Matrix bei den rheumatischen Erkrankungen in zweifacher Hinsicht versagen kann: Einmal überwiegt die Substanzbildung und damit der sulfurische Wärmeprozeß im Aufbaugeschehen oder, dem entgegengesetzt, kommt es vorzeitig zu einem Wärmeverlust, zur überwiegenden Auskühlung und zum Abbau. Dieser Vorgang wurde anhand der Steinerschen Skizze aus dem 1. Medizinerkurs 1920 erläutert. In dieser Skizze begegnen sich in einem Doppelprozeß: einmal der Blut-Wärme-Prozeß im Zusammenhang mit dem Kohlenstoff, zum anderen der Sinnesprozeß, durch den Wärme frei wird im Zusammenhang mit dem Kieselprozeß. Diese Skizze wurde von mir modifiziert.

Die differenzierten und oftmals uncharakteristisch-verwaschenen Krankheitsbilder mit differenzierenden Flüssigkeitsprozessen wurden den Lebensprozessen der mesenchymalen

Matrix, Bindegewebsflüssigkeit, Lymphe und Blut zugeordnet. Je nach Überwiegen eines dieser Systeme treten entsprechende Symptome in den Vordergrund. Weiterhin wurde - wie es aus der Steinerschen Skizze hervorgeht - der venös-endotherme Prozeß dem arteriell-exothermen Prozeß gegenübergestellt. Die auf diese Weise zuzuordnenden Medikamente wurden knapp angeführt. So kann abschließend gesagt werden, daß das Kernproblem des rheumatischen Formenkreises in der mesenchymalen Grundsubstanz, im Matrix-System des Organismus seine tiefere Ursache hat, so daß der anfangs zitierte Gedanke von Dennig verständlich wird, wenn er beim rheumatischen Formenkreis vom "Aufstand des Mesenchyms" spricht.

Die Verwandlungsfähigkeit bezüglich der in den Lebensprozeß überführten Substanz im Bereich des Matrix-Systems ist in der von uns im Ansatz versuchten, nach den Flüssigkeitssystemen differenzierten Weise unvollständig. Es bleibt ein "Erdenrest", unverwandelt, der zu den vielfältigen allergischen Erscheinungen Anlaß gibt. So kann man auch dem Lebensprozeß des inneren Milieus den mantramartigen Spruch Goethes zugrundelegen:

"Was kann der Mensch im Leben mehr gewinnen,
als daß sich Gott-Natur ihm offenbare;
wie sie das Feste läßt zu Geist zerrinnen,
wie sie das Geisterzeugte fest bewahre."


(Aus: "Im ernsten Beinhaus")

# Der rheumatische Formenkreis (II)*

Rheumatische Erkrankungen und ihre Therapie mit
Heilmitteln der anthroposophischen Therapierichtung

## Grundlegendes zur Pathologie und Therapie des Rheumatismus

### Allgemeine Gesichtspunkte

Die Krankheitssymptomatik des rheumatischen Formenkreises tritt zwar in „typischer Vielfalt" im Bereich des Gliedmaßen-Bewegungs-Organismus in Erscheinung; ihrer organischen Grundlage nach ist jedoch das gesamte lockere Bindegewebe mehr oder weniger beteiligt. Nur soweit das Bindegewebe des Gliedmaßen-Bewegungs-Systems betroffen ist, kommt es zu den überaus verschiedenartigen und die Lokalität wechselnden, d. h. wandernden pathologisch-anatomischen und pathophysiologischen Bildern: teils fieberhaft exsudativer, teils degenerativer Natur und Verlauf, und damit zu entsprechenden charakteristischen Schmerzzuständen und Bewegungseinschränkungen.

Als Erkrankungen des Mesenchyms und der mesenchymalen Folgeorgane kann die Disposition zum Rheumatismus in ein allgemeines und umfassendes Krankheitsgeschehen eingeordnet werden: in den Bereich der im weitesten Sinne allergischen Erkrankungen.

Der Rheumatismus soll deshalb im Zusammenhang mit jenem Grund- und Gewebe-System behandelt werden, das verantwortlich ist für den *Grund-Lebensprozeß* jenseits spezifischer Organe, der sich abspielt zwischen anabolem Aufbau individuell-spezifischen körpereigenen Eiweißes und katabolem Abbau in dem der Ausscheidung unterliegenden Stoffwechselprozeß. Der Ort dieses zentralen, allen Lebensvorgängen übergeordneten

---

*) *Erstdruck 1990*

131

Lebensprozesses ist das *mesenchymale Bindegewebs- und Immunsystem.* Auf diesem Hintergrund können wir das gehäufte Auftreten rheumatischer Erkrankungen in Allergiker-Familien verstehen, in denen eine Neigung zu Ekzemen, Asthma, Magengeschwüren, vor allem mit jahreszeitlich gehäuftem Auftreten in Herbst und Frühjahr vorhanden ist.

### Der pathologische Prozeß

Die Matrix-Organisation des Interstitiums ist Ort des pathologischen Geschehens beim Rheumatismus

Das Bindegewebsgrundsystem, das als Matrix-Organisation das Interstitium sämtlicher Organe bildet, ist der Ort des pathologischen Geschehens. Es stellt beim Gesunden das Gleichgewicht her bei der Ausformung der Bindegewebs-Folgeorgane in folgender Reihenfolge:
Bindegewebsgrundsubstanz, Fibrinogen (Blut), submuköses Bindegewebe, interstitielles Bindegewebe der Muskulatur, Sehnen, Bänder, Faszien, Periost, Synovia, Knorpelsubstanz, osteogenes Bindegewebe der Knochen.

Der Anschluß der Bindegewebs-Folgeorgane, wie sie oben genannt wurden, an den im flüssigen Geschehen des Gewebe-Interstitiums sich abspielenden Lebensprozeß, wie er eingangs geschildert wurde, bildet die Grundlage aller rheumatischen Krankheitsprozesse. Es handelt sich also darum, daß beim Rheumatismus das Flüssigkeitsgeschehen zwischen Blut und Interstitium einerseits und Interstitium und ausgeformtem Bindegewebe anderseits am Strömen erhalten wird. Die Flüssigkeitsströme ihrerseits sind abhängig von der aktiven Wärmebildung und Wärmefreigabe. Dieser Prozeß kommt im Bindegewebe von der Wärme und Substanzbildung her zu einem gewissen Ende und führt - ebenfalls im Bindegewebe - zu einer Freisetzung von Wärme. Wenn dieser Wärmestoffwechsel entweder in der substantiellen Wärmebildung überhand nimmt (Entzündungen) oder im Wärmeverlust sich erschöpft (Degeneration), werden die unterschiedlichen rheumatischen Erscheinungen verursacht.

Unausgewogenheit des Wärmeumwandlungsprozesses verursacht die Krankheitserscheinungen

Therapeutisch handelt es sich deshalb darum, in erster Linie das Gleichgewicht herzustellen innerhalb des Bindegewebsgrundsystems, d. h. innerhalb des Interstitiums der Organe, zwischen „physiologischer" Entzündung, d. h. endothermer Wärmebildung beim Substanzaufbau, vor allem des körpereigenen Eiweißes - und der Umwandlung von verstoffwechselter Wärme-Energie in freie Wärmebildung andererseits.

Wir beobachten daher zwei Tendenzen beim Rheumatismus:

Die beiden polaren Krankheitstendenzen beim Rheumatismus:

1. eine entzündliche, mit Temperaturerhöhung einhergehende ödematöse Quellung im Bereich der Bindegewebsorgane, d. h. den Folgeorganen wie Übergang der Muskulatur in Sehnen und Sehnenansätze, Knorpelsubstanz, Glenkkapseln, Bänder, Muskel-Interstitium, Periost oder

Entzündung,

2. in den Bindegewebs-Folgeorganen: Austrocknung, Degeneration, Umwandlung kollagener Fibrillen in fibrinöse Faserstruktur und Bildung von sogenannten Rheumaknötchen.

Degeneration

Aus diesen Beobachtungen ergibt sich die Auffassung, daß dem Rheumatismus primär ein degenerativer, mit Auskühlung und Wärmeverlust einhergehender pathologischer Vorgang zugrunde liegt. Entzündung, Exsudation, Bindegewebsinsudation ist - dann der Versuch des Organismus, die oben angegebenen Bindegewebs-Folgeorgane wieder anzuschließen an die lebendige Substanzbildung, die sich bezieht in erster Linie auf den körpereigenen Eiweißaufbau und darüber hinaus auf den den Eiweißaufbau begleitenden intermediären Zuckerstoffwechsel, der letzten Endes im Bereich vor allem der Muskulatur selbst Energie freisetzt und damit zur Wärmebildung führt (dreifache Wärmezacken-Bildung bei der Muskelbewegung über die Phosphorylierung des Zuckers). Der entzündliche Rückfall geformter Bindegewebsorgane in einen ungeformten, gleichsam „embryonalen" Zustand ist die Reaktion des Blutes auf einen relativ auskühlenden „Alterungsprozeß" im primären Bindegewebe selbst. Pathologisch kommt es zu einer Durchtränkung der Bindegewebsgrundsubstanzen, denen eine Brücken- oder

Entzündung ist die Reaktion auf eine primäre Auskühlung und „Rückfall" geformter Gewebe in einen ungeformten „embryonalen" Zustand

Transformationsbedeutung im Bindegewebe zukommt, und zwar zwischen Blut und ungeformtem Bindegewebe. Es tritt dann Fibrinogen aus dem Blut in die Faserstruktur des Bindegewebes ein. Das Kollagen verliert seine Struktur, es wird gleichsam in eine homogene, unelastische Substanz umgewandelt, verursacht durch das ausgeschiedene Fibrin. Dies ist die Vorstufe einer Degeneration und schließlich Narbenbildung. Überwiegt der Entzündungsprozeß, so kommt es zur Auflösung des geformten Bindegewebes, zur „Histolyse", und damit zum Gewebeuntergang. Der ganze Vorgang kommt einer Gerinnung gleich. Dieses Geschehen kann man dem allgemeinen Krankheitsverlauf der allergischen Überreaktion (Hyperergie) zuordnen. Man kann deshalb ganz allgemein auch von Kollagenosen sprechen, denen - wie gesagt - ein Auflösen der Grenzen im Interstitium des lebenden Organs durch Quellen und Durchlässigwerden der Basalmembranen zwischen Blutkapillaren und Flüssigkeitsgeschehen bereits im interstitiellen Bindegewebe zugrunde liegt. Diese *Vereinheitlichungstendenz* durch Entzündung nannten wir einen Rückfall auf juvenile Bildungsstufen. Demgegenüber ist das geformte Bindegewebe, vor allem der Gelenkknorpel, die Synovia, Gelenkkapseln, Sehnen, Bänder bei entzündlicher „Entmischung" des ungeformten Bindegewebes bei fortgeschrittener Formauflösung so gut wie nicht mehr regenerierbar. Daher muß die entzündlich-reaktive Phase rasch überwunden werden (siehe Ausführungen im therapeutischen Teil).

Polar zur humoral-exsudativen entzündlichen Phase kommt es entweder von vornherein oder bei chronisch-entzündlichem Verlauf zur Granulombildung. Typisch hierfür sind sowohl die Granulome (Aschoff) wie auch die Rheumaknötchen beim Übergang von den Muskelfasern zur Sehne. Hier handelt es sich um die zweite Entartung des Grundsystems, nämlich die Bildung von Epitheloid-Zellen mit entzündlich wucherndem Charakter. Morphologisch treten Riesenzellen auf als Ausdruck eines einseitigen zellulären Bildungsprinzips. Man kann die Knötchenbildung als eine Art „Sinnesorganbildung" bezeichnen, jedoch in einem Gebiet wie dem Bewegungsorganismus, das - wie oben geschildert - den Wärmeverhältnissen, wie sie im Blut und in der

Muskulatur herrschen, unterworfen ist:

„Hierzu zählt der akute fieberhafte Rheumatismus mit der Bildung großzelliger, proliferierender und riesenzellhaltiger, narbig ausheilender Granulome. Dabei werden sowohl Fibrinoide wie Muskelnekrosen gesehen. Gleiche oder sehr ähnliche Veränderungen finden sich in den rheumatischen Sehnenknoten, ferner als rheumatische Endokarditis, Arteriitis und Arthritis usw. Auch das Krankheitsbild der Periarteriitis nodosa wird mit Recht zu der Gruppe der allergisch-hyperergisch bedingten Krankheiten gezählt."[1]

Wir haben folglich beim rheumatischen Geschehen die beiden Tendenzen zu unterscheiden: 1. die humoral-exsudativ-entzündliche und 2. die proliferativ-chronisch-entzündliche Form mit der Tendenz zur Granulombildung.

Beide Krankheitstendenzen sind im mesenchymalen Matrixgewebe synzytial, besser im Sinne eines *Synplasmodiums* (Letterer) homogen vereinigt. Die Trennung oder Entmischung des Grundsystems in eine humorale einerseits und eine zelluläre Phase andererseits ist die Folge einer die Einheit nicht mehr bewahrenden Wärme-Organisation, die Träger ist der immunologischen und organischen Gestaltbildung.

Ursache des rheumatischen Geschehens: geschwächter Wärmeorganismus, der die Einheit des Grundsystems nicht mehr zu bewahren imstande ist.

Im Übergang von substantiierter Wärme (sulfurisches Prinzip nach Paracelsus) zu freier energetischer „Wärme" als Grundlage aller Sinnestätigkeit ist die Störung zu suchen, die zum rheumatischen Geschehen führt. Rudolf Steiner, der Begründer der Anthroposophie, spricht von der von ihm so genannten „Ich-Organisation", die sich in der Wärmebildung und Wärmeum-wandlung im Bereich der physischen Organisation betätigt. Sie bedient sich dabei des Kieselprozesses. Aufgrund dieser Betrachtung steht der Wärmebildung im Substanz- und Ernährungsstrom der Kohlenstoff-Prozeß gegenüber (s. nachfolgende Skizze).

---

[1] Ernst Letterer, *Allgemeine Pathologie: „Die Entzündung", Seite 733, Georg Thieme Verlag, Stuttgart 1959.*

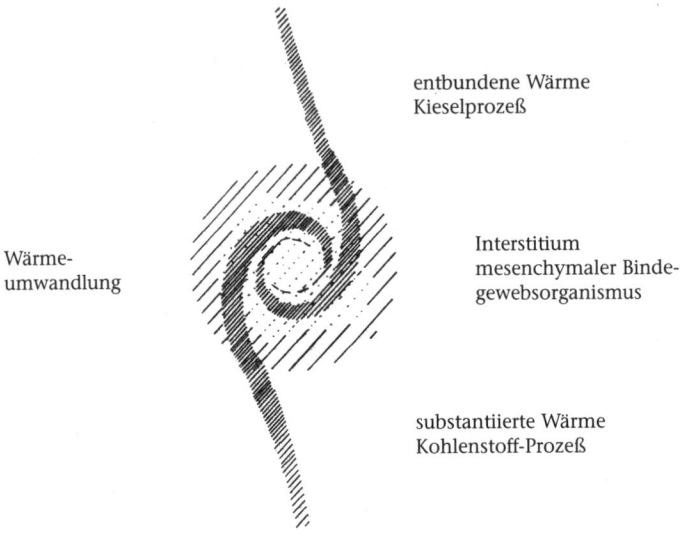

entbundene Wärme
Kieselprozeß

Interstitium
mesenchymaler Binde-
gewebsorganismus

Wärme-
umwandlung

substantiierte Wärme
Kohlenstoff-Prozeß

Auf die innere Gewebeatmung übertragen, bedeutet dies ein Ungleichgewicht zwischen Kohlensäure-Bildung einerseits und Sauerstoff-Tätigkeit anderseits. Im Zusammenhang mit der Kohlensäure steht der in der Substanzbildung sich abspielende endotherme, anabole Stoffwechsel. Im Zusammenhang mit einer verstärkten Sauerstoff-Tätigkeit steht der exotherme, dem Substanzabbau unterliegende, Wärme freisetzende Stoffwechsel-vorgang. Die merkuriale Mitte in diesem Doppelgeschehen wird durch die sogenannten Elektrolyte gewährleistet. Der Kalium-Prozeß begleitet den Substanzaufbau (Leber), der Natrium-Prozeß den Substanzabbau mit Freisetzung, eventuell Verlust von Wärme (Nierenfunktion).

Der intermediäre Stoffwechsel im interstitiellen Bindegewebe ist der topographische Ort, in dem dieser doppelte Wärme-prozeß sich abspielt. Hier liegt beim Rheumatismus in allen sei-nen Formen eine Umwandlungsschwäche zugrunde. Die Gewebeauskühlung führt zu einer gewissen Wärmestarre, die dynamische Umwandlung der beiden Wärme-Energien: Aufbau und Abbau ist nicht in der Lage, das Gleichgewicht zwischen Auf- und Abbau aufrecht zu erhalten. Je nach Konstitution und Disposition überwiegt dann der vorwiegend akut, entzündlich

Der Doppelprozeß Kohlenstoff (endo-therm)/ Kiesel (exotherm)

und fieberhaft verlaufende rheumatische Prozeß mit Betonung teils exsudativer, teils insudativer humoraler Entgleisung *oder* der zum Chronisch-Entzündlichen, mit der Tendenz zur Granulombildung verlaufende rheumatische Prozeß. Beides führt schließlich zu einer Zerstörung des geformten Bindegewebes, des Knorpels, der Synovia, der Gelenkkapseln und Sehnen.

## Prinzipien zur Therapie rheumatischer Erkankungen

Auf dem Hintergrund der im Vorangegangenen angeführten „Entmischung" im Grundgewebe, einmal in Richtung humorale Entgleisung (akute exsudative Entzündung des Bindegewebes), zum anderen in Richtung einer primär degenerativen, „kalten" Entartung des Bindegewebes (chronisch verlaufende, proliferativ zelluläre „Entzündung") ist eine erste therapeutische Entscheidung zu treffen: Entzündungsmittel oder Degenerationsmittel.

## Aus dem Tierreich stammende Rheumamittel

1. **Apis mellifica** für das akut-entzündliche humorale Geschehen (differentialtherapeutisch: Pulsatilla)

2. **Formica rufa** für das primär degenerativ-chronische, mit Granulombildung einhergehende „Entzündungsgeschehen".

Man kann den *pathologisch-rheumatischen* Prozeß in Ergänzung zum Versagen des Wärme-Organismus unter dem Gesichtspunkt der Gewebeatmung sehen: im Verhalten der *seelischen* oder *Empfindungsorganisation* im Zusammenhang mit der *Atmungstätigkeit* bei der entzündlich ödematösen akuten rheumatischen Gewebe-Entartung.

Das Bienengift bzw. **Apis** ex animale (ganzes Tier) zeichnet sich in seinem Vergiftungsbild dadurch aus, daß der Doppelprozeß der Atmung: Einatmung - Sauerstoff-Tätigkeit / Ausatmung - Kohlensäure-Tätigkeit zugunsten der Kohlensäurebildung, Anschoppung und ungenügender Ausatmung verschoben ist. Es handelt sich dann nicht nur um eine Wärmestauung und

Das rheumatische Apis-Bild

damit im Zusammenhang um eine Flüssigkeitsstauung im betroffenen Bindegewebe, sondern um eine ungenügende Ausatmung, wodurch es zu Atemnot, Erstickungsgefühl und Lähmung bei körperlicher Bewegung und in warmen Räumen kommt. Die livid-bläuliche Verfärbung, vor allem im subkutanen Bindegewebe der Haut (vgl. Erysipel), in Verbindung mit einer ebenfalls im subkutanen Bindegewebe sich abspielenden Flüssigkeitsstauung und ungenügendem venösem Abfluß charakterisiert das Entzündungsgeschehen im Sinne einer humoralen Verselbständigung im Bereich des Bindegewebes. Unter dem Arzneimittelbild von Apis kommt es zu den weiter oben dargestellten Entmischungsvorgängen zwischen venösen Blutkapillaren und Bindegewebsflüssigkeit. Die kapillaren Basalmembranen quellen und werden nach beiden Richtungen durchlässig.

Zu diesem Bilde des rheumatischen Krankheitsgeschehens gehört die Empfindlichkeit gegen Wärme, die relative Durstlosigkeit, der Rückgang der Ausscheidung über die Nieren und - wie oben gesagt - die Atembeklemmung. Dieser ganze Verlauf entspricht dem eingangs dargestellten Rückfall des Bindegewebs-Blut-Geschehens auf eine entwicklungsgeschichtlich frühe Stufe, etwa auf die Anfänge der embryonalen Anlage des venösen Gefäßsystems aus der Blutinselbildung (vergleiche Pulsatilla und Lachesis).

Wenn dieses Gesamtbild sich entwickelt, sind Hochpotenzen (D30) von Apis ex animale angezeigt. Gleichzeitig wirkt Apis einer hyperergischen Entzündung des immunologischen Bindegewebsgeschehens entgegen. Man kann geradezu sagen, daß Apis dann vor allem angezeigt ist, wenn die Schulmedizin Corticoide einsetzt. Apis ersetzt in gewisser Weise diese Therapie. Das Grundsystem entgleist im weiter oben geschilderten Doppelprozeß: in Richtung humoraler Entzündung und Gewebe-Auflösung. Dieser Prozeß ist beim rheumatischen Fieber und auch bei der chronisch verlaufenden Polyarthritis (primär chronische Polyarthritis = PCP) deshalb gefährlich, weil die betroffenen Folgeorgane des Mesenchyms wie Synovia, Knorpel, Gelenkkapseln, Sehnen und Muskeln bei lang anhaltendem Entzündungsverlauf einem Formverlust unterliegen. Dieser kann dann nur noch durch fibrinöse Ausscheidung und bindegewebige Entartung ersetzt werden. Es muß bei der Wahl der Apis-Therapie der entzündlich ödematöse Zustand eindeutig im Vordergrund stehen. In der paracelsischen Sprache würde man von einem Dominieren des Sulfurischen sprechen. Das Bienengift und der Extrakt aus der Gesamtbiene ist selbst ein sulfurisches Prinzip, wobei die Eiweißsubstanzen des Bienengiftes: Heparin, Histamin, hyaluronidaseverwandte Substanzen so gut wie reine Kohlenwasserstoffe, d. h. hochsulfurische Substanzen sind. Man kann deshalb vom Bienengift als von einem Wärmegift sprechen. Die Wirkung des Bienengiftes im Bereich der äußeren und inneren Häute weist auf die sulfurisch-periphere Wärmewirksamkeit hin.[2]

Konstitutionell entspricht die humoral-exsudativ ödematöse Entzündungsbereitschaft beim Rheumatismus im allgemeinen der weiblichen Konstitution mit stärkerer Betonung der Venosität und der lymphatischen Diathese (Pulsatilla).

Neben der exsudativ-humoralen („weiblichen") Konstitution, die therapeutisch im Zusammenhang mit dem Apisbild geschildert wurde, ist eine zweite, polare Verfassung zu beachten, die eher zur virilen „Konstitution" neigt mit vagotoner Verfassung, Überwiegen der Dissimilation, Wärmeverlust, Neigung zur Abmagerung, zur Kälte, zum Frösteln, zur Anfälligkeit bei kaltfeuchter Witterung, Auftreten von kaltem Schweiß, der nicht erleichtert.

Das Formica-Bild

Hier handelt es sich um eine Stoffwechselstörung dahingehend, daß der Abbau, die Katabiose, überwiegt und der Empfindungsorganismus - im Gegensatz zum vorangegangenen Typus - nicht genügend sich mit der Lebensorganisation verbindet. Die Ausscheidung ist ungenügend, vor allem die Nierentätigkeit mangelhaft. Die Gewebeatmung, vor allem in den

---

[2]  Über Apis s. H.-H. Vogel: *Beiträge zu einer medizinischen Menschenkunde, Band 1 und 2, Karl F. Haug Verlag, Heidelberg*

Grenzgebieten zwischen Blut und Muskulatur einerseits und Bindegewebsorgan anderseits ist zugunsten der Sauerstoff-Tätigkeit, d. h. zugunsten des Abbaus, einseitig verstärkt. Dabei ist die Grundempfindlichkeit - bereits ohne wesentliche organische Befunde - stark erhöht, die Schmerzen, vor allem in den Gelenken und den Sehnenansätzen wandern, es besteht große Unruhe, die Lage muß ständig verändert werden, vor allem nachts; die von außen zugeführte Wärme reicht nicht aus, um eine intensive Durchwärmung des Organismus zu bewirken. Es entwickelt sich das Arzneimittelbild von **Formica** (Formica rufa = rote Waldameise). Man kann geradezu bei der Ameise als Heilmittel (ganzes Tier, nicht nur von der Ameisensäure) von einer Art „Verwandtschaft" des Tierorganismus der Ameise mit dem Bild der Trockenheit und Kälte bei dieser Form des rheumatischen Geschehens sprechen. Im Gegensatz zur Biene, die in der Wärme, in der Sonne, im Licht und der Luft ihr Lebenselement hat, verbindet sich das Ameisenvolk mit der Erde, der Kühle, mit dem Wurzelgebiet der Waldbäume. Die Mineralisierung, die Art der auch tierischen Ernährung zeigen wesentliche Unterschiede gegenüber der Biene, die ganz vom Honig der Blütenpflanzen lebt. Dort, bei der Biene, die intensive sulfurische Wärmequalität, hier, bei der Ameise, die Kühle und gesteigerte Sauerstofftätigkeit bis hinein in das Gift der Ameise, die Ameisensäure. Das Ameisentier wirkt im einzelnen skelettiert, trocken und gibt seine Eigenwärme in die Umgebung ab, so daß es seinen unterirdischen Bau mit Kammern und Gängen durchwärmt (Nerven-Lungen-Verwandtschaft).

In Bezug auf die Arzneiwirkung ist zu sagen, daß die Ameisensäure sich stärker an die Atmung, an den Sauerstoff und damit an das Lungen- und Nervengebiet anschließt. Apis dagegen entfaltet seine Wirkung - wie oben dargestellt wurde - in der Tiefe des Stoffwechsels zwischen Blut und Bindegewebe, wo es zur Wärme- und Flüssigkeitskongestion kommt. Dazu im Gegensatz das Bild der Rheumasymptome, bei denen Formica in Frage kommt: Kälte, geringe oder keine Anschwellungen, Trockenheit, Gefühl, als ob die Sehnen überdehnt wären, Paradoxie: Verschlimmerung bei Bewegung, jedoch Bedürfnis nach ständiger Lageveränderung (vergleiche Rhus toxicodendron). Der Ameisensäure verwandt ist die Oxalsäure; sie ist in ihrer Wirkung noch stärker an die Lebens- und Stoffwechselorganisation angeschlossen. Oxalsäure ist selbst eine „Sal-Substanz", das heißt, sie kristallisiert aus, während Ameisensäure extrem füchtig ist. Darin ist ein wesentlicher Gegensatz dieser beiden in gewisser Weise verwandten Substanzen gegeben. Wir wirken also mit der Ameise auf die Atmungsorganisation, insofern sie im Stoffwechsel-Bereich der Muskulatur, der Gelenke einen Zustand bewirkt, der einer „Sinnesorganbildung" ähnlich ist. Daher die hohe Empfindlichkeit und Reduzierung der Stoffwechselvorgänge.

Zusammenfassung der Wirkungsweise von Apis und Formica

Durch ihre Herkunft vom tierischen Organismus wird durch beide Präparate die Lebensorganisation aufs Äußerste zu einer Stoffwechsel-Antwort angeregt. In der Überwindung der jeweiligen Einseitigkeit des Apis-Geschehens bzw. des Formica-Geschehens wird der Lebensorganismus im Bereich des Bindegewebes in jeweils charakteristischer Weise aus seiner pathologischen Verfassung befreit: Durch das Bienengift wird der Wärme-Organismus in Bewegung gebracht und in die Peripherie geführt, durch Formica wird der extrem reduzierte, d. h. der Kälte verfallende Lebensprozeß wieder angeschlossen an die Wärme-Zirkulation. Die zu wählenden Potenzen richten sich nach der Intensität des pathologischen Geschehens. Einem humoral-exsudativen entzündlichen Apis-Bild begegnet man mit Hochpotenzen von Apis ex animale Gl D30 und geht gegebenenfalls nach und nach bis auf D8 herunter. Beim Formica-Bild ist der Verlauf von vornherein chronisch; auch hier wird man im allgemeinen mit Hochpotenzen beginnen, es kann aber auch sein, daß man vorübergehend mit tiefen Potenzen zwischen D10 und D8 die Formica-Therapie einleitet. Der Empfindungsorganismus überwältigt beim Formica-Krankheitsbild die Lebensorganisation und verbindet sich in pathologischer Weise zu stark und dauerhaft unrhythmisch mit der physisch-mineralischen Organisation der Organe, speziell dem ohnehin dem Charakter eines Sinnesorgans angenäherten geformten Bindegewebe wie Sehnen, Bänder, Kapseln und auch Knorpelgewebe.

Die Wirksamkeit potenzierter tierischer Präparate wie Apis und Formica auf die Lebensorganisation kann ergänzt und unterstützt werden durch ebenfalls tierische Präparate, gewonnen aus den jeweiligen betroffenen Organen wie: Sehnen, Gelenkkapseln, Gelenkschleimhaut und Knorpel. Man kann dann z. B. Apis unterstützen durch Hochpotenzen der genannten Gewebe, z. B. **Apis Gl D30**, zusammen mit **Cartilago articularis Gl D30**[3] oder **Articulatio genus Gl, - coxae Gl** usw. **D30**.

Formica dagegen wird man durch tiefere Potenzen des betroffenen Organs verstärken: z. B. **Tendo Gl D8** oder sogar **D6**, **Bindegewebe Gl D8 (D6)**, **Articulatio genus Gl, - humeri Gl D8 (D6)**. Man belebt dadurch die Lebensorganisation in diesem Gebiet.

Häufigkeit der Injektion: Hohe Potenzen 1-2 mal wöchentlich, tiefe Potenzen 2-3 mal wöchentlich.

### Pflanzliche Rheumamittel

Wenn die tierischen Präparate wie Apis und Formica, in ganz besonderen Fällen auch Vespa crabo, und die potenzierten speziellen Organpräparate den Lebensorganismus und damit das ganze Vegetativum unmittelbar zur Reaktion aufrufen, wirken pflanzliche Heilmittel gleichsam provokativ auf die seelische und Atmungsorganisation. In potenzierter Form müssen pflanzliche Heilmittel von der seelischen und Atmungsorganisation überwunden werden. Dadurch wird diese Organisation, die insbesondere im Nervensystem ihren Abdruck findet, aktiviert. Die Entscheidung, ob die Therapie mit tierischen Heilmitteln oder pflanzlichen Heilmitteln eingeleitet wird, hängt folglich von der Beurteilung ab, wie sich der Empfindungsorganismus und damit die Atmungstätigkeit verhält zur Lebensorganisation.

Im allgemeinen gelten die im Zusammenhang mit Apis und Formica geschilderten Bedingungen.

---

[3]  *Knorpel des betreffenden Gelenks; im WALA-Programm Cartilago articularis (coxae) Gl,*
*--(genus) Gl, --(humeri) Gl*

Bei der Wahl pflanzlicher Heilmittel in der Rheumatherapie wird die Grundtherapie, wie sie im Zusammenhang mit Apis und Formica geschildert wurde, modifiziert. Während bei der Apis-Behandlung der pathologisch-„sulfurische", einseitig entzündlich-ödematöse Quellungszustand des Bindegewebes therapeutisch zurückgedrängt wird, kann die Behandlung dieser Entgleisung durch das pflanzliche Präparat **Bryonia e radice** durch Aktivierung des Empfindungsorganismus in spezifischer Weise fortgeführt werden. Bryonia (= Zaunrübe, Familie der Cucurbitaceae) kann als ein spezifisches Heilmittel für einen entgleisten Flüssigkeitsorganismus betrachtet werden. Insbesondere wird die Anschoppung von Bindegewebsflüssigkeit im Bindegewebe selbst durch Bryonia auf ein normales Maß zurückgeführt. Ähnlich wie Apis kann es bei Flüssigkeits- und Wärmekongestion im Bindegewebe bei Mitbeteiligung der Leber eingesetzt werden. Bryonia kann man als *das* Leberheilmittel ansehen, wenn es auch hier im Leberbereich zu einer ähnlichen Flüssigkeitskongestion kommt (Bryonia als Mittel bei akuter, eventuell auch chronischer Hepatitis). Die Signatur der Bryonia kann ein Hinweis sein für ihre Wirksamkeit: Reduzierung des Blüten- und Fruchtprozesses zugunsten einer mächtigen, flüssigkeitsreichen Pfahlwurzel. Die „Kopfbildungstendenz" im Flüssigkeitsbereich entspricht der bei Bryonia einseitig entwickelten Pfahlwurzel und dem horizontal verlaufenden Stengel. Im Unterschied zu Apis zeigt sich die Leberbeziehung in dem meist großen Durst nach Mengen von kalten Getränken. Charakteristisch ist das extreme Bedürfnis nach Ruhe und Bewegungslosigkeit. Auch nur der Gedanke an Gliedmaßenbewegung, selbst die Bewegung der Augen, löst Schmerzen aus. Der starke Durst hängt mit einer Entwässerung der zirkulierenden Blutmenge zusammen. Bei Apis ist dagegen auch die zirkulierende Blutmenge eher erhöht, womit die Durstlosigkeit zusammenhängt. Ein weiterer Unterschied zwischen Apis und Bryonia besteht in der Verfärbung der Haut über den betroffenen Gelenken: bei Apis livide schwach rosafarbene, diffuse Rötung, bei Bryonia Blässe.

In beiden Fällen ist die Haut berührungsempfindlich. Es besteht Bedürfnis nach Kühle.

*Das Bryonia-Bild*

*Unterschiede zu Apis*

143

Die Bryonia-Therapie beim Rheumatismus, vor allem Gelenkrheumatismus mit Gelenkergüssen und geringer Temperaturerhöhung, kann sich an die generelle Apis-Behandlung anschließen.

Das Rhus tox.-Bild

Unterschiede zu Bryonia

Dem Bryonia-Bild entgegen steht eine neuropathische Komponente des Rheumatismus-Typus, die dem degenerativ-nervlichen Bild des Formica-Geschehens verwandt ist und mit einer Übertätigkeit des Nerven-Kälte-Geschehens einhergeht: das pflanzliche **Rhus tox.**-Bild (Rhus toxicodendron = Giftsumach). Wenn das Bryonia-Bild dann auftritt, wenn (ähnlich wie bei Apis) mit der Gewebeflüssigkeit aus dem Blut die Blutwärme im Bindegewebe sich einseitig staut, und wir diesen Zustand gleichsam als einen verlagerten „Leberprozeß" bezeichnet haben, wird das rheumatische Bild unter Rhus toxicodendron durch das einseitige Zusammenwirken von Nervengeschehen und Nierenprozeß modifiziert. Eine Übertätigkeit im Nierenbereich und im Nervensystem im Sinne einer intensivierten Sauerstofftätigkeit und damit Abbau kennzeichnen das einem ausgebreiteten neuralgischen Zustand angenäherte Rheumabild. Die Kälte überwiegt, die Nervosität ist extrem gesteigert. Im Gegensatz zu Bryonia besteht großes Wärmebedürfnis und - ähnlich wie bei Formica - das Bedürfnis, die Gliedmaßen in Bewegung zu halten. Allerdings unterscheidet sich der Zustand vom reinen Bild der Formica dadurch, daß subjektive Besserung eintritt durch In-Gang-Kommen der Bewegung nach morgendlicher und nächtlicher Steifigkeit der Gelenke. Darin kommt auch das Bedürfnis nach Durchwärmung zum Ausdruck - im Gegensatz zum Bryonia-Bild. Die häufig angegebenen Nierensymptome und die Neigung zu Durchfällen mit starker Blähsucht, Atemnot, Angstzuständen weisen ebenfalls auf den Nerven-Nieren-Zusammenhang. Die Schmerzen in den Gelenken werden, ähnlich wie beim Formica Bild, durch feuchte Kälte ausgelöst. Das Frösteln ist begleitet von einem durch den ganzen Organismus ziehenden Kältegefühl. Dies ist der Ausdruck für ein Übergreifen des Nerven-Kälte-Prozesses auf das zirkulierende Blut. Wir haben es bei diesem Verlauf mit dem zu Anfang geschilderten degenerativen Auskühlungsvorgang zu tun, der physiologisch den Nervenprozeß begleitet. Durch Rhus tox. in Hochpotenz D30

wird der Empfindungsorganismus in seiner einseitigen Nerventätigkeit gleichsam abgelöst und auf seine physiologische Eigentätigkeit im Nervenbereich zurückgeführt. Man wird deshalb bei
der Wahl eines der beiden pflanzlichen Mittel - Bryonia oder
Rhus toxicodendron - bei Bryonia auf den pathologischen
Leberprozeß „an falschem Ort" und bei Rhus toxicodendron auf
den pathologischen Nierenprozeß „an falschem Ort" zu achten
haben. Pulsatilla: Betonung des venösen Systems mit starker
Verhaftung mit dem Pfortadergebiet; daher Frösteln bei Wärmeunverträglichkeit; mangelnde Freisetzung der sulfurischen
Wärme (Pseudoplethora), siehe auch Lachesis-Bild.

## Mineralische Heilmittel

Während die tierischen Heilmittel ihre Wirkung im
Lebensorganismus haben, die pflanzlichen Heilmittel im Bereich
des Empfindungs- und Atmungsorganismus, wirken die mineralischen Heilmittel auf den Wärme-Organismus im Bindegewebe
selbst und damit auf jene Organisation, die in der anthroposo-
phisch erweiterten Medizin die „Ich-Organisation" (Rudolf
Steiner) genannt wird. Mit der Therapie mit mineralischen, vor
allem metallischen Heilmitteln treffen wir auf das Grund-
problem des Rheumatismus, auf die Funktion der Wärme als
einer den Gesamtorganismus durchdringenden und seine
Sondertendenzen integrierenden Tätigkeit. Daher kann man den
Rheumatismus auch als eine pathologische Ausdrucksform einer
zu schwachen Wärmetätigkeit und damit einer nicht genügend
organisierenden Ich-Organisation bezeichnen; der Rheumatismus ist damit eine urphänomenale Erkrankung des Menschen.

*Mineralische Heilmittel wirken auf die beim Rheumatismus zu schwache Tätigkeit der Wärme-Ich-Organisation*

**Stannum** (metallisches Zinn) und **Quarz** (SiO$_2$, Kiesel, Bergkristall).

Beide Substanzen, das Metall Stannum, Zinn, und das Nicht-
Metall (jedoch mit metalloidem Charakter) Silicea haben sehr
große Ähnlichkeit in ihrer therapeutischen Bedeutung. Beide
Substanzen haben ihre Wirksamkeit im Bereich des lockeren
Bindegewebes und hier im besonderen in Bezug auf die

*Gemeinsamkeiten von Stannum und Quarz*

Bindegewebsflüssigkeitsverhältnisse (Stannum) und die Funktion der Bindegewebsgrundsubstanz (Silicea). Störungen im Verhältnis von Flüssigkeitsdurchströmung des Bindegewebes zu den sekundären, geformten Bindegewebsstrukturen wie sie oben geschildert wurden sind der Funktionsbereich dieser beiden verwandten Substanzen.

## Stannum

Wenn der Bindegewebsflüssigkeitsstrom durch das Bindegewebe, z. B. durch das subepitheliale Bindegewebe des Knorpels und die Interzellularflüssigkeit im Knorpel selbst, nachläßt und es zur stärkeren Strukturbildung kommt bzw. die Flüssigkeit den Anschluß an die kapillare Durchblutung des subchondralen Gewebes relativ verliert, entwickelt sich der sogenannte Stannum-Prozeß im spezifischen Bindegewebe der Synovia, des Knorpels, der Gelenkkapsel. Dieser Prozeß wurde einleitend im Zusammenhang mit dem Fibrinogen, der fibrinösen und schließlich der kollagenen Degeneration des Bindegewebes geschildert. Wenn es zu einer vorzeitigen Degeneration des lockeren Bindegewebes und der interzellulären Flüssigkeit, z. B. im Bereich des Knorpels kommt, ist dies ein Stannum-Prozeß. Wir benötigen dann Stannum in mittelhohen oder sogar sehr hohen Potenzen. Bei chronischem Verlauf würde man Stannum in D30, in D20, schließlich in D10 verordnen. Das homöopathische Arzneimittelbild von Stannum bezieht sich auf ein Unelastisch-Werden von Bändern und Sehnen. Auch Eingeweide-Ptosen, sogar atonische Zustände, vor allem des Kolons bis zum Megakolon, sind dann Stannum-Bilder. Die klassische Homöopathie stellt in ihrem Stannum-Arzneimittelbild weniger den Bezug zur Leber und hier zur Tendenz zur Leberzirrhose dar. Stannum ist dann angezeigt, wenn ein Zusammenhang mit dem Lebergeschehen festzustellen ist und es eventuell im Leberbereich ebenfalls zu zirrhotischen Veränderungen kommt und die Austrocknung des Bindegewebes im Bereich der Glissonschen Dreiecke im Vordergrund steht. Auch die Veränderung am Knochen selbst — z. B. Randzackenbildung — ist dann ein Stannum-Prozeß.

Vorzeitige Degeneration des lockeren Bindegewebes

Die Signatur des Stannums kann auch ein Hinweis für die therapeutische Wirksamkeit des Stannums sein. Das Metall Stannum ist geschmeidig, schmiedbar zwischen engen Temperaturgrenzen und beginnt bei Temperaturen unter 13° C, besonders bei größerer Kälte zu zerfallen („Zinnpest"); oberhalb 161° C wird Stannum kristallin, brüchig und zerstäubt. Bei Temperaturerhöhung über 232° C schmilzt es und verdampft bei etwa 2.300° C. Diese Eigenschaft kann darauf hinweisen, daß die immanente Wärme in dem Metall Stannum zurückgedrängt wird durch ein starkes strukturbildendes Element, wie es in der Natur dem Licht zukommt. Der merkuriale Charakter von Stannum – wie aller Metalle – zeigt sich darin, daß der bewegliche Zustand und die Plastizierbarkeit der Metalle, ihre Leitfähigkeit gegenüber Wärme und dem elektrischen Strom das Besondere sind. Im Organismus wirken die Metalle – und Stannum im besonderen – daher auf das Verhältnis von Flüssig zu Fest. Zugleich sind die Metalle Vermittler, vor allem in ihrer potenzierten Form, gegenüber der Atmung.

## Quarz (SiO$_2$)

Während das Stannum in potenzierter Form seine Wirksamkeit in der Bindegewebsflüssigkeit entfaltet, bezieht sich Silicea auch physiologisch auf die Bindegewebsgrundsubstanz, und zwar insofern diese zwischen Sol und Gel pendelt. Ausscheidung von Bindegewebsgrundsubstanz aufgrund von nachlassender Durchwärmung ist ein Silicea-Prozeß: Gelosen, Fibrinausscheidung, Hygrome, Gliome, d. h. Ausfällung und Erstarrung von Grundsubstanz im Bereich von Gelenken, Sehnen, Sehnenscheiden. Diesem Prozeß liegt eine Erstarrung des Wärmegeschehens zugrunde. Physiologisch wirkt der Kieselprozeß in der Grundsubstanz des Bindegewebes wämeentbindend, und zwar kommt es zu einer Umwandlung von Stoffwechselwärme aus dem Blut im Bindegewebe, wodurch vor allem die Bindegewebsgrundsubstanz einem „Sinnesbildevorgang" näher kommt. Wärme wird frei als Grundlage der Empfindung. Ist dieser Prozeß einseitig verstärkt, kühlt der Organismus aus, der Patient fröstelt von innen her, gleichzeitig wird er überempfindlich im Bereich der Bindegewebsorgane des Bewegungsorganismus. Wir haben dies als einen vergleichbaren „Kältevorgang" im Zusammenhang mit Formica geschildert. Quarz kann dann in D12, etwa 1-2 mal wöchentlich, oder – in seltenen Gaben – in der D30 gegeben werden.

### Arandisit

Arandisit verbindet Quarz- und Stannum-Wirksamkeit in sich

Eine therapeutisch sehr wirksame Möglichkeit besteht in dem Naturvorkommen von Arandisit[4], eine Stannum-Quarz-Verbindung. Sie kann dann in Frage kommen, wenn beide Prozesse, die wir im Zusammenhang mit den Einzelmitteln Stannum und Silicea geschildert haben, vorliegen. Man kann dann Arandisit – ebenfalls wie bei Quarz angegeben – in D 12 „organotrop" oder, in seltenen Gaben in D30 verordnen.

## Die differenzierten Erscheinungsformen des rheumatischen Formenkreises und ihre Therapie mit WALA-Heilmitteln

Auf dem Hintergrund der im ersten Teil ausgeführten, vorwiegend konstitutionellen Merkmale des rheumatischen Formenkreises werden nachstehend die WALA-Kompositionspräparate und Einzelmittel aufgeführt, die bei den am häufigsten vorkommenden akuten und chronischen rheumatischen Krankheitsformen mit Erfolg eingesetzt werden können.

### Der Weichteilrheumatismus (Muskelrheumatismus)

Arnika und Birke, die Haupttheilmittel

Der Weichteilrheumatismus, der im allgemeinen auf der Grundlage mangelhafter Durchwärmung und Durchblutung der Muskulatur auftritt, meist akut verläuft aufgrund von Auskühlungen bei feuchtkalter Witterung, jedoch auch chronisch-rezidivierend verlaufen kann, benötigt vor allem 2 Präparate: Arnika und Birkenblätter sowie Birkenrinde. Arnika ist vor allem dann

---

[4])  WELEDA AG, Schwäbisch Gmünd

148

angezeigt, wenn sich im venösen Kapillarbereich der Muskulatur Stauungen ergeben, der venöse Abfluß nicht der arteriellen Versorgung entspricht; die Muskulatur wird hochempfindlich, auch berührungsempfindlich, es tritt nächtliche Unruhe ein und das Gefühl des Zerschlagenseins. Der Patient hat das Gefühl etwa wie bei Muskelkater. Tatsächlich kommt es auch zu einer Übersäuerung der Muskulatur, da auch der Lymphabfluß reduziert ist. Therapie Betula/Arnica comp., Ampullen und Globuli, Häufigkeit der Injektion: im akuten Falle täglich eine subkutane Injektion und/oder 1-2 x täglich 10 Globuli. Bei subakutem, subchronischem Verlauf 3 mal wöchentlich 1 subkutane Injektion und täglich 1 x 10 Globuli.

## Betula/Arnica comp.

1 ml Injektionslösung enthält je 0,1g

| | | |
|---|---|---|
| Betula e foliis ferm 34e | D 3 | |
| Betula e cortice, Decoctum | D 4 | |
| Argentum metallicum | D 7 | |
| Sulfur | D 5 | |
| Formica ex animale Gl | D 7 | |
| Arnica e planta tota ferm 33c | D 14 | |

10 g Globuli velati enthalten

| | | |
|---|---|---|
| Betula e foliis ferm 34e | D 1 | 0,1 g |
| Betula e cortice, Decoctum | D 1 (= Ø) | 0,2g |
| Argentum metallicum | D 7 | 0,1 g |
| Sulfur | D 5 | 0,1 g |
| Formica ex animale Gl | D 7 | 0,1 g |
| Arnica e planta tota ferm 33c | D 14 | 0,1 g |

## Präparatebeschreibung

In die Präparatebezeichnung Betula/Arnica comp. sind die beiden therapeutisch führenden pflanzlichen Bestandteile Betula-Blätter und Betula-Rinde *und* Arnika eingegangen. Als pflanzliche Bestandteile des Gesamtpräparates wirken sie vor allem auf die Empfindungsorganisation und damit auf die Durchatmung, die Substanzumwandlung und Ausscheidung im Lebens- und Funktionsbereich zwischen lockerem Bindegewebe und Blut einerseits und Bindegewebe und Muskulatur andererseits. Besonders Arnika regt vor allem die venöse Blutbewegung im Kapillarbereich an, so daß die venöse Stauung und die damit verbundene Verhärtungstendenz und Substanzablagerungen überwunden werden (siehe weiter unten über Arnika). Dem Weichteilrheumatismus liegt ein Auskühlungsvorgang zugrunde (Verschlimmerung durch feuchte Kälte). Auch bei Empfindlichkeit gegenüber Witterungswechsel, vor Eintritt kalt-feuchter Witterungsverhältnisse, ist Betula/Arnica comp. angezeigt. Es kann dann im Wechsel mit **Solum uliginosum comp.** WALA (siehe S. 160ff.) gegeben werden.

Zum Verständnis der Wirksamkeit von **Betula/Arnica comp.**

*Betula e cortice* und *Betula e foliis*: Blätter und Rinde von Betula pendula, Familie der Betulaceen

Zum Verständnis des Arzneibildes der Birke

Die Birke zeichnet sich durch einen starken Flüssigkeitsstrom von den flachen Wurzeln bis in den stark durchlichteten und durchlufteten Blattbereich aus. Die Verdunstung über die Blätter ist bei der Birke besonders groß. Der Eiweißreichtum der Blätter, der zu einer gewissen Festigkeit der Blattkonsistenz führt (lederartig), ist ein Hinweis dafür, daß die Birke, neben dem geschilderten hohen Wassergehalt den Eiweißprozeß nicht in erster Linie — wie es bei anderen Pflanzen geschieht — in die Frucht trägt, sondern bereits im Blattbereich in die Blattstrukturen einbaut und dort ablagert. Die ganze Birke kann wie eine gewaltige Blüte angesehen werden, die jedoch im Blatt-Flüssigkeits-Bereich verharrt. Dies geht aus ihrem dem Luft-Licht-Geschehen ausgesetzten, aufgelockerten, beweglichen Blattbereich hervor und entspricht der Sukkulenz des zuckrigen Birkensaftes. Auch der Eiweißreichtum im Blattbereich spricht für diese Betrachtung: In der antiken und paracelsischen Medizin wurden die Bäume bestimmten Planetenkräften zugeordnet, so die Birke der

Birke, Venus und Niere

Venus, der „Schaumgeborenen", die ihre Lichtnatur mit dem Organisch-Wässrigen verbindet, weshalb sie auch der Nierenorganisation zugeordnet wurde. Aufgrund der Verwandtschaft des Blattbereiches als der merkurialen Mitte der Pflanze, ihrer

Atmung und dem hier sich abspielenden Flüssigkeitsprozeß kann man die Wirkung der Birkenblätter auf das Zirkulationssystem, das Blut in den Blutgefäßen, verstehen. Dieser Prozeß gipfelt in der Nierenfunktion. Wenn das Eiweiß nicht mehr genügend durchformt wird bzw. Eiweißabbaustufen das Bindegewebe belasten, ist Betula e fol. angezeigt. Die Empfindlichkeit der Nieren auf fremdes Eiweiß, jedoch auch auf eigene Eiweißabbauprodukte, kann durch den Birkenblätterauszug therapeutisch günstig beeinflußt werden. Von daher verstehen wir auch die Wirkung der Birkenblätter bei rheumatischen Erkrankungen. Das Präparat regt den intermediären Eiweißstoffwechsel an und führt Eiweißabbauprodukte zur Ausscheidung über die Niere. Ergänzt wird das Birkenblätterpräparat durch Birkenrinde. Sie ist ausgezeichnet – gegenüber den Wurzeln – durch hohe Ablagerung von Salzen, einerseits Natriumsalze (mit dem Eiweißgeschehen zusammenhängend), andererseits Kaliumsalze (mit dem Zuckerprozeß zusammenhängend). Außerdem kommt es zur Ausscheidung von Kalziumsalzen in der Rinde. Die Birke gehört neben der Weide zu jenen Pflanzen, die sehr früh nach dem Ende der Eiszeit die noch nicht erwärmte Tundra besiedelten. Sie leistet gleichsam der feuchten Kälte Widerstand. Das Rindenpräparat ergänzt das Präparat Betula e fol. und regt die sonst zur Ablagerung gelangenden mineralischen Stoffwechselprodukte zur Ausscheidung an. Pharmazeutisch wird Betula e fol. durch einen rhythmisch behandelten wässrigen Auszug hergestellt und nach den Regeln des Homöopathischen Arzneibuches potenziert. Die Urtinktur von Betula e cort. wird durch ein Dekokt gewonnen und ebenfalls potenziert.

*Arnica e planta tota* (Familie der Kompositen)

Die Signatur der Arnika weist einmal auf ihre starke Wärmebeziehung hin (Eigentümlichkeit aller Kompositen), zum anderen auf den Kieselprozeß (Standort: Mittel- und Hochgebirge, Urgesteinsunterlage; Kieselprozeß im behaarten Stengel wirksam). Neben der starken Lichtbeziehung des Hochgebirges kommt im krautigen Wuchs der Arnika-Pflanze und ihrer Bevorzugung wässriger bis sumpfiger Wiesen als Standort ein polarer Gegenprozeß zum Ausdruck; die Beziehung zum

Die Arnika in der Natur

Vegetativ-Wässrigen. Zwischen Licht und Chemismus entfaltet sich die Arnika als Heilpflanze. In ihrer Wirkung auf den Organismus kommt diese Doppelbeziehung zum Ausdruck: Der Arnika-Prozeß spielt sich zwischen dem vegetativen Blutpol, dem venösen Gebiet und dem interstitiellen Bindegewebe der Organe, vor allem der Muskulatur, aber auch des Nervensystems, ab. Die Empfindlichkeit der Muskulatur, die „Schwäche" der venösen Kapillaren mit Blutungsneigung nach Stoß und Verletzung gehören zum Indikationsgebiet von Arnika. Ihre Wirksamkeit entfaltet Arnika vor allem dann, wenn die Grenze zwischen Bindegewebsgeschehen im interstitiellen Gewebe und Blutprozeß gestört ist. Auch hier liegt der Wirkungsbereich – ähnlich wie bei Formica – zwischen dem Muskel-Blut-Prozeß einerseits und dem Übergang in Sehnen und Kapselgewebe der Gelenke andererseits. (Auf das Symptom der extremen Empfindlichkeit der Muskulatur, dem Gefühl des Zerschlagenseins und der nächtlichen Unruhe und Wärmebedürftigkeit wurde bereits hingewiesen).

Arnika ist als Heilpflanze dem Apis verwandt. Während Apis den Wärmeprozeß zwischen Bindegewebe und Blut gleichsam anhält und es dadurch im Bereich der Kapillaren zur Ödembildung kommt, greift Arnika stärker in den venösen Blutprozeß selbst ein und damit in den intermediären Stoffwechsel des Bindegewebes. Venöse Stauung und damit in Verbindung stehende Wärmestauung ist charakteristisch für die Arnika-Wirksamkeit (vgl. auch venöse Anschwellung im Bereich der Kniekehlen).

Das Verhältnis von Wärme (Ich-Tätigkeit), Atmungstätigkeit (Empfindungsorganismus) und Flüssigkeitsprozeß (Lebensorganismus) wird durch Arnika geordnet.

Der Arnika-Prozeß im organischen Bereich

Zusammenfassend kann gesagt werden, daß der therapeutische Arnika-Prozeß sich auf ein Substanzgeschehen bezieht, das sich zwischen der sulfurischen Wärme des Kohlenstoff-Eiweiß-Geschehens und der Kiesel-Sinnesfunktion im Gewebe abspielt.

Es kommt zu einer ungenügenden Wärmefreisetzung und damit zu einem subjektiven Wärmebedürfnis.

Das Aufeinandertreffen von Kieselprozeß einerseits und vegetativen Stoffwechselvorgängen andererseits in der Arnika-Pflanze mit einem reichen Spektrum an Gerbstoffen, Bitterstoffen, organischen Säuren wie Bernsteinsäure, Milchsäure, Ameisensäure können ein Hinweis sein auf die vermittelnde und harmonisierende Wirkungsweise von Arnica e pl. tota im Bereich des intermediären Stoffwechsels. Damit ist Arnika eine ausgesprochene Heilpflanze zur Behandlung des Weichteilrheumatismus.

### *Argentum metallicum* (= metallisches Silber)

Das metallische Argentum in homöopathischer Verarbeitung (D7) ist wirksam bei vorzeitig zu Ende kommender organischer Aufbautätigkeit. Silber wirkt im Bereich der Lebensorganisation. Mangelnde Durchwärmung und ungenügende Überführung der nährenden Substanzen, vor allem des Eiweißes und des Zuckers in den Bereich der Wärmeorganisation (Ich-Organisation – Rudolf Steiner) ist ein Silberprozeß. Silber ist dann angezeigt, wenn es zu einem vorzeitigen Abbau kommt.

*Silber - Abschnürungsprozesse aus dem Lebendigen*

### *Sulfur* (= Schwefel)

Der Schwefelbestandteil in dem Präparat Betula/Arnica comp. regt den Eiweißprozeß so an, daß er in den eigenen aufbauenden Lebensvorgang (ätherische Organisation, Rudolf Steiner) übergehen kann. Beim Rheumatismus wird der Eiweiß-Wärme-Prozeß vorzeitig abgelähmt. Er kühlt aus. Dem wirkt Schwefel entgegen.

*Sulfur - aufbauende Eiweißprozesse*

### *Formica ex animale* (rote Waldameise, ganzes Tier; s. Besprechung von Formica rufa S. 137 ff.)

Es sei an dieser Stelle darauf hingewiesen, daß Formica rufa dann angezeigt ist, wenn der innere Gewebeatmungsprozeß – unter dem Bild der Ameisensäurevergiftung – unter Verdrängung des Lebensprozesses den Stoffwechsel zu rasch in die Mineralisation überführt. An dieser Stelle, vor allem im Übergang von der Muskulatur ins Sehnengewebe, greift die Wirksamkeit von Formica ein und löst die Mineralisationstendenz wieder auf. Mit

*Formica - Ablagerung mineralisierter Substanz*

Hilfe von Betula-Rinde und Betula-Blättern werden die mineralischen Bestandteile über die Niere ausgeschieden.

## Der Gelenkrheumatismus

Wenn sich der Muskel-Weichteil-Rheumatismus noch „in der Nähe" des Blutgeschehens abspielt und man davon ausgehen kann, daß die Wärmebildung im Blutbereich zu schwach ist, handelt es sich beim Gelenkrheumatismus um einen primären Auskühlungsvorgang im ohnehin physiologisch der Auskühlung unterliegeden Gewebe wie Knorpel, Synovia und Gelenkkapselgewebe. Der bradytrophe Stoffwechsel ist typisch für eine gleichsam physiologische Entvitalisierung eines Organs wie z. B. eines Sinnesorgans. Im gesunden Gelenk muß der Blutswärme-Prozeß und damit die Blutversorgung des Gelenks zurücktreten. Der Knorpel wird auf dem Weg der Diffussion ernährt. Ist der sogenannte „Sinnesprozeß" im Gelenk verstärkt, dann besteht die Gefahr, daß auch der Turgor im Interzellularraum des Knorpels nachläßt. Der Organismus versucht, durch verstärkten Blutanstrom diesen Vorgang zu kompensieren. Es kommt zu einer chronisch-rezidivierenden oder sogar ständigen Entzündungsneigung im Gelenkbereich.

Diesem Vorgang soll das Präparat **Cartilago/Mandragora comp.** entgegenwirken.

1 ml Injektionslösung bzw. 10 g Globuli velati enthalten je 0,1 g

| | |
|---|---|
| Cartilago articularis Gl | D 7 |
| Mandragora officinarum e radice ferm 34d | D 4 |
| Betula e foliis ferm 34e | D 4 |
| Argentum metallicum | D 7 |
| Antimonit | D 5 |

100 g Salbe enthalten je 1 g

| | |
|---|---|
| Cartilago articularis Gl | D 3 |
| Mandragora officinarum e radice ferm 34d | D 1 |
| Betula e foliis ferm 34e | D 1 |
| Argentum metallicum | D 6 |
| Antimonit | D 4 |

Zum Verständnis der Wirksamkeit von Cartilago/Mandragora comp.

## Mandragora e radice

Dieses Präparat der WALA-Heilmittel GmbH hat durch den Präparate-Bestandteil Mandragora e rad. (Alraune, Familie der Solanaceen) eine besondere Bedeutung bei der Langzeitbehandlung des Gelenkrheumatismus mit chronischem Verlauf und Tendenz zur Degeneration. Mandragora officinarum e radice ist im Prinzip ein „Lebermittel", und zwar dadurch, daß sich in der Pflanze das vegetative Flüssigkeitsprinzip verstärkt geltend macht, indem die wulstigen Blätter nur in der Rosettenform auftreten, punktförmig unmittelbar aus der mächtigen Pfahlwurzel austretend und der Blütenprozeß ebenfalls aus einem Punkt der Rosette und der Wurzel mit kurzem Stil hervortritt. Diese *Vereinheitlichungstendenz* ist eine typische Signatur, so daß es nicht zu einer Auseinandergliederung von Wurzel, Sproß und Blüte kommt.

Vereinheitlichungstendenzen bei der Alraune und im Gelenk des Menschen

Dies ist jedoch im organischen Bereich das charakteristische physiologische Merkmal der Leber. Hier sind die verschiedenen Flüssigkeitsprozesse kaum voneinander getrennt. Das sinusoidale Pfortaderblut in den Leberläppchen ist ohne Basalmembran mit dem Leberinterstitium und den Leberzellbälkchen vereint. Die Leber ist ein monistisches, unipolar gestaltetes Organ im Flüssigkeitssystem. Die Kräfte-Organisation der Leber unterliegt in erster Linie dem Chemismus (chemischer Äther, Rudolf Steiner), das physiologische Milieu ist die Flüssigkeit. Die Alkaloidbildung in der Mandragora, insbesondere in der Wurzel, die starke Flüssigkeitsanschoppung und das Ausfallen einer Blattmetamorphose und der Wegfall des sonst in der Pflanzenwelt wesentlichen Gestaltwandlungsvorganges zwischen Wurzel und Blüte ist Ausdruck der oben geschilderten Vereinheitlichungstendenz. Wenn im Gelenkbereich die im Gesunden notwendige Auseinandergliederung von Wärme-Blut-Prozeß und interstitiellem Flüssigkeits-Diffusionsprozeß nicht aufrechterhalten bleibt, sondern eine der Mandragora vergleichbare Vereinheitlichungstendenz in der Entzündung auftritt, haben wir einen verwandten pathologischen Vorgang. Die im anatomisch-physiologischen

Aufbau des Knorpels an eine „Sinnesorganbildung" erinnernde Organbildetendenz wird in den Blutsprozeß einbezogen. Das Knorpelgewebe ist vom sulfurischen Blut-Wärme-Geschehen nicht mehr ausreichend getrennt. Wir sprechen dann von einem Rückfall der Knorpelbildung auf einen früheren, embryonalen Zustand. Der Knorpel verliert seine prallelastische Verfassung, die Interzellularflüssigkeit nimmt am Entzündungsprozeß teil. Die Auflösung der Struktur droht. Dieser Entzündungszustand wird durch Mandragora im gegenläufigen Sinne therapeutisch beeinflußt.

### Cartilago articularis Gl D7 bzw. D3 (Salbe)

„Gleitschienen"- u. aufbauende Stoffwechselwirkung

Auf Seite 142 wurde auf die Wirksamkeit potenzierter Organpräparate hingewiesen. Sie wirken unmittelbar auf die Lebensorganisation eines Organes, auf den Stoffwechsel und den Substanzaufbau. In tiefen Potenzen bis D8 wird der Eigenstoffwechsel und der Organaufbau angeregt; zugleich werden die übrigen Präparatebestandteile in ihrer Wirkung auf das homologe Organ gelenkt. Beim gewöhnlichen Gelenkrheumatismus (nicht PCP — siehe S. 170) besteht das therapeutische Ziel darin, daß ein Gleichgewicht hergestellt wird zwischen Degeneration und Entzündung. Dem dient insbesondere der zweite wesentliche Bestandteil Mandragora (Alraune).

### Antimonit

Neben dem Präparatebestandteil Mandragora kommt dem Antimonit eine wesentliche therapeutische Rolle zu. Bei Antimonit handelt es sich um eine natürlich vorkommende Stibium-Schwefel-Verbindung (Grauspießglanz). Ergänzend zu Mandragora soll Antimonit der entzündlichen Zerstörung der Knorpeloberflächenstruktur entgegenwirken.

Antimonit ruft die Formkräfte in der Eiweißbildung auf

Das Metall Antimon (Sb) hat selbstentzündlichen Charakter. In Chlorgas entzündet es sich von selbst. Seine Verwandtschaft mit dem Wasser offenbart es in der Tatsache, daß sich Antimon beim Erkalten ausdehnt. Im Arzneimittelbild verhindert es die Gerinnung des Blutes. In potenzierter Form verstärkt es dagegen die Formkräfte und fördert die Blutgerinnung. Antimon ist eine

156

unirdische („kosmisch gebliebene") Substanz (die Antimonit-nadeln gehen strahlend von einem Punkt zentrifugal in die Peripherie). Anders als das irdische Eisen verhält sich Antimon diamagnetisch (eine Kompaßnadel aus Antimon stellt sich quer zur Nord-Süd-Richtung).

Die Schwefelverbindung des Antimons bringt die Formkräfte der potenzierten Substanz im Eiweiß zur Wirkung. Sulfur ist der Proteus, der Gestaltwandler im Organaufbau. Als mineralische Substanz regt Antimon unmittelbar die organischen Formkräfte, die über die physische Wärmeorganisation wirken, an. Damit ist das homöopathisierte Antimonit neben dem pflanzlichen Präparatebestandteil Mandragora ein wesentliches Heilmittel zur Behandlung der Gelenkentzündung.

Über die Präparatebestandteile Argentum und Betula e fol. siehe unter Betula/Arnica comp. (S. 153 bzw. 150)

Therapieergänzung

Die Therapie des Gelenkrheumatismus mit dem Präparat Cartilago/Mandragora comp. kann ergänzt werden durch seltene Gaben – entweder von **Apis** in Hochpotenz (D30) oder **Formica** in Hochpotenz (D30), wenn die auf Seite 137 beschriebenen Besonderheiten von Apis oder Formica vorliegen.

Nehmen im Verlauf einer chronisch rezidivierenden Arthritis die degenerativen Gelenkvorgänge zu und es kommt zu Deformierungen und arthrotischen Exostosen, dann ist die Grundbehandlung zu ergänzen durch das Präparat **Stannum** in den Potenzen D10, D20 oder durch das Kompositionspräparat **Equisetum/Stannum** (s. S. 159).

## Arthrosis deformans

Die Gelenkveränderungen, die unter der Bezeichnung Arthrosis deformans in die Pathologie eingegangen sind, beruhen primär auf einer degenerativ-entvitalisierenden Stoffwechselstörung im Gelenk. Es handelt sich um einen primär degenerativen Prozeß. Fakultative, oft vorübergehende Entzündungsschübe sind sekundärer Natur. Die Therapie hat zum Ziel, die formativen Prozesse zugleich mit einer Vitalisierung des Gelenks, d. h. den aufbauenden, anabolen Gelenkstoffwechsel, anzuregen (psychosomatisch handelt es sich vielfach um Patienten, vor allem auch Patientinnen mit Übergewicht und seelischer Belastung; Arthrosis als „Kummerkrankheit"). Neben seelischen Hilfen sind dann nachstehende physikalische Maßnahmen erforderlich:

> *äußere Wärmeanwendungen*: Heublumen, Fangopackungen, Heublumen-Ganzbäder.

Die Grundbehandlung der Arthrosis deformans umfaßt folgende Heilmittel:
**Equisetum/Stannum, Viscum Mali, Articulatio** des betroffenen Gelenkes, am häufigsten **genus** und **coxae** in **D6**, die pflanzlichen Präparate **Bryonia** oder **Rhus toxicodendron** (s. S. 143ff. und 175).

### Viscum Mali e planta tota

Die Mistelbehandlung bei Arthrosis deformans steht an erster Stelle. Aus der Mistelforschung, insbesondere bei der Behandlung des Karzinoms, ist bekannt, daß durch Mistelinjektionen in potenzierter Form (D4, D6, D8) das interstitielle Bindegewebe der Organe und damit der intermediäre Stoffwechsel und die Proliferation des weißen Blutbildes (Lympho- und Granulozyten) angeregt werden. Zugleich wird lokal und im ganzen Organismus die Wärmebildung stimuliert. Wenn wir davon ausgehen, daß die Arthrosis deformans – ähnlich wie das Karzinom – eine „kalte Krankheit" ist und die Durchwärmung der betroffenen Gelenke nachläßt, dann ist es verständlieh, daß Viscum album zur Grundtherapie gehört.

*Viscum, das Wärmemittel*

Empfohlen werden Injektionen subkutan oder intrakutan in die Gelenkumgebung, 2 x wöchentlich, beginnend mit mittelhohen Potenzen, etwa D15, dann D12, D8 bis hinunter auf D6[5].

---

[5] *Über Viscum siehe auch im Werk „Organe der Ich-Organisation" des Verfassers das Kapitel über die Wirbelsäule (Verlag Natur · Mensch · Medizin, Bad Boll 1996) und „Richtlinien für die Malignom-Therapie mit Iscucin-Viscum-Präparaten", WALA-Heilmittel GmbH.*

## Equisetum/Stannum

Equisetum/Stannum ist im besonderen geeignet, dem Auskühlungsprozeß im Gelenkbereich im Zusammenhang mit Flüssigkeitsverarmung und Degeneration des Gelenkbindegewebes, des Knorpels, der Synovia und der Gelenkkapsel entgegenzuwirken.

Flüssigkeitsverlust und Degeneration des Bindegewebes

*Equisetum ex herba* Ackerschachtelhalm/ Zinnkraut, Familie der Equisetaceen, steht als „pflanzlicher Kiesel" dem Mineral Stannum nahe. Beide Prozesse beziehen sich auf das Bindegewebe, insbesondere auf die Bindegewebsgrundsubstanz (Silicea, Quarz) und die Bindegewebsflüssigkeit (Stannum). Das Besondere von Equisetum besteht im Licht-Kiesel-Prozeß einerseits und dem naßkalten Untergrund (Standort) andererseits. Beim Ackerschachtelhalm kommt es nicht zur Blütenbildung. Es handelt sich um eine Pflanze aus der frühen Pflanzenentwicklung, bevor es zur Blütenbildung kommt (Ackerschachtelhalm, Moose, Bärlapp, Farne). Statt dessen enthält der Ackerschachtelhalm Spuren von Schwefel-Kalium-Verbindungen. Dieser „sulfurische Prozeß" wirkt beim Ackerschachtelhalm im Hintergrund (s. Schwefelkomponente in dem Präparat Cartilago/Mandrago comp.).

Die Heilpflanze und ihre therapeutische Wirksamkeit

Wenn die Durchwärmung und Durchatmung im Gelenkbereich nachläßt, kommt es zunächst zu einer Flüssigkeitsstauung im Knorpelgewebe, schließlich im ganzen Gelenk. Der rhythmische Ausgleich zwischen formativem und vegetativem Prozeß versagt. Dies ist eine Indikation des pflanzlichen Kiesels im Ackerschachtelhalm.

*Stannum metallicum,* das potenzierte mineralische Präparat Stannum, ist dann angezeigt, wenn es zu einem Turgorverlust in der interzellulären Knorpel-, Synovia- und Kapselflüssigkeit kommt. Der Gewebeturgor läßt nach, das Organ wird zu physisch (über die Wirksamkeit von Stannum siehe S. 145ff.).

Das Präparat Equisetum/Stannum wird, wie das Präparat Viscum Mali, eventuell gemeinsam mit diesem, 2-3 x wöchentlich subkutan in die Gelenkumgebung injiziert.

## Articulatio (genus bzw. coxae) Gl

Das Organpräparat belebt den Stoffwechsel des homologen Organs und führt gleichzeitig injizierte Therapeutika an den Krankheitsort („Gleitschienen-Effekt")

Das Organpräparat aus sämtlichen Gelenkabschnitten (Synovia, Gelenkknorpel, Gelenkkapsel) regt, wie auf S. 142 dargestellt wurde, in tiefer Potenz (D6 oder D8) den anabolen Stoffwechsel im Gelenkbereich an. Zusammen mit Viscum album wird die physiologische Durchwärmung und die durch Diffusion erfolgende Ernährung und Durchatmung angeregt.

Häufigkeit der Injektionen 2-3 x wöchentlich, bei eintretender Besserung nur noch 1 x wöchentlich.

Bryonia/Stannum bei Gelenkerguß

Neben der oben angegebenen Grundbehandlung der Arthrosis deformans kann bei stärkerem Gelenkerguß vorübergehend das Präparat **Bryonia/Stannum** 1-2 x wöchentlich injiziert werden. (Über die Ratio der Therapie s. beide Präparatebestandteile, Besprechung S. 143f., 145ff.).

Im Frühstadium einer Arthrosis deformans treten nicht selten die typischen Beschwerden auf, wie sie im Zusammenhang mit dem pflanzlichen Präparat **Rhus toxicodendron** auf S. 144f. geschildert wurden.

Es handelt sich dann um Gelenksteifigkeit und Gelenkschmerzen morgens beim Aufstehen mit allmählicher Besserung tagsüber durch Bewegung (s. S. 144 und 175).

*Zusatzbehandlung der Arthrosis deformans*

„Wetterfühligkeit"

Bei der Behandlung der Arthrosis deformans, vor allem zur Schmerzlinderung, hat sich das Präparat **Solum uliginosum comp.** bewährt. Es ist vor allem dann angezeigt, wenn Verschlimmerung bei Witterungswechsel von warm-trocken auf kalt-feucht eintritt.

Zur Wirksamkeit von **Solum uliginosum comp.**

*Solum uliginosum comp., Injektionslösung* (Ampullengröße 1 und 10 ml)

1 ml Injektionslösung enthält je 0,1 g
Wäßrigen Extrakt (1:5) aus

| | |
|---|---|
| Solum uliginosum (Moorextrakt) | D 11 aquos. |
| Aesculus e semine ferm 34c | D 11 |
| Equisetum ex herba ferm 35b | D 11 |

*Solum uliginosum comp.,* Globuli velati
10 g Globuli enthalten je 0,1 g
Wäßrigen Extrakt (1:5) aus

| | |
|---|---|
| Solum uliginosum | D2 aquos. u. D14 |
| aquos. | |
| Aesculus e semine ferm 34c | D2 und D14 |
| Equisetum ex herba ferm 35b | D2 und D14 |

*Solum uliginosum comp., Badezusatz (flüssig)*
100 g Badezusatz enthalten
Wäßrigen Extrakt (1:5) aus

| | |
|---|---|
| Solum uliginosum | 98 g |
| Äthanolischen Auszug (1:4) | |
| aus Aesculi semen | 1 g |
| Equisetum ex herba LA 20% | 1 g |

*Solum uliginosum comp., Oleum und Unguentum*
100 g Öl bzw. Salbe enthalten
Wäßrigen Extrakt (1:5) aus

| | |
|---|---|
| Solum uliginosum | 19,6 g |
| Äthanolischen Auszug (1:4) | |
| aus Aesculi semen | 0,2 g |
| Equisetum ex herba LA 20% | 0,2 g |
| – nur Öl: Lavandulae aetheroleum | 5.0 g |

Der potenzierte *Moorextrakt* (D11) soll im Sinne der homöopathischen Wirkungsweise den „abgelähmten", entvitalisierten
Stoffwechsel-, Atmungs- und Wärmeprozeß im interstitiellen
Bindegewebe und seinen Folgeorganen im Bereich der Gelenke,
der Sehnen und Bänder anregen und dadurch die Empfindlichkeit herabsetzen.

Die Verwandschaft des „erstickten" Pflanzenlebens im Moor mit dem an der Grenze der Leblosigkeit stehenden Knorpel-/ Synovia-/Gelenkkapselgewebe bildet den Verständnishintergrund der Wirksamkeit des potenzierten Moorextraktes.

*Aesculus e semine* (Same der Roßkastanie, Familie der Hippocastanaceen)

Aesculus bei Venenstau-bedingten Schmerzzuständen

Der Standort der Roßkastanie gehört zur Signatur: Kühle, Feuchte, Einschnitt in der Landschaft, in der Nähe von Wasserläufen. Das Holz der Roßkastanie ist weich, jedoch unelastisch, zum Brechen neigend. Der Samen ist kohlehydrat- und stärkereich und enthält Bitterstoffe. Das fluoreszierende Aesculin steht in besonderer Beziehung zum „chemischen Äther" (Rudolf Steiner). Es ist ein Hinweis für die gestaltenden Kräfte im Flüssigkeitsprozeß. Die Wirksamkeit im Organismus bezieht sich auf das Verhältnis von Bindegewebe und Venensystem. Ähnlich wie wir es bei der Wirksamkeit von Arnika geschildert haben, reguliert Aesculus den Flüssigkeitsaustausch zwischen Bindegewebe und venösem Blut und damit den Abfluß der Bindegewebsflüssigkeit. Schmerzen treten stets dann auf, wenn Ein- und Ausatmung im Gewebe, Sauerstofftätigkeit und Kohlensäure-Ausatmung stocken. Insofern ist die schmerzlindernde Wirkung von Aesculus bei Stauungen im Venenbereich verständlich.

*Equisetum* s. S. 159

Solum uliginosum comp. kann auch in 10 ml-Ampullen zu i.v. Injektionen eingesetzt werden. Außerdem liegt Solum uliginosum in der Form von Globuli, Badesatz, Salbe und als Öl zu Einreibungen vor.

## Insertionstendopathie, Periostitis, Epikondylitis, Tendinitis

Im Rahmen der rheumatischen Erkrankungen sind die Insertionstendopathien ein häufig übersehenes Krankheitsgeschehen. Der Sehnenansatz am Periost ist einer der empfindlichsten anatomischen Übergänge vom durchwärmten Muskelbündel über das Sehnengewebe zum Sehnenansatz am Knochen. Wiederholt wurde darauf aufmerksam gemacht, daß die brady- trophen Gewebe, zu denen Sehnen, Kapseln, Bänder und das Periost zu rechnen sind, physiologisch einem Entvitalisierungs- vorgang unterliegen (nach Art der „Sinnesorganbildung"). Die genannten Gewebe werden – wie auch der Knorpel – durch Diffusion über die Gewebeflüssigkeit ernährt. Bei nachlassender Durchwärmung des Sehnen-/Periostbereiches und bei gleichzei- tiger Bewegungsbelastung kommt es zu Tendopathien mit der Neigung zu Chronizität mit und ohne Auftreten von Rheuma- knötchen im Übergangsbereich der Muskulatur zum Sehnen- gewebe. Diese müssen wir (oftmals ohne röntgenologischen Befund) zu den rheumatischen Erscheinungen rechnen. Bei der Therapie kommt es darauf an, die Durchwärmung des Sehnen- ansatzgebietes medikamentös (selbstverständlich auch durch äußere Wärmeanwendungen) anzuregen. Der Strom der Binde- gewebsflüssigkeit aus dem Blut in das Sehnen- und Periost- gewebe muß angeregt werden, ohne daß der entzündliche, natürliche Heilprozeß gesteigert wird. Prognostisch ungünstig ist eine stärkere Arterialisation aus der interstitiellen Umgebung von Gelenkkapseln, Sehnen und Periost. Der arterielle Blut- anstrom muß zurückgehalten und der venöse Abfluß gefördert werden. Das Problem der Insertionstendopathien kann überall auftreten: häufig im Bereich des Olekranons (Epikondylitis), im Bereich der Oberschenkeladduktoren und ihrer Ansätze am Os pubis, im Bereich des Schultergelenkes und nicht zuletzt im Bereich der Sehnenansätze an den Wirbelkörpern und den Wirbelkörperquerfortsätzen.

Therapeutisches Prinzip: Durchwär- mung des erkrank- ten Gebietes, ohne den reaktiven Entzündungsprozeß zu verstärken

Das Grundpräparat zur Behandlung der Insertionstendopa- thien ist Symphytum comp. WALA.

**Symphytum comp.**
1 ml Injektionslösung /10 g Globuli velati enthalten je 0,1g

| | |
|---|---|
| Stannum metallicum | D 14 aquos. / D9 |
| Allium cepa e bulbo ferm 34a | D3 / D3 |
| Arnica e planta tota ferm 33c | D5 / D3 |
| Symphytum e radice ferm 34c | D2 / D2 |

Kombiniert kann das Präparat werden mit dem potenzierten Organpräparat **Periosteum Gl D15**, bei Besserung in absteigenden Potenzen bis D8. Häufigkeit der Injektionen: 2-3 x wöchentlich subkutan in die Gegend der größten Schmerzhaftigkeit.

Zu achten ist auf eine nicht selten begleitende Osteoporose. Wenn diese röntgenologisch festgestellt ist und das Präparat Symphytum comp. zu keiner Besserung der Osteoporose führt, wird zusätzlich 1-2 x wöchentlich eine subkutane Injektion des Präparates **Calcium carbonicum cum Quercu** (D12) empfohlen – es handelt sich um Calcium carbonicum aus der Eichenrindenasche, gemeinsam potenziert mit einem Dekokt, ebenfalls aus der Eichenrinde.

Zur therapeutischen Wirksamkeit von **Symphytum comp.**

Der führende Präparatebestandteil ist *Symphytum e radice*, Wurzel von Beinwell, Symphytum officinale, Boraginaceae. Symphytum kann – wie auch Borago – zu den „Kieselpflanzen" gerechnet werden. Der Kieselprozeß greift tief in den Blattbereich ein, was in der Behaarung der Blätter (Rauhblatt) zum Ausdruck kommt. Der Blattbereich und die Wurzel sind ungewöhnlich sukkulent mit reichlicher Schleimbildung. Dies ist ein Hinweis auf eine besonders intensive Wirksamkeit des „Lebensäthers" (Rudolf Steiner). Es wird damit die Verständnisbrücke geschlagen zur therapeutischen Wirkung auf das Matrix-

Gewebe des Organismus, d. h. auf das mesenchymale Bindegewebe, insbesondere zur Grundsubstanz. Bindegewebsquellungszustände und Ausscheidung von Bindegewebsgrundsubstanz in Form von Gelosen können auch bei Insertionstendopathien ein Hinweis sein auf den gestörten Bindegewebsprozeß. Der schleimig-gallertige Zustand der Bindegewebsgrundsubstanz (Mukopolysaccharide) ist Ausdruck eines ähnlichen Prozesses, wie er sich im pflanzlichen Schleimzucker von Symphytum abspielt. So ist die therapeutische Beziehung zu den entsprechenden Organen, Knochenaufbau, Knochenhaut und Sehnengewebe zu verstehen.

Zur Wirksamkeit von *Stannum* s. S. 145ff. u. 159

*Allium cepa e bulbo* (Küchenzwiebel, Liliaceae)

Durch den Präparatebestandteil Allium cepa in potenzierter Form soll der im Bindegewebe ohnehin reduzierte Atmungs- und Wärmeprozeß sowohl angeregt als auch harmonisiert werden. Bei der Periostitis (auch beim Morbus Sudeck) ist die Lebensorganisation geschwächt. Die Umgebungsentzündung und ödematöse Quellung ist der Versuch des Organismus, den Abkühlungs- und Entvitalisierungsvorgang zu überwinden.

Die Signatur von Allium cepa ist dadurch gekennzeichnet, daß der Blattbereich (Zwiebelschalen) eine intensive Beziehung zum Erd-Wurzel-Bereich der Pflanze eingeht. Wir haben es mit einer Vereinheitlichungstendenz von Blütenprozeß (Sulfur, Zwiebelöle), Blatt-Flüssigkeits-Bereich und auskühlendem Wurzel- und Substanzspeicherungsgeschehen zu tun. Die sulfurischen Zwiebelöle (Alliine) durchziehen die ganze Pflanze. Das Besondere ist folglich die Konzentration und Vereinheitlichungstendenz von Blüten-, Wurzel- und Blattprinzip. Im menschlichen Organismus müssen jedoch Blut-Wärme-Bildung, Atmung und Flüssigkeitsprozeß sowie physische Verfestigung, wie wir es beim Sehnen- und Gelenkkapselgewebe haben, bis zu einem gewissen Grad beweglich auseinandergehalten werden. Der Lebensprozeß beruht auf dem rhythmischen Ineinanderwirken der genannten drei Prozesse.

*Allium cepa gegen schädliche Vereinheitlichungstendenzen im Insertionsgebiet*

*Arnica e planta tota*

Siehe Beschreibung beim Präparat Betula/Arnica comp. (S. 151 ff.).

Es sei an dieser Stelle auf ein zweites Präparat mit ähnlicher Zusammensetzung hingewiesen:

**Tendo/Allium cepa comp.**, das dann angezeigt ist, wenn es sich um eine hochakute Tendinitis, Tendovaginitis, Periostitis handelt.

## Tendo/Allium cepa comp.

1 ml injektionslösung bzw. 10 g Globuli velati enthalten je 0,1 g

| | |
|---|---|
| Periosteum Gl | D 16 |
| Tendo Gl | D 16 |
| Vaginae synoviales tendinum Gl | D 16 |
| Allium cepa e bulbo ferm 34a | D 7 |
| Arnica e planta tota ferm 33c | D 5 |
| Symphytum e radice ferm 34c | D 5 |
| Stannum metallicum | D 14 aquos. |

## Periarthropathia humeroscapularis
## (Periarthritis, Periarthrosis)

Streng genommen müßte das Oberarm-Schulter-Syndrom Periarthrosis humeroscapularis heißen, denn dem Krankheitsbild liegt ein degenerativer Prozeß mit Kapselschrumpfung und Tendenz zur Kalkeinlagerung zugrunde. Die Therapie muß dies berücksichtigen, so daß folgende Präparate in Frage kommen:

1. **Articulatio humeri Gl D6-D8**, 2-3 x wöchentlich 1 subkutane Mischinjektion zusammen mit

2. **Viscum Mali e planta tota (D6 oder D4)**

3. Grundbehandlung mit dem Präparat **Magnesium phosphoricum comp.**

## Magnesium phosphoricum comp.

Magnesium phosphoricum comp. verhindert Wärmestockung und Ablagerungen

1 ml Injektionslösung bzw. 10 g Globuli velati enthalten je 0,1 g

| | |
|---|---|
| Arnica e planta tota ferm 33c | D 2 |
| Formica ex animale Gl | D 7 |
| Cinis Avenae cum Magnesio phosphorico | D 5 |

Dieses Präparat, zusammen injiziert mit dem Organpräparat **Articulatio humeri Gl** wirkt insbesondere durch die Präparatebestandteile Arnica und Formica der blockierten Wärmezirku-

166

lation und einer Substanzablagerung im Gelenkbereich entgegen. (Über **Arnika** und **Formica** siehe S. 151ff., S. 137ff. u. S. 153).

*Cinis Avenae cum Magnesio phosphorico* (Zubereitung von der Asche gekeimten Hafers unter Zugabe von Magnesium phosphoricum) wirkt dann, wenn in der Muskulatur bzw. in der Blutversorgung vor allem des Gelenkkapselgewebes im Zusammenhang mit dem Zucker-Wärme-Stoffwechsel ein ständiger Wärme-Energie-Verlust eintritt. Der pathologische Prozeß bei der „Periarthritis humeroscapularis" spielt sich folglich vorwiegend in der umgebenden Muskulatur ab, die einen Wärmeverlust erleidet. Das Verhältnis von Blutgeschehen und Nervengeschehen verschiebt sich zu Lasten der Blut-Wärme-Bildung, wobei der Nervenprozeß und damit die Empfindlichkeit und Erregbarkeit sich steigern. Daher Krampfbereitschaft und gesteigerte Schmerzempfindlichkeit. Die Auskühlung aufgrund des Wärmeverlustes in der umgebenden Muskulatur, die gesteigerte Schmerzhaftigkeit ist eine pathologische Begleiterscheinung der Kapselschrumpfung einerseits und der Tendenz zu Kalkeinlagerungen im Muskelgewebe andererseits. Potenziertes Magnesium phosphoricum, therapeutisch angewandt, kann als ein Antagonist des Kalkstoffwechsels in der Muskulatur angesehen werden.

Wärmeverluste in der Gelenkumgebung und Dominieren des Nervenprozesses

Die angegebene medikamentöse Therapie bei der Periarthritis humeroscapularis kann wesentlich unterstützt werden durch tägliche Einreibungen mit Arnika-Salbe (Arnica comp., Unguentum, enthält Arnica e pl. tota, Symphytum e rad. und Formica ex animale).

Die Tatsache, daß die Periarthritis humeroscapularis häufig rechtsseitig auftritt, läßt neben einseitiger Beanspruchung auch an einen Leberzusammenhang denken. Sowohl Arnika als auch Magnesium phosphoricum haben ihre besondere therapeutische Bedeutung, wenn sich ein pathologischer Prozeß mit Schmerzhaftigkeit vorwiegend rechtsseitig abspielt.

## Morbus Bechterew
## Spondylarthritis ankylopoetica
## (Rheumatoide Spondylarthritis)

Der Verlauf ist chronisch-schubweise. Die Tatsache, daß die kleinen Wirbelgelenke ankylosieren und die Wirbelkörper selbst eine Osteoporose aufweisen, die Bandscheiben und auch die Wirbelsäulenbänder vielfach ossifizieren, weist darauf hin, daß die subakute Entzündungserscheinung der kleinen Gelenke (Synovitis) primär eine degenerative Erkrankung ist. Der spezielle Befall der Wirbelgelenke, der Wirbelkörper und Zwischenwirbelscheiben, d. h. der Befall der Wirbelsäule und der allmähliche Verlust der Aufrechte sind eine Signatur für eine primäre Störung in der Aufrichtefunktion, und diese wiederum ein Nachlassen der Aufrichtekräfte. Danach muß sich die Therapie richten. Die Grundbehandlung, die wir vorschlagen, besteht im entzündlichen Stadium aus dem Präparat **Disci comp. cum Argento**. Man sollte jedoch schon frühzeitig abwechseln mit dem Präparat **Disci comp. cum Stanno**.

Zur Wirksamkeit von Disci comp. cum Argento und Disci comp. cum Stanno

**Disci comp. cum Argento**
1 ml Injektionslösung bzw. 10 g Globuli velati enthalten je 0,1 g

| | |
|---|---|
| Disci intervertebrales (cervicales, thoracici et lumbales) Gl | D 7 |
| Bambusa viridiglaucescens e nodo ferm | D 5 |
| Formica ex animale Gl | D 6 |
| Argentum metallicum | D 19 aquos. |
| Arnica e planta tota ferm 33c | D 19 |

*Disci intervertebrales Gl*

Disci-Präparate stärken die Aufrichtekraft und den Aufrechte-Sinn

Die potenzierten Organpräparate aus den Zwischenwirbelscheiben der drei Hauptwirbelsäulenabschnitte sollen den Turgorverlust im Faserknorpel und im Nucleus pulposus der Zwischenwirbelscheiben aufhalten.

*Bambusa e nodo,* der Halmknoten des Bambus, mit einem Gehalt an pflanzlicher Kieselbildung (Bambus ist eine der kieselreichsten Gramineen) wirkt auf den Flüssigkeitsverlust und die Austrocknung des Bindegewebes, vor allem des Faserknorpels und im Bereich der Längsbänder.

*Formica ex animale Gl* (s. S. 139ff.)

*Argentum metallicum* in Hochpotenz ist angezeigt bei einem überschießenden reaktiven (entzündlichen), ödematös verlaufenden Quellungsvorgang des Bindegewebes. Das Disci-Präparat mit Argentum kommt deshalb im entzündlichen Schub in Frage.

*Arnica e planta tota* (s. S. 151ff.)
Der degenerative Prozeß im Bereich der Wirbelsäule mit Osteoporose, Randzackenbildung, Sklerotisierung der Bandscheiben und Verkalkung der Längsbänder wird therapeutisch beeinflußt durch das zweite Präparat Disci comp. cum Stanno.

*Stannum*: Wirkungsweise siehe Seiten 145ff. und 159

Die Therapie des Morbus Bechterew mit den Disci-Präparaten kann die Basistherapie bilden. Sie reicht jedoch nicht zur Ausheilung aus. Hinzukommen muß eine ähnliche Behandlung wie sie weiter unten im Zusammenhang mit der Primär chronischen Polyarthritis (Rheumatoide Arthritis = RA) geschildert wird.

Im Wechsel mit Disci comp. cum Argento sind im entzündlichen, reaktiven Stadium folgende Heilmittel einzusetzen:

1. Das Organpräparat **Articulationes intervertebrales lumbales** bzw. **cervicales Gl D30**, zusammen mit **Apis ex animale Gl D30** - beide Präparate zusammen 1-2 x wöchentlich eine Mischinjektion.

notwendige Therapieergänzung

2. Im Intervall (außerhalb eines Schubes) **Iscucin Salicis** (Mistel von der Weide), Stärke A ($20^{-10}$). Die Verdünnung entspricht (rechnerisch) etwa einer 13. Dezimalpotenz.

## Äußere Anwendung: „Rückenbehandlung"

Äußere Anwendungen: ein nicht zu unterschätzender Therapiebestandteil

Der Patient liegt auf dem Bauch. Auf den Rücken werden entlang der Wirbelsäule heiße nasse, etwa 20 cm breit zusammengelegte Kompressen aufgelegt und in kurzen Zeitabschnitten (1-2 Minuten) erneuert. Die Leintücher werden wiederholt in heißes Wasser eingetaucht, in das **Arnika-Essenz** und **Rosmarinbad-Konzentrat** zugesetzt wird. Diese Behandlung sollte 2 x wöchentlich durchgeführt werden. Dauer: Im Laufe von 20 Minuten etwa 10 Kompressen. Der Patient darf bei dieser Rückenbehandlung nicht auskühlen. Das Behandlungszimmer muß gut geheizt sein.[6]

## Primär chronische Polyarthritis (PCP)/ Rheumatoide Arthritis (RA)

Im Unterschied zu den bisher geschilderten rheumatischen Krankheitsbildern gehört die chronische Polyarthritis zu den immunologischen Erkrankungen (Autoaggressionserkrankungen). Das Verhältnis zwischen ungeformtem und geformtem Bindegewebe ist gestört. Der Versuch, durch entzündliche Schübe das Synovial- und Knorpelgewebe wieder an den mesenchymalen Lebensprozeß anzuschließen, mißlingt. Die dann einsetzende Fermentaktivität zerstört im Laufe der Zeit den Knorpel. An seine Stelle tritt Fibrin.

Stadienübersicht der Primär chronischen Polyarthritis

Stadium 1:
Morgendliche Steifigkeit, schmerzhafte Rötung und Schwellung und Überwärmung der betroffenen Gelenke, hypochrome Anämie, Leukopenie, Serumeisen erniedrigt, Serumkupfer erhöht, BSG erhöht, Hypalbuminämie, Hyper-Gammaglobulinämie. In diesem Stadium Osteoporose, jedoch noch keine destruktiven Veränderungen im Gelenk.

---

[6]) *s. auch Kapitel „Die Wirbelsäule" in H.-H. Vogel, „Organe der Ich-Organisation" (Verlag Natur·Mensch·Medizin, Bad Boll 1996)*

Stadium 2:

Osteoporose in Knorpelnähe. Unter Umständen beginnende Zerstörung des Knorpels und des subchondralen Knochens. Die Umgebung zeigt eine beginnende Muskelatrophie, eventuell subkutane Knötchen, Tendovaginitis.

Stadium 3:

Fortschreitende Osteoporosoe, Knorpel- und Knochenzerstörung, fortschreitende Muskelatrophie, beginnende Luxation der Fingergrundgelenke, ulnare Deviation, Hyperextension.

Stadium 4:

Nunmehr beginnende Knöchelankylosen, ausgeprägte Muskelatrophie, Gelenkdeformation, fibröse und knöcherne Ankylose.[7]

## Die Therapie der Primär chronischen Polyarthritis

Zwei Gesichtspunkte sind maßgeblich:

1. Die Desensibilisierung gegenüber dem eigenen Gewebe des synovialen Knorpels, der Gelenkkapsel und der Sehnenansätze, d. h. die Zurückdrängung der überschießenden Autoimmunreaktion gegen dieses Gewebe.

*Hauptgesichtspunkte einer kausalen Therapie*

2. Anregung und Regulierung des im Bindegewebe sich abspielenden doppelten Wärmeprozesses: Wärmebildung im Zusammenhang mit dem endothermen, im Leber-Pfortader-Bereich sich abspielenden Substanzaufbau einerseits (venöse Phase) und andererseits Wärmeverlust im Bereich des Bindegewebes.

## Grundbehandlung:

**Apis ex animale Gl D30**, zusammen mit **Cartilago articularis (coxae; genus; humeri) Gl D30** oder dem entsprechenden Gelenkpräparat, z. B. **Articulatio genus; -humeri; -coxae Gl (D30)**. Die Hochpotenz von Apis kann als das Spezifikum

*Apis - das „homöopathische Cortison"*

---

[7]) S. auch H.-H. Vogel: „Das rheumatische Fieber und die primär chronische Polyarthritis" in „Beiträge zu einer medizinischen Menschenkunde - Von der Pathologie zur Therapie", Bd. II, S. 109-126, Karl F. Haug Verlag, Heidelberg 1987. S. dort auch die 11 Kriterien der amerikanischen Rheuma-Association für die Diagnose: Primär chronische Polyarthritis

bezeichnet werden zur Dämpfung der entzündlich-ödematösen Quellung des Gelenkbindegewebes. Man kann Apis geradezu als das „homöopathische Cortison" bezeichnen.

Zur Dämpfung des überschießenden Immunsystems wird in den ersten vier Wochen 2 x wöchentlich **Thymus (Glandula) Gl D30** injiziert, später 1 x wöchentlich.

Die Tatsache, daß Cortison den Entzündungsprozeß im Bereich der Synovia und des Knorpels rasch unterdrückt und die Schmerzen nachlassen, ist ein Hinweis auf eine anlagemäßige und funktionelle Unterfunktion der Nebennierenrinde. Die Cortisonwirkung hängt damit zusammen, daß der Turgor im interzellulären Knorpelgewebe von dem hier physiologisch hohen Natriumgehalt abhängt. Die Nebennierenrinde reguliert den Natriumgehalt der Interzellularflüssigkeit. Wir empfehlen deshalb 1-2 x wöchentlich neben **Apis** eine homöopathische Tiefpotenz von **Glandula suprarenalis (Cortex) Gl** in **D6** oder **D8**.

Das Mistelpräparat **Iscucin Salicis** (Mistel von der Weide) ist dann angezeigt, wenn der Patient in der Anamnese so gut wie keine fieberhaften Erkrankungen angeben kann. Die Basiskörpertemperatur ist oft erniedrigt (morgens um 36°C, abends um 36,5°C). Wir empfehlen das Präparat Iscucin Salicis Stärke A ($20^{-10}$, dies entspricht rechnerisch etwa dem Verdünnungsgrad einer D13). Häufigkeit der Injektion: 1 x wöchentlich, Beginn mit 1/2 ml um eine zu starke Temperaturerhöhung zu vermeiden.

**Calcium carbonicum cum Quercu**, 1-2 subkutane Injektionen pro Woche zur Behandlung der Osteoporose (s. die Behandlung der Insertionstendopathien S. 164).

Neben dieser über Monate hin durchzuführenden Grundbehandlung der PcP kann es notwendig sein, das Präparat **Tendo/ Allium cepa comp.** einzusetzen (therapeutische Ratio s. S. 164ff.)

Zusammenfassung

Der Rheumatoiden Arthritis liegt ein Entfremdungsvorgang des geformten Bindegewebes, vor allem der Gelenke, zugrunde. Es kommt zu einem Circulus vitiosus dadurch, daß lytische Enzyme frei werden (Auto-Antikörper, die ihrerseits Fermente wie Hyaluronidase freisetzen). Insofern ist die Rheumatoide Arthritis gegenüber dem Rheumatismus, vor allem dem rheumatischen Fieber, abzugrenzen. Die Rheumatoide Arthritis stellt einen Rückfall des Knorpel- und Sehnengewebes auf embryonale Entwicklungsstufen dar, was durch einen erhöhten Kohlensäuregehalt des Blutes und einen erhöhten Serum-Kupferspiegel angedeutet wird.[8]

## Neuralgien
### Trigeminus-Neuralgie, Interkostalneuralgie, Ischialgie

Wir rechnen die verschiedenen Neuralgieformen im weiteren Sinne zum rheumatischen Formenkreis. Den Neuralgien liegt ein Auskühlungsvorgang zugrunde bei anlagemäßiger ungenügender Wärmebildung. Im Unterschied zur Neuritis handelt es sich bei der Neuralgie um einen primären degenerativen Vorgang. Therapeutisch handelt es sich darum, die Durchwärmung des Nervensystems anzuregen.

**Therapievorschlag:**

1. Grundbehandlung:

**Nervus trigeminus Gl D6 (D8), Nervi intercostales Gl D6 (D8), Nervus ischiadicus Gl D6 (D8)**

Je nach Schmerzcharakter wird das potenzierte Organpräparat ergänzt durch **Aconitum e tubere D30.** Bei krampfartigem, anfallsartigem, plötzlich einsetzendem Schmerz Injektion subkutan in die Gegend des Schmerzes.

Differenzierte Therapie mit pflanzlichen Heilmitteln

[8]  S. H.-H. Vogel: *„Das Wesen der Primär chronischen Polyarthritis"* in *„Beiträge zu einer medizinischen Menschenkunde"*, Bd. II, Karl F. Haug Verlag, Heidelberg

Bei starkem Wärmebedürfnis und großer Unruhe, vor allem nachts, **Argentum D30** oder **Rhus toxicodendron e foliis D30** oder **Quarz D30**.

Die genannten Präparate in Hochpotenz können zusammen mit dem Organpräparat des betroffenen Nervs 1-2 x täglich injiziert werden.

Neuralgien des Nervus trigeminus, die mit venöser Kongestion des Kopfes einhergehen:

**Arnica e radice D30**

Treten im Anfall extreme Blässe und Wärmebedürfnis ein bei gleichzeitiger Trockenheit von Haut und Schleimhäuten, kann **Arsenicum album D30** angezeigt sein.

Aconitum comp. - ein breit wirksames Kompositions-präparat

Ein allgemein wirksames Neuralgiemittel ist Aconitum comp.

**Aconitum comp.**

1 ml Injektionslösung bzw. 10 g Globuli velati enthalten je 0,1 g

| | |
|---|---|
| Aconitum e tubere ferm 33c | D 29 |
| Rhus toxicodendron e foliis ferm 33d | D 29 |
| Atropa belladonna e radice ferm 33b | D 29 |

Zur Wirksamkeit von **Aconitum comp.**

*Aconitum napellus* (Eisenhut, Familie der Ranunculaceen)

Die Eisenhut-Pflanze

Zur Signatur von Aconitum napellus: Es kommt zu einer starken Gliederung zwischen mächtiger, rübenartiger Wurzel, dem Blattbereich mit typischen, die Hahnenfuß-Signatur repräsentierenden, stark aufgegliederten und durchlufteten Blattspreiten und dem auf geradem Stengel sich erhebenden, in Stufen gegliederten Blütenstand. Die Wurzel ist betont. Hier findet sich insbesondere das Alkaloid Aconitin als eines der stärksten Pflanzengifte überhaupt. Der pflanzliche Flüssigkeitsprozeß wird von einem starken von den Blüten ausgehenden, bis in den

Eiweißprozeß hineinwirkenden Gestaltimpuls beherrscht. Dafür ist das Eiweißgift Aconitin der Ausdruck. Aconit ist ein „Kältemittel" und damit ein Nervenmittel. Dem Schmerzbild liegt eine chronische Auskühlung zugrunde, die von oben und außen (Nervenprozeß) nach innen über das arterielle Gefäßsystem in die Nieren wirkt (Anurie). Im Kopfbereich kommt es beim Flachliegen zur Kongestion, beim Aufrichten zur Blässe. Haut und Schleimhäute neigen zur Austrocknung (vgl. Arsen). Bei ausgeprägtem Aconitbild ist der Puls rasch, klein, hart. Der Anfall kann mit Schüttelfrost beginnen. Charakteristisch ist die Plötzlichkeit des Schmerzanfalles, das Gefühl der Enge und der Angst; auslösend: trockene Kälte.

*Das Beschwerdebild von Aconitum*

*Rhus toxicodendron* (Giftsumach, Familie der Anacardiaceen)

Während Aconitum napellus ein Nervengift ist, das sich über das Gefäßsystem erstreckt, ist Rhus toxicodendron ein spezifisches Nervengift. Auch das Schmerzbild von Rhus toxicodendron entwickelt sich nach wiederholter oder lang anhaltender Auskühlung. Dadurch werden der Nervenkernzerfall und das Auftreten von Viren begünstigt. Es besteht das Bedürfnis nach Wärme. Typisch ist sowohl bei Aconitum napellus als auch bei Rhus tox. die Steigerung der Schmerzen nachts in Zusammenhang mit großer Unruhe (s. über Rhus tox. S. 144f.).

Die Anfallsbereitschaft wird verursacht durch Auskühlung und feuchte, kühle Witterung.

*Atropa belladonna e radice,* Familie der Solanaceen

Verwendet wird die Belladonna-Wurzel. Die Pflanzenwurzeln haben eine besondere Beziehung zum Nervensystem, zur Kälte und zum „Sal-Prozeß", dem die Nervensubstanzbildung und die Entbindung von Lebensenergie entspricht. Belladonna, insbesondere das in der Wurzel ebenfalls wie in der übrigen Pflanze anzutreffende Atropin hat eine umgekehrte Wirkung im Organismus wie der Aconit: Aconit wirkt, vom Nervensystem ausgehend, in den Blutgefäßbereich hinein, Belladonna aus dem Blutbereich in Richtung Nervensystem. Daher ist bei Belladonna das Nerven-Sinnes System überreizt, verstärkt arteriell durchblutet,

*Belladonna: „umgekehrte Aconit-Wirkung"*

175

der übrige Organismus kalt. Der Schmerz beruht auf einer Ablähmung oder Blockierung der rhythmischen Atmungsfunk-
tion zwischen Blut *und* Nerven. Dieser Rhythmus muß in Gang
gesetzt werden: Überwindung der Kälte durch Aconit, Überwindung des einseitigen arteriellen Blutanstroms (Belladonna) und
Auskühlung der Nerven selbst (Rhus tox.) bilden gemeinsam den
Hintergrund für die Wirksamkeit von Aconitum comp.[9]

In Zusammenhang mit der Behandlung der Neuralgien sei
noch auf das weiter oben bereits besprochene Präparat **Solum
uliginosum comp.** hingewiesen. Es kann die Anfallsbereitschaft
herabsetzen und dient zur Schmerzprophylaxe.

### Diätetik und physikalische Therapieergänzung

Alle rheumatischen Erkrankungen bedürfen einer unnach-
sichtig strengen Diät: Verboten ist das tierische Eiweiß, auch Eier.
Außerdem ist verboten jeglicher Industriezucker. Die Ernährung

*Vegetarische Voll-
wertkost, ergänzt
durch fettarme
Sauermilchprodukte,
ist optimal für den
rheumakranken
Menschen*

muß streng vegetarisch sein mit viel Frisch- bzw. Rohkost.
Beachtet werden muß, daß das Grundnahrungsmittel Getreide
reich an Kiesel ist. Dieser befindet sich vor allem in den
Randschichten des Kornes, auch des Vollreises. Nach Möglich-
keit sollte bei der Wahl des Getreides und des Brotes Demeter-
Qualität bevorzugt werden. Das Eiweißbedürfnis sollte neben
pflanzlichen Nahrungsmitteln durch entrahmte Sauermilch,
Bioghurt, Quark – möglichst auch Demeterqualität – befriedigt
werden (täglicher Eiweißbedarf 40-70 g). Für genügende
Wärmeanregung durch Pflanzenöle, die nicht erhitzt den Speisen
zugesetzt werden, ist Sorge zu tragen: kalt geschlagene Öle,
Olivenöl, Sonnenblumenöl (kein Maisöl).

Anregung der Wärmezirkulation durch ansteigende Fuß-
bäder, (Schiele-Fußbad mit Zusätzen von **Salvia-Essenz, Equisetum-Essenz, Aesculus-Essenz, Rosmarinbad-Konzentrat**)

---

[9] *S. Erfahrungsheilkunde, März 1976: „Die Behandlung von Gesichtsschmerzen mit
homöopathischen Heilmitteln - eine prospektiv geplante Nachuntersuchung"
von C. Astrup, Sven Astrup, S. Astrup und P. Alsted*

176

Ganzbäder mit Heublumen, wenn Wärme gut vertragen wird. Temperatur ansteigend auf 40-41°C, Dauer 10 Minuten.

Wenn durchführbar, 1 x wöchentlich 1 Öldispersionsbad[10] mit **Aesculus e semine 5%, Oleum; Arnica e floribus 5%, Oleum.**

Auch die Anwendung von Rheuma-Badeöl ist angezeigt.

**Rheuma-Badeöl**

100 g Öl enthalten je 24,5 g
Betula e foliis W 5%
Arnica e floribus W 5%
Lappa e radice W 5%
Urtica dioica ex herba W 5%
sowie

| | | |
|---|---|---|
| Ölauszug aus 0,01 g Formica rufa | 0,1 g | und |
| Anisi aetheroleum | 0,35 g | |

## Zusammenfassung

Es sollten der Rheumatismus und die verschiedenen Verlaufsformen und Lokalisationen so besprochen werden, daß der gemeinsame Hintergrund - gestörte und nicht mehr voll funktionsfähige Wärmeorganisation (Ich-Organisation - Rudolf Steiner) - ins Zentrum der Pathologie und der Therapie gerückt wird. Die Wärmeentstehung und Wärmeumwandlung im Organismus ist nicht gebunden an meßbare Temperaturerhöhung. Wird ein Auskühlungsvorgang (vgl. Knochenbildung) nicht durch die entsprechende Wärmefreisetzung kompensiert, kann es zu falscher Knochenbildung wie Exostosen, Randzackenbildung an Wirbelkörpern kommen. Es handelt sich dann darum, die Wärmebildung und Wärmeentbindung im Bindegewebe zu ordnen. Dies ist eine Funktion vor allem der über die Wärme im Physischen sich auswirkenden Gestaltbildung.

Der Rheumatismus in seinen differenzierten Erscheinungsformen als Ausdruck einer Störung der Wärme-Ich-Organisation; Folgerungen für die Therapie

---

[10]) Öl-Dispersionsbad nach Junge: Prospekt bei WALA oder W. Junge, Michelbuch 39, 73102 Birenbach über Göppingen

Wenn Abkühlung und Erwärmung auseinanderfallen, treten die rheumatischen Krankheitserscheinungen auf. Allgemein kann beim rheumatischen Formenkreis von einer anhaltenden Auskühlung gesprochen werden. Akute und auch chronisch verlaufende Entzündung mit verstärktem Blutandrang zu den Gelenken ist meist der vergebliche Versuch, den permanenten Wärmeverlust zu kompensieren. Es ist Aufgabe des Arztes, den jeweiligen im Vordergrund stehenden Verlauf zu erkennen und den krankhaften Vorgang durch das entsprechende, passende Heilmittel in den umfassenden mesenchymal-bindegewebigen Lebensprozeß zurückzuführen. Der Typus des Rheumatismus gipfelt in der Autoimmunerkrankung der Rheumatoiden Arthritis (Primär chronische Polyarthritis). Hier treffen Entzündungsprozeß, Bindegewebsquellung und Formauflösung einerseits und Kälte-/Degenerationsprozeß andererseits unmittelbar aufeinander. Es wurde deshalb im ersten Teil der Therapie mit **Apis** *und* **Quarz** (Silicea) und dem quarzverwandten **Stannum** besonderes Gewicht gegeben. Daneben sollte bei den erwähnten Krankheitsbildern auch an eine chronische Beeinträchtigung des Immunsystems durch ein Herdgeschehen (Fokus) gedacht werden.

# Das rheumatische Fieber und seine Therapie mit WALA-Heilmitteln*

Mit einem Beitrag zur Entwicklungsgeschichte und morphologischen Pathologie des Bindegewebes

## Zur Entwicklungsgeschichte, Morphologie, Physiologie und Pathologie des Bindegewebes

Der rheumatische Formenkreis und das rheumatische Fieber im besonderen sind Erkrankungen des Bindegewebes. Im Unterschied zu den Organen des Stoffwechselsystems und des Sinnes-Nerven-Systems, die entodermaler bzw. ektodermaler Herkunft sind, gehen die Organe des Bewegungsorganismus und das gesamte Bindegewebe (Zwischengewebe) aus dem Mesenchym und dieses wiederum aus dem mittleren Keimblatt hervor. In der Embryonalentwicklung ist die spätere Gliederung des Organismus in Sinnes-Nerven-System, Rhythmisches und Stoffwechsel-Gliedmaßen-System durch die drei Keimblätter schon in den ersten Tagen gegeben. Zwischen Neuralrinne und Darmanlage setzt sich als erstes Organ die Chorda dorsalis vom umgebenden Mesenchym ab. Als nächstes fließen von den Seiten die beiden Herzanlagen zum Zentrum hin zusammen**. Die Uranlage des Be-wegungsorganismus, das Achsialskelett (Chorda), und das Herz heben sich aus der im übrigen noch undifferenziert strömenden Grundsubstanz des Mesenchyms hervor. Was nun noch erfolgt, ist eine Vervollständigung, Differenzierung und Gliederung der Uranlage von Kreislauf und Bewegungsorganismus von der Mitte aus in Richtung Sinnes-Nerven-Organisation (Knochen, Knorpel, Sehnengewebe) und in Richtung Stoffwechsel-Organisation (die gesamte Muskulatur).

*Das Bindegewebe – Substrat des Rheumatismus*

*Embryologie des Bewegungsorganismus*

---

*) Erstdruck 1966
**) Die neuere embryologische Forschung hat gezeigt, daß das Herz sich aus einer zunächst ungekammerten Uranlage entwickelt und die Teilung in zwei Anlagen erst sekundär erfolgt.

179

Das Bindegewebe des voll ausgebildeten Organismus zeigt trotz einer gewissen Differenzierung in den verschiedenen Organ-Zusammenhängen – als Endokard, Perikard, Pleura, Meningen, Peritonaeum, Faszien, Sehnen, Bänder, Kapseln und Synovialmembran – noch immer seinen mesenchymalen Ursprung.

Auch der glomeruläre und tubuläre Anteil der Niere ist mesenchymaler Herkunft, was zum Verständnis der Universalerkrankungen der mesenchymalen Organe beim rheumatischen Fieber wie auch bei der Serumkrankheit von großer Bedeutung ist.

Neben den Bindegewebszellen (Fibrozyten) wird in neuerer Zeit der Grundsubstanz (Fibrillen und »Kittsubstanz«) größere Beachtung geschenkt. G. Exner[1] spricht von einer »Renaissance des Bindegewebes«: »So ist neben die Virchowsche Zellularpathologie durch Th. Huzella[2] (1941) eine Interzellular-Theorie und Interzellular-Pathologie getreten. Sie geht von der Annahme einer Eigenvitalität der extrazellulären Substanz aus«. Dieser Umschwung in der Beurteilung der Lebensvorgänge, d. h. die Erkenntnis von der Selbständigkeit der interzellulären Substanz im Verlauf der Lebensprozesse, hat die Voraussetzung geschaffen für ein Verständnis der rheumatisch-allergischen Erkrankungen als einem Universalgeschehen des Mesenchyms. Den zellulären Strukturen kommt beim Aufbau der Formelemente des Bindegewebes (Fasern) »katalytische« Funktion zu. Sie sind nicht die Hervorbringer der homogenen, in sich strukturlosen Interzellularsubstanz, sondern ihre formativen Organe. Beim embryonalen und kindlichen Bindegewebe überwiegt die strukturlose »Kittsubstanz«, während im Alter das fibrilläre Grundsubstanzgerüst zunimmt. Daher die größere Elastizität z. B. von Knorpel und Sehnen beim Kind bei gleichzeitig geringerer Reißfestigkeit.

Die Zellen sind von der Grundsubstanz hervorgebrachte Organe (Die Zelle ist *nicht* Hervorbringerin des Organismus)

---

[1]  G. Exner: *Handbuch der Orthopädie, Bd. I, S. 517 u. 518*
    *Georg Thieme Verlag Stuttgart 1957*
[2]  Th. Huzella: *Die zwischenzellige Organisation auf der Grundlage der Inerzellulartheorie und der Interzellularpathologie.*
    *Verlag Gustav Fischer, Jena 1941*

Die Begriffe »Bindegewebe« und »Kittsubstanz« bedürfen einer Neuinterpretation. Sie entsprechen einer Anschauung, die am fixierten histologischen Präparat und nicht am Leben gewonnen wurde. In Wahrheit handelt es sich bei der (embryonalen) Binde-gewebs-Grundsubstanz und der späteren zwischenzelligen Substanz um eine in ständigem Fluß befindliche interzelluläre »Lymphe«, deren Bedeutung für das rheumatische, allergische und wahrscheinlich auch thrombotische Geschehen (z. B. Herz-infarkt) bisher zu wenig beachtet worden ist. Der Interzellular-»Lymphe« kommt das Primat zu bei der Beurteilung der Lebens-vorgänge und ihrer Störungen.

Weitere Einblicke in die Physiologie des Bindegewebes ermög-licht der chemische Aufbau der Interzellular-Substanz. Es handelt sich dabei vorwiegend um hochpolymere Mucopolysaccharide, teils in Verbindung mit Schwefelsäure als Chondroitinschwefel-säure[3], teils in Form des freien Amins als Hyaluronsäure[4], die sich mit dem Eiweiß zu Glukoproteiden verbinden. Die Tatsache, daß in der Interzellular-Substanz vorwiegend hochmolekulare *Zucker*-derivate mit *Säure*charakter gefunden werden, weist darauf hin, daß – auf dieser ursprünglichen Stufe organischen Lebens – ihr Chemismus besonders unter der Herrschaft der höheren Wesens-glieder des Menschen (Ich-Organisation und Empfindungsorga-nismus)[5] steht. Dies gilt für die strukturlose, fast faserlose Sub-stanz sowohl des Nucleus pulposus der Zwischenwirbelscheibe

Die chemische Zusammensetzung der Grundsubstanz (Matrix)

---

[3] *Chondroitinschwefelsäure = Glucuronsäure – N – Acetyl – Chondrosaminsulfat*
[4] *Hyaluronsäure = Glucuronsäure – N – Acetyl – Glucosamin*
[5] *»Ich-Organisation« ist ein Begriff, der von Rudolf Steiner in die Menschenkunde einge-führt wurde. Er umfaßt alle dem geistigen Wesen »Mensch« (Entelechie) gemäßen ord-nenden und gestaltenden Prozesse. Die Ich-Organisation wirkt in der Wärme und be-herrscht von hier aus Aufbau (Stoffwechsel) und Abbau (Sinnes-Nerventätigkeit). Alles spezielle Organgeschehen wird durch sie in ein Ganzes integriert.*
*Der Empfindungsorganismus ist der Träger des seelischen Elementes (Psyche) und der physiologischen Organtätigkeit. In der Menschenkunde Rudolf Steiners nimmt er eine re-lativ selbständige Stellung neben den übrigen Wesensgliedern – Ich-Organisation, Bilde-kräfteorganismus, physischer Organismus – ein.*
*Vergl. R. Steiner, I. Wegman: Grundlegendes für eine Erweiterung der Heilkunst nach geisteswissenschaftlichen Erkenntnissen.*
*Verlag des Klinisch-Therapeutischen Institutes Arlesheim/Schweiz*

als auch des Corpus vitreum des Auges (chemisch: Polysaccharide, Chondroitin- und Keratosulfate), während Knorpel-Kittsubstanz und Synovialmembran und -flüssigkeit vorwiegend Chondroitinsulfat und Hyaluronsulfate enthalten. Die Glukoproteide sind wesentlich bestimmend für die Viskosität z. B. der Synovialflüssigkeit, die im Kindesalter geringer ist und im Alter zunimmt.

Die innere Verwandtschaft von Nucleus pulposus und der Gallerte des Glaskörpers als Bindegewebs-Organe der Sinnesorganisation (Aufrichte- und Sehtätigkeit)[6] einerseits und Knorpelsubstanz bzw. Synovialmembran und Synovialflüssigkeit der Gelenke andererseits liegt auf der Hand. Die mesenchymale »Lymphe« ist hier wie dort auf einer frühembryonalen, wenig differenzierten Stufe zurückgehalten zu Gunsten einer weitgehend unspezifischen Organtätigkeit im Dienste höherer Sinnesleistungen: der Aufrichte, des Sehens und der Bewegung.

### Der Sinnesorgan-Charakter der Gelenke und der Eigenbewegungssinn[7]

Sinnestätigkeit ist nur möglich aufgrund geringer Eigenfunktion des betreffenden Organes. Zurücktreten lebhafter Stoffwechselvorgänge und Abwesenheit von Blutgefäßen kennzeichnen ein Sinnesorgan. Bewegung ist das Urphänomen der organischen Entwicklung. Die Protoplasmaströme im befruchteten Keim[8], die ihre Fortsetzung im ursprünglich fließenden Mesenchym und später in Lymphbewegung und Blutzirkulation finden,

---

[6]  Vergl. H. H. Vogel: *Zur Entwicklungsgeschichte, Physiologie und Pathologie der Wirbelsäule*, enthalten in »*Organe der Ich-Organisation*« des Autors,
     *Verlag Natur · Mensch · Medizin, Bad Boll 1996*

[7]  Vergl. G. Husemann: *Erdengebärde und Menschengestalt. S. 109-123*
     »*Gelenke, Bewegungssinn und Arthritis*«
     *Verlag Freies Geistesleben, Stuttgart 1962*

[8]  B. Shettles: *Ovum humanum.*
     *Verlag Urban u. Schwarzenberg 1960*

sind die Träger eines Bewegungsorganismus, der sich in den beweglichen Elementen der Gliedmaßen-Organisation Organe der
freien Beweglichkeit schafft. Die Gelenke werden damit gleichzeitig zu Organen des Eigenbewegungssinnes[9].

Wesentliche Teile der Sinnesorgane und das Bewegungssys-
tem gehen aus demselben Urgewebe, dem Mesenchym, hervor.
Auf frühembryonaler Entwicklungsstufe sind Sinnestätigkeit und
Bewegung noch im zirkulierenden Protoplasma vereint. Zirkulation, Ernährung und Atmung sind funktionell noch nicht getrennt. Erst mit der Auseinandergliederung von Atmung und Ernährung in eigene Funktionsbereiche bildet sich – gleichsam als
Polarität zweiter Ordnung – ein relativ selbständiger Sinnes- und
Bewegungsorganismus aus. Ein Rückfall in den Zustand undiffe-
renzierter lymphatischer Lebendigkeit im Bereich der Bewegungsorgane muß zu Pseudo-Sinnesorganbildungen (Tendenz
zur Sinnesorganbildung am Gegenpol) führen, wie sie in der
Myogelosenbildung und in den weiter unten zu besprechenden
Aschoffschen Knötchen für den rheumatischen Prozeß typisch
sind.

### Polarität von Lymphe (Leben) und Blut (Empfindung)

Die Ernährung des Gelenkknorpels erfolgt teils durch die
Synovialflüssigkeit, teils durch Lymphströme aus den Markräu-
men der Epiphysen. Die zunächst gelegenen Gefäße verlaufen als
starkes Randschlingennetz zwischen Stratum synoviale und Gelenkknorpel. Sie sind funktionell und morphologisch den Venae
vorticosae des Auges zu vergleichen. Die Synovialschleimhaut ist
dagegen in ihren tieferen Schichten sehr gut durchblutet. Das
Stratum synoviale der Gelenkkapseln steht morphologisch und
biologisch dem Gelenkknorpel nahe.

---

[9]   E. Lauer: *Die zwölf Sinne.*
      *Verlag R. G. Zbinden & Co., Basel 1953*

Beide haben ihren frühembryonalen mesenchymalen Charakter beibehalten. Ihre Zellen sind wenig differenziert. Die Epithelschicht der Synovialmembran ist zum bleibenden Bestand des mesenchymalen Urgewebes, dem retikulo-endothelialen System, zu rechnen, einem Gewebe, das als der Träger der ursprünglich undifferenzierten Lebensprozesse selbst anzusehen ist. Der vegetative Status von Knorpel und Synovialmembran geht auch aus dem im Vergleich zum Blut leicht erhöhten pH-Wert der Synovialflüssigkeit hervor, der bei der Arthritis nach der sauren Seite hinüberwechselt. Im Vergleich zum Serum ist die Synovialflüssigkeit eiweißarm (keine Albumine und Globuline). Man kann sie in gewisser Weise mit der Sinnesorgan-Lymphe und dem Liquor cerebrospinalis vergleichen. Bei der akuten rheumatischen Arthritis mit Gelenkerguß nähert sie sich jedoch in ihrer Zusammensetzung dem Serum an, d. h. sie enthält dann

Bei rheumatischer Arthritis droht partieller Verlust der physiologischen Blut-Lymphe-Polarität

Albumine, ihre Viskosität nimmt ab – ein Zustand, welcher dem der embryonalen mesenchymalen Lymphe entspricht. Die Kitt- und Grundsubstanz des Bindegewebes erfährt dabei eine fibroide Veränderung mit herdförmiger Verquellung, schließlich Knötchenbildung (Granulom) und später Vernarbung. Der Prozeß verläuft zeitlich so, daß im frischen akuten Stadium die Fibrillen verschwinden und die Grundsubstanz in einen ödematös-wachsartigen Zustand übergeht, dem bei länger dauernder Erkrankung schließlich ein Wuchern und Hyperplasie der Bindegewebszellen (Granulom) folgt. Schwere akute Arthritiden zeigen im weiteren Verlauf in Synovialflüssigkeit und Serum eine Erhöhung der Alpha- und Gamma-Globuline sowie eine starke Vermehrung der Leukozyten, schließlich auch der Lymphozyten, bei kultureller Sterilität. Diese Tatsache sowie das Umschlagen des pH-Wertes auf die saure Seite, sind Ausdruck einer verstärkten Aktivität des Empfindungsorganismus (Annäherung der Eiweiß- und Zellverhältnisse an das Blut), dem das Bindegewebe zunächst mit einem Rückfall in die erhöhte Vitalität des embryonalen Mesenchyms antwortet.

# Das Problem der Allergie

Reizbarkeit ist eine Eigenschaft des Empfindungsorganismus. Jeder Außenreiz löst eine der Irritation entsprechende Antwort des Empfindungsorganismus aus, d. h., der Reiz wird kompensiert (neutralisiert). Handelt es sich um Fremdeiweiß in der Nahrung, so wird dieses auf fermentativem Wege (physiologische Antikörperbildung) abgebaut und seiner Artfremdheit entkleidet. Jede stoffliche aber auch psychische Fremdeinwirkung muß individualisiert, d. h. verdaut werden. Das gesamte Fermentsystem steht im Dienste der »Entgiftung« der aufgenommenen artfremden Substanzen. Liegt eine ausschließlich psychische (oder auch atmosphärische Kälte- oder Wärme-) Irritation vor, so kann sich diese nach innen über die Nierenorganisation auf die eigene Eiweißbildung im Sinne einer Verstärkung formativer und abbauender Tätigkeit auswirken; die Serum-Globuline werden erhöht. Parenteral aufgenommenes Eiweiß, z. B. Serum-Injektionen, Eindringen von Pollenstaub in die Schleimhäute, wirkt ebenfalls irritierend auf den Empfindungsorganismus und erhöht dessen Eigentätigkeit im Sinne einseitiger Eiweißbildung: Die dichteren, schweren Eiweißfraktionen (Globuline) überwiegen. Bis zur Bildung spezifischer »Antikörper« vergeht eine »Inkubationszeit«. Das hyperergische Verhalten des Empfindungsorganismus äußert sich dabei in einer flüchtigen Gewebe-Reaktion auf Bakterientoxine bzw. Abbauprodukte aus degeneriertem, körpereigenem Gewebe, oder sie kann zur Bildung festhaftender Granulome führen. Die Verwandtschaft zum anaphylaktischen Anfall zeigt sich in der gleichsinnigen Symptomatologie: Lymphknoten- und Gelenkschwellung, Fieber und Exanthem. Hier setzt das ein, was Dennig den »Aufstand des Mesenchyms« nennt. Es macht sich in dem Maße selbständig und verfällt seiner Eigengesetzlichkeit, als die höheren Wesensglieder (Ich-Organisation, Empfindungsorganismus)[5] sich ihrerseits einseitig in der Abwehrtätigkeit erschöpfen. Das Primitivgewebe fällt in seinen ursprünglichen, rein vitalen Zustand zurück. Die Grundsubstanz entdifferenziert sich, ihr Wasserbindungsvermögen steigt, die Interzellularlymphe quillt. Bei der leichten allergischen Arthritis (besser Synovitis) ist dies die Phase der Vermehrung der Albumine im Gelenkexsudat, was

»Aufstand des Mesenchyms«

---

[5]  *s. Fußnote auf Seite 181*

gleichbedeutend ist mit der Verflüssigung der Glukoproteide und damit einer Herabsetzung der Viskosität der Synovialflüssigkeit. Gelingt es in dieser Phase des allergischen Geschehens nicht, das Gleichgewicht zwischen Auflösung (Rückfall in den frühembryonalen Zustand) und Strukturierung (formative Tätigkeit des Empfindungsorganismus) wiederherzustellen, so tritt eine Dissoziation beider Vorgänge ein, und der akute, zunächst noch einheitliche, allergische Zustand geht in einen gegenläufigen Prozeß, die eigentliche Arthritis und schließlich in die chronische Arthritis über. Die Vermehrung der Globuline auch in der Synovialflüssigkeit und die ständige Quellung der Interzellularsubstanz sowie die vermehrte Exsudation einer zell- und eiweißreichen Synovialflüssigkeit charakterisiert die 2. Phase der rheumatischen Entzündungen mit der Tendenz, in die sekundär chronische Form der Polyarthritis überzugehen. In der 2. Phase treten auch die für das rheumatische Geschehen typischen (Aschoffschen) Knötchen in der Synovialmembran und in der Umgebung gelenknaher Gefäße sowie, bei Herz-Beteiligung, im Herzmuskel und in den Herzklappen auf. Das zelluläre Element dominiert in den Knötchen über die Interzellularlymphe. Die wuchernden polymorphkernigen Zellen sind in Rosettenform um ein nekrotisches Zentrum gelagert; ein charakteristisches Bild für die überformende, überstrukturierende Tätigkeit des Empfindungsorganismus. Die Dissoziation von zellulärer, formativer Tätigkeit (Empfindungsorganismus) und interzellulärem mesenchymal-fließendem Lebensprozeß (Bildekräfte-Organismus)[5] wird begünstigt durch eine konstitutionelle Schwäche des Wärmeorganismus, der im gesunden Zustand das harmonische Gleichgewicht von Abbau und Aufbau zu halten vermag. Beim Übergang in die sekundär chronische Polyarthritis wirkt die sich verselbständigende, im Zustand der Übervitalität befindliche (und nicht voll individualisierte) Interzellularlymphe auf den Empfindungsorganismus im Sinne einer permanenten Eigenirritation. (Das verselbständigte Mesenchym als permanentes Antigen.) So erscheint es verständlich, daß nach Abklingen eines sogen. Primärinfektes (z. B. entzündlich-ödematöse Tonsilitis) auch nach gründlicher Herdsanierung der rheumatische Gelenkprozeß sich gleichsam verselbständigt und in die chronische Form übergeht.

----

[5]    *s. Fußnote auf Seite 181*

# Das klinische Bild des rheumatischen Fiebers

## Die rheumatische Konstitution

Aus dem Vorangegangenen wird es verständlich, daß die Disposition zum rheumatischen Fieber wesentlich auf einem konstitutionellen Faktor beruht. 40% aller an akuter Polyarthritis Erkrankten kommen aus Allergiker-Familien mit Neigung zu Urtikaria, Asthma, Ekzem[10]. – Das rheumatische Fieber tritt am häufigsten zwischen dem 9. (7.) und 11. Lebensjahr auf (50% unter 10 Jahren). Ein zweiter Gipfel liegt zwischen dem 14./15. und 24. Lebensjahr[11], wobei es nicht in jedem Fall sicher ist, ob es sich dabei um eine Erst- oder Zweiterkrankung handelt, da die Ersterkrankung so gut wie unbemerkt und fast symptomlos verlaufen kann. Diese Ungewißheit besteht in noch höherem Maße bei Erkrankungen nach dem 24. Lebensjahr. Man kann jedoch sagen, daß es sich beim rheumatischen Fieber um eine ausgesprochene Erkrankung des kindlichen und jugendlichen Organismus handelt. Obwohl im Kindesalter bezüglich der Häufigkeit kein Unterschied zwischen dem männlichen und weiblichen Organismus besteht – was ja auch ohne weiteres einleuchtet – ist nach Abschluß der Reife das weibliche Geschlecht häufiger befallen. Beides, die Disposition des kindlichen und im späteren Leben des weiblichen Organismus, weist auf die Dominanz des mesenchymal-lymphatischen Lebensorganismus als einen konstitutionellen Faktor hin. Dabei ist aufmerksamen Beobachtern immer wieder aufgefallen, daß der kindliche Habitus in der körperlichen Konstitution, vor allem aber auch physiognomisch nach der Pubertät und später (24. bis 40. Lebensjahr) überwiegt. Das Gesicht ist glatt, die Haut eher gespannt, von geringer Mimik und kindlichem Ausdruck. (Auf verwandte körperlich-konstitutionelle und psychische Merkmale bei der primär-chronischen Arthritis sei an dieser Stelle nur hingewiesen)

*Das rheumatische Fieber ist eine typische Erkrankung der Kinder und Jugendlichen, Allergiker-Familien prädisponiert*

---

[10]) H. Ewerbeck: *Die Rheumatosen im Kindesalter.*
*Klinik der Gegenwart Bd. VIII, S. 447, Verlag Urban u. Schwarzenberg*

[11]) P. F. Matzen: *Handbuch der Orthopädie, Bd. I, S. 660.*
*Georg-Thieme-Verlag, Stuttgart 1957*

Vom 7. Lebensjahr an werden bei gesunder Entwicklung nach und nach Lebenskräfte (Bildekräfte-Organismus)[5] frei als Grundlage der jetzt verstärkt einsetzenden intellektuellen Fähigkeiten (Schulreife). Bei der rheumatischen Konstitution ist dieser Übergang im Bildekräfte-Organismus von der organischen Aufbauphase (Embryonalentwicklung, leiblicher Aufbau der ersten sieben Jahre) in die Bewußtseinsphase des erwachenden Intellekts unvollständig. Der embryonal-kindliche Zustand persistiert. Der seelische Individualisierungsvorgang, der mit dem 9. Lebensjahr normalerweise einsetzt und in die Pubertät führt, hat bis dahin die mesenchymal-lymphatischen Aufbaukräfte nicht in genügendem Umfang in Anspruch genommen und eingegliedert (individualisert). Die Dissoziation beider Prinzipien, von der weiter oben gesprochen wurde, tritt ein. Körperliche und seelische Entwicklung gehen bis zu einem gewissen Grade eigene Wege. In dieser kritischen Situation genügen oft geringe Irritationen von außen, um das rheumatische Fieber, d. h. die überkompensatorische Aktivität des Empfindungsorganismus und der Ich-Organisation auszulösen.

*Die Befreiung von Bewußtsein in der kindlichen Entwicklung gelingt nur unvollständig*

Im Kleinkindesalter spielt sich der rheumatische Prozeß so gut wie ausschließlich am Herzen ab (Myokarditis, Pankarditis, Endo-(Peri-)karditis). Der Bewegungsorganismus ist noch im Herzen lokalisiert. Vom 7. Lebensjahr an ergreift der junge Mensch normalerweise voll und ganz seine Gliedmaßen; der Bewegungssinn ist erst jetzt vollständig ausgebildet, der Gliedmaßenorganismus ganz individualisiert, und die bis dahin vorwiegend noch embryonal-mesenchymale Aufbauphase ist abgeschlossen. Von jetzt an treten deshalb auch die polyarthritischen Erscheinungen hinzu, die im höheren Lebensalter gegenüber der Endokarditis ganz in den Vordergrund rücken.

*Metamorphose des rheumatischen Prozesses mit dem Lebensalter*

### Symptomatologie und Verlauf

Neben dem für das rheumatische Fieber wesentlichen konstitutionellen Faktor spielt das auslösende Moment eine zwar untergeordnete, jedoch nicht zu übersehende Rolle. Der konsti-

*Auslösende Faktoren*

---

[5]   *s. Fußnote auf Seite 181*

188

tutionell schwache Wärmeorganismus wird durch Auskühlung (mangelnde »Nestwärme«, seelische Auskühlung und dadurch bedingte Inkarnationsschwäche) und durch naßkalte Witterung (Februar bis Mai häufigster Krankheitsbeginn) weiter geschädigt. Hinzu kommen vielfach ungünstige Ernährungsgewohnheiten (stark gewürzte, eiweißreiche Kost). So gut wie immer werden die ersten Anfälle durch eine einmalige oder wiederholt mit virulenten ß-hämolysierenden Streptokokken der A-Gruppe einhergehende Entzündung des Nasen-Rachen-Raumes ausgelöst. 8-14 Tage nach einer entzündlich-ödematösen Tonsillitis (seltener bei Nasennebenhöhlenaffektion und anderen lokalen Entzündungsherden) treten, zusammen mit mittlerem bis hohem Fieber (38-40° C), manchmal nur leichte, meist aber heftige Schmerzen in mehreren Gelenken auf. Diese können in wenigen Tagen auf weitere Gelenke übergreifen, jedesmal begleitet von erneutem Fieberanstieg. Beginn meist in den Knien, dann Sprunggelenke, später auch die kleinen Gelenke wie Hand-, Ellbogen-, Kiefergelenke, schließlich Schlüsselbein- und Wirbelgelenke (bei Spondylarthritis der Halswirbelgelenke Differentialdiagnose: Meningitis). Die Rippenknorpel und gelenknahen Muskeln sind häufig ebenfalls beteiligt. Die Gelenkerscheinungen können so flüchtig sein, daß die Diagnose nicht gestellt wird, aber auch so heftig, daß die Gliedmaßen wie gelähmt erscheinen und man zunächst an eine Poliomyelitis denken könnte. Eine Nerven-Beteiligung (Nervus opticus, facialis, oculomotorius, trigeminus) bzw. eine Polyneuritis als Komplikation liegt durchaus im Bereich der Möglichkeit.

Die Gelenkkonturen sind mehr oder weniger verstrichen, die darübergelegene Haut ist glänzend und wärmer als die Umgebung. Die Schmerzen zwingen zur absoluten Ruhigstellung. Bei Kindern Beginn häufig mit Erbrechen und Leibschmerzen als Ausdruck der Dissoziation von Bildekräfteorganismus und Empfindungsorganismus (Differentialdiagnose: Appendizitis). Anhaltender, säuerlich riechender Schweiß am ganzen Körper ist charakteristisch (Überaktivität des Empfindungsorganismus; Niere!), BKS stark erhöht; Blutbild: sekundäre Anämie, Leukozytose 12-15000, Linksverschiebung der Myelozyten; im Serum

Erhöhung der Globuline. Auf die Niere ist stets zu achten; sie ist der Ort der Eiweiß-Umwandlung, -Sensibilisierung und -Individualisierung. Auf der Höhe der Erkrankung ist sie stets mit Albuminurie, mikroskopischer Hämaturie und hyalinen Zylindern am »Aufstand des Mesenchyms« beteiligt. Nach Schwere und Verlauf unterscheidet man eine Synovitis (Entzündung und Schwellung nur der Synovialmembran) von der eigentlichen Arthritis, bei der auch der Gelenkknorpel entzündlich verändert ist mit Ödem der Gelenkkapsel und des periartikulären Gewebes, Schwellung und Rötung des Gelenkknorpels. Die Synovialmembran ist dann hyperämisch aufgelockert; Aschoffsche Knötchen in der Synovialmembran, in Muskeln und Sehnen der Gelenkumgebung. Bei ungünstigem Verlauf kann es nach Abklingen des entzündlichen Gelenkergusses entweder zu schwieliger Verdickung der Gelenkkapsel und Ersatz des zerstörten Knorpels durch Faserknorpel, weiterhin zu rezidivierenden, serösen, durchsichtigen Gelenkergüssen ohne Fieber oder zu Gelenkkapselschrumpfung kommen. Kapselphlegmone und Panarthritis sind ernste Komplikationen, auf die wir hier nicht eingehen können.

### Hauterscheinungen

Bei Kindern findet man vielfach das zart bläulich-rote *Erythema anulare* vorwiegend am Rumpf, bei Erwachsenen häufiger das livid-rötliche, leicht erhabene *Erythema nodosum,* die Tibiaseite der unteren Extremitäten bevorzugend; seltener das *Erythema multiforme* und *Urtikaria* (Purpura rheumatica). Bei Kindern treten oft erbsengroße reversible Knötchen unter der Haut symmetrisch an gelenknahen Sehnen und am Periost auf. Im akuten Stadium kann es in seltenen Fällen ebenfalls im Kindesalter zu Nackensteifigkeit, Bewußtseinstrübung und zu Bewegungsstörungen im Sinne der Chorea minor kommen. Auch diese Komplikationsmöglichkeiten bestätigen die Universalität der Bindegewebsveränderungen beim rheumatischen Fieber (der Liquor ist dabei so gut wie unverändert).

**Myo- und Endokarditis** ist im Kleinkindesalter – wie schon erwähnt – die häufigste Form des rheumatischen Fiebers. Symptomatologie: relativ zum Fieber rascher, unregelmäßiger Puls, Extrasystolen. Systolische Herzgeräusche sind anfangs schwer zu beurteilen, auch das EKG sagt meist nicht viel aus. Die Endokarditis führt in der Mehrzal der Fälle zu Mitralstenose (mit Insuffizienz), in zweiter Linie zu Aorteninsuffizienz. Das rechte Herz ist charakteristischerweise selten befallen. Die beginnenden Anzeichen einer Herzinsuffizienz (livide Lippen bei großer Blässe, Dyspnö, Oppressionsgefühl) führen u. U. erst zu der Diagnose »rheumatische Karditis«.

**Dauer des akuten rheumatischen Fiebers** 3-6 Wochen, seltener über mehrere Monate; Rezidive und Anfälligkeit oft noch nach Jahren. 20% der Rezidive und etwa 4% der Ersterkrankungen gehen unmittelbar in die sekundär-chronische Form über (Fokalbelastung?). Die universelle Beteiligung des Mesenchyms beim rheumatischen Fieber liegt auch dem *Reiterschen-Syndrom* zugrunde: Beginn mit Urethritis, Konjunktivitis, dann Iridozyklitis, Iridochorioiditis, Keratitis und Polyarthritis. Komplikationen: Pleuritis, Perikarditis, Nephritis, Enzephalitis mit Beteiligung des lymphatischen Systems. Der Reiterschen Erkrankung geht meist eine bakterielle Dysenterie (Bakterienruhr) voraus. Daher auch die Bezeichnung Ruhr-Rheumatismus bzw. Polyarthritis enterica. Die Schleimhäute sind mitbeteiligt (Urethritis, auch Kolpitis, Stomatitis, Gingivitis, Parodontitis). Die Haut zeigt im späteren Verlauf nicht selten urtikarielle oder bläschenartige Exantheme. Die Polyarthritis entwickelt sich nach geringen, lokalen Entzündungen mit wenigen Tagen Abstand. Sie kann sich über Wochen und Monate hinziehen und in chronische Verlaufsformen, auch in eine Spondylarthritis (Bechterew) übergehen.

Reiter-Syndrom

191

# Die Therapie des rheumatischen Fiebers mit WALA-Präparaten

## Allgemeine Maßnahmen

Äußere Maßnahmen

Sorge für gleichmäßige Wärme mit Hilfe von Wärmflaschen (wenn möglich aus Kupfer); kein elektrisches Heizkissen! Einhüllen der befallenen Gelenke in Wolle; bei Unverträglichkeit von Wolle: Naturseide (keine Baumwolle oder Kunstseide, kein Nylon- oder Perlongewebe!). Zweimal taglich Abreiben des Rumpfes und der nichtbefallenen Glieder mit körperwarmer, verdünnter **Equisetum-**, **Prunus-** oder **Arnika-Essenz** (WALA) oder mit Salbei-Aufguß (evtl. mit Zitrone oder Essig schwach angesäuert); anschließend gut trockenreiben!

Diät: Knappe Mahlzeiten; kein tierisches Eiweiß, keine Hülsenfrüchte; salzarme, Vitamin-C-reiche Kost.

Täglich Vollreis. Gekochtes Gemüse ohne Mehlsoße, Gemüse-Brühe. Salate mit kaltgepreßtem Oliven-, Lein- oder Sonnenblumenöl und mit Zitrone, frischem Sauerkrautsaft, Joghurt oder saurer Milch angemacht. Vitamin-C-reiches Obst. Demeter-Vollkornbrot oder -Knäckebrot; wenig Butter oder Diäsan; täglich 1-2 Eßlöffel frischen Quark. Honig, keine Konfitüre, kein Zucker.

Getränke: 3-5 x täglich 1 Tasse heißen Tee aus Birkenblättern, Weidenblättern, Hagebutten, Schachtelhalm – jeweils einzeln oder in Mischung – im Wechsel mit Johanniskraut, Wacholder, Holunderblüten, Salbei. 1-2 Tassen frische, körperwarme Milch (nicht gekocht). Ferner Säfte, z. B. Zitronensaft, Sanddornsaft, **Schlehen-Elixier** (WALA) und - als Heißgetränk - **Holunderblüten-Elixier** (WALA) zur Anregung der Niere.

Bei Neigung zu Rezidiven oder chronischem Verlauf vorübergehend eine Woche strenge Rohkost unter Vermeidung sämtlicher (!) Milchprodukte, dabei – wie oben – heiße Getränke und heiße Gemüsebrühe. Alle Speisen nur gedämpft, keine Pfannengerichte; Öle erst zu den fertig gekochten Speisen hinzugeben!

## Medikamentöse Behandlung

Die Therapie ergibt sich aus der hyperergischen Reaktion des mesenchymalen Gewebes im allgemeinen und der Gelenke, Sehnen und Muskeln im besonderen sowie aus der rheumatischen Konstitution und den mit ihr zusammenhängenden Entwicklungsstörungen.

Unter gleichzeitiger Berücksichtigung der vorausgehenden ödematösen Entzündungen im Nasen-Rachen-Raum ergibt sich folgende Anfangstherapie:

**Apis ex anim. Gl D 30** (WALA) – täglich 1 Injektion subkutan zusammen oder im Wechsel mit **Argentum/Quarz** (WALA). Anstelle von Argentum/Quarz kann auch in den ersten Tagen **Argentum nitricum comp.** (WALA) oder **Echinacea/Argentum** (WALA) gegeben werden, evtl. zusammen mit **Quarz D 30**. Es empfiehlt sich außerdem, Echinacea/Argentum in den ersten Tagen innerlich – 3-4 x täglich 5 Globuli – zu geben.

Die spezielle Behandlung der akuten Polyarthritis leiten wir ein mit dem Präparat **Betula/Arnica comp.** (WALA): zu Beginn täglich 1 Injektion subkutan und zweistündlich 5 Globuli innerlich; bei starkem Gelenkexsudat und großer Schmerzhaftigkeit außerdem täglich 1 Injektion **Bryonia/Stannum** (WALA) und zweistündlich 5 Globuli innerlich (im Wechsel mit Betula/Arnica comp.).

Die Therapie der *sekundär-chronischen Polyarthritis* ist im wesentlichen die gleiche. Zu berücksichtigen ist der familiär-konstitutionelle Zustand. Die weiter oben geschilderte Entwicklungsstörung kann mit Präparaten wie **Ovaria/Argentum** bzw. **Testes/Argentum**, jeweils eventuell im Wechsel mit **Hypophysis/Stannum**, beeinflußt werden. Neben der Basis-Therapie mit **Betula/Arnica comp.** sind als weitere Heilmittel u. U. **Salix purpurea e cortice et foliis D 3** und **Viscum Mali e planta tota D 5 - D 15** unentbehrlich.

# Beiträge zum Verständnis der therapeutischen Wirksamkeit der empfohlenen Präparate

## Apis ex animale

Wie auch aus dem homöopathischen Arzneimittelbild ersichtlich, ist Apis in Hochpotenz das Mittel der Wahl bei allen allergischen Bindegewebsquellungen (Quinckesches, angioneurotisches Ödem, Exsudate der Gelenke), besonders solchen mit rasch entstehenden, blassen Quaddeln bis zu flächenhaften ödematösen Schwellungen der Kutis, Subkutis und der Schleimhäute. Das Apis-Vergiftungsbild (»Wärmegift«) weist auf die blaßpastöse Nierenkonstitution hin mit geringer Urinausscheidung und Neigung zu Eiweißüberempfindlichkeit und hyperergischen Reaktionen. Auch die ausgesprochene Wärmeunverträglichkeit ist charakteristisch für die Apis-Konstitution, der ein schwacher, nicht sehr anpassungsfähiger Wärmeorganismus zugrunde liegt (Hauptsymptom: Bedürfnis nach Kühle). Schon geringe Wärmestauung, z. B. heißes Bad, überheiztes Zimmer, können zu schweren paradoxen Kreislaufstörungen und Atemnot führen.

## Argentum nitricum comp.

1 ml Injektionslösung enthält

| | | |
|---|---|---|
| Eucalyptus e foliis ferm 33d | Ø | 0,05 g |
| Thuja e summitatibus ferm 33e | D 2 | 0,10 g |
| Chlorophyceae ferm 33e | D 2 | 0,10 g |
| Echinacea e planta tota ferm 33c | D 2 | 0,10 g |
| Argentum nitricum | D 19 aquos. | 0,10 g |

10 g Globuli enthalten

| | | |
|---|---|---|
| Eucalyptus e foliis ferm 33d | Ø | 0,50 g |
| Thuja e summitatibus ferm 33e | D 2 | 0,10 g |
| Chlorophyceae ferm 33e | D 2 | 0,10 g |
| Echinacea e planta tota ferm 33c | D 1 | 0,10 g |
| Argentum nitricum | D 19 aquos. | 0,10 g |

*Hinweis:*
Das Injektionspräparat ist intramuskulär zu applizieren.

Im akuten Stadium des rheumatischen Fiebers, in dem mit einem toxisch-allergischen Fokalgeschehen (Streptokokken) gerechnet werden muß, ist das Präparat Argentum nitricum comp. therapeutisch von besonderer Bedeutung; aber auch im weiteren Verlauf, vor allem im Zusammenhang mit erneutem Fieberanstieg und Übergreifen der Arthritis auf bis dahin unbeteiligte Gelenke, kann es erfolgreich eingesetzt werden. Neben seiner Argentum-Wirkung hat es eine besondere Beziehung zum Urogenitaltrakt. Das Präparat entfaltet daher vor allem im pathologischen Zusammenhang von Tonsillitis und Pyelonephritis seine Wirkung.

*Eucalyptus e foliis:* Im Eukalyptusbaum haben sich die mineralisierenden, verdichtenden (verholzenden) Kräfte durchdrungen mit starken Wärme- und Lichtqualitäten. Die Pflanze zeichnet sich gleichzeitig durch ein erhebliches Wasseranziehungsvermögen aus. (Sie vermag durch die ungewöhnliche Saugkraft ihrer Wurzel sumpfigen Boden zu entwässern.) Im menschlichen Organismus regt das ätherische Öl die Wasserausscheidung an, indem es die Durchwärmung und Durchgestaltung der Organe aktiviert. So ist auch die entquellende und antirheumatische Wirkung von Eukalyptus-Zubereitungen zu verstehen. – Eucalyptus verursacht in starker Dosierung nephritische und rheumatische Symptome (vergl. Homöopathisches Arzneimittelbild).

*entquellende Wirkung*

*Thuja e summitatibus:* Das Arzneimittelbild zeigt vielfach paradox erscheinende Symptome: stoffwechselbetonte, schwammig-lymphatische Konstitution mit Neigung zu venösen Stasen bei gleichzeitig trockener, schuppiger Haut, weichen oder auch brüchigen, verkrüppelten Nägeln, trockenen, gespaltenen Haaren. Neben diesem unbelebten Hautbild besteht eine für Thuja typische Neigung zu epithelialen Wucherungen: Warzen, Kondylome, Epitheliome (Papillome), Polypen. Zur Thuja-Konstitution gehört außerdem eine Verdauungsschwäche. Die aufgenommene Nahrung wird ungenügend abgebaut, daher Neigung zu Dyspepsie, Gastroenteritis, wechselnden Stühlen (Durchfall und Verstopfung

*Pflanzensignatur und Heilmittelwirksamkeit: Eindämmung des wuchernden Lebensprozesses*

alternierend), Fettunverträglichkeit. Die Lebens- und Gestaltungsprozesse (Bildekräfteorganismus) ziehen sich sowohl aus der inneren wie aus der äußeren Peripherie (Magen-Darm-Trakt und Haut) zurück. Ein Zustand, wie wir ihn im Zusammenhang mit der Pathologie des Bindegewebes und der rheumatischen Konstitution bereits besprochen haben. Dadurch ist der Übergang aus der Lebenszone der Haut in die leblosen Hautanhangsgebilde (Epidermis, Nägel, Haare) unvollständig und unharmonisch. Ähnliche Verhältnisse spielen sich im Magen-Darm-Trakt bei der Verdauung ab. Ganz allgemein wird die physische Substanz entweder zu wenig belebt oder in den wuchernden Lebensprozeß selber mit einbezogen. Als Angehöriger der stark durchformten Nadelbaumgewächse zeigt der Lebensbaum eine der Thuja-Konstitution verwandte Einseitigkeit. Er läßt es nicht zur Nadelbildung kommen, sondern entwickelt flache, wie primitive Farnwedel aussehende, aufgefiederte »Nadelschuppen«. Sogar die Zweigenden werden der Verholzung entzogen und nehmen Blattcharakter an. Die Thuja überkompensiert die mineralisierende Formkraft der Nadelholzfamilie durch ihre wuchernde Lebenskraft. Die Eigentümlichkeit der Nadelhölzer: die Betonung der Form im Zusammenhang mit der Wärmequalität der ätherischen Öle wird durch die Vitalität und den Saftreichtum der Thuja weitgehend aufgehoben. Im Sinne der Homöopathie wird durch Thuja als Medikament der einseitig zügellos wuchernde Lebensprozeß im Bereich der physischen Organisation, wie wir ihn bei hyperergischen, entzündlichen Gewebereaktionen sehen, harmonisiert. Der Infektionsbereitschaft liegen ähnliche Verhältnisse zugrunde, wie wir sie bei der Thuja-Konstitution beschrieben haben. Die Lebensprozesse reagieren auf den Einbruch artfremden Lebens mit überschießender Heftigkeit und der Tendenz, die physischen Organformen aufzulösen. Auch hier ist Thuja angezeigt.

*Chlorophyceae* (Grünalgen). Die Algen stehen als primitve und undifferenzierte, (wurzel- und blütenlose), aber eiweißreiche Chlorophyllbildner in der Evolutionsreihe der Pflanzen an unterer Stelle. Wo Feuchtigkeit und Licht zusammenkommen, entfalten sie ihre wuchernde Vitalität. – In potenzierter Form wirken sie als Heilmittel auf eine sich im Organismus verselbständigende oder von außen eindringende, zu wenig differenzierte Vitalität (Bakterien).

*Echinacea e planta tota* aktiviert und regeneriert das mesenchymale Gewebe (Leukozyten-Vermehrung nach Injektion) und verstärkt damit auch die phagozytäre Aktivität des retikulo-endothelialen Systems (Kupffersche Sternzellen, Histiozyten, Leukozyten). In potenzierter Zubereitung dämmt Echinacea die Übervitalität des Mesenchyms ein und kann in höheren Potenzen (D 10 - D 20) geradezu als Antirheumatikum und Antiallergikum gelten. Als »Rheumamittel« kommt es – in höheren Potenzen  allerdings erst bei chronischem Verlauf und vor allem bei der primärchronischen Polyarthritis infrage.

*Argentum nitricum* siehe Schilderung von »Argentum« beim nachfolgend besprochenen Präparat Argentum/Quarz

## Argentum/Quarz

1 ml Injektionslösung bzw. 10 g Globuli enthalten je 0,1 g

| | |
|---|---|
| Argentum metallicum | D 19 aquos. |
| Quarz | D 29 aquos. |

*Argentum* hat eine ausgesprochene Beziehung zum Flüssigkeitsorganismus, zu den Lebensprozessen und damit zum embryonalen Gewebe und den krankhaften, serös-exsudativen Vorgängen – nicht zuletzt zu den Gelenkknorpeln, zur Synovialmembran und zu den Sehnen. Seine bakterizide Oberflächenwirkung ist bekannt. Im Sinne der homöopathischen Ähnlichkeitsregel ist Silber in der Lage, das überquellende, serös-lymphatische Mesenchym zu kompensieren und die reaktive Entzündung zurückzudämmen.

*Quarz* wirkt strukturierend (entquellend) und entzündungswidrig auf die Interzellularsubstanz, vor allem in der Peripherie der Organe, der Haut und der Schleimhäute (vergl. homöop. Arzneimittelbild »Silicea«).

Entzündungshemmende und strukturierende Wirkung

**Betula/Arnica comp.**

1 ml Injektionslösung enthält je 0,1 g

| | |
|---|---|
| Betula e foliis ferm 34e | D 3 |
| Betula e cortice, Decoctum | D 4 |
| Argentum metallicum | D 7 |
| Sulfur | D 5 |
| Formica ex animale Gl | D 7 |
| Arnica e planta tota ferm 33c | D 14 |

10 g Globuli enthalten

| | | |
|---|---|---|
| Betula e foliis ferm 34e | D 1 | 0,1 g |
| Betula e cortice, Decoctum | D 1 (= Ø) | 0,2 g |
| Argentum metallicum | D 7 | 0,1 g |
| Sulfur | D 5 | 0,1 g |
| Formica ex animale Gl | D 7 | 0,1 g |
| Arnica e planta tota ferm 33c | D 14 | 0,1 g |

Betula/Arnica comp. faßt die spezifisch antirheumatische Wirkung *anorganischer, tierischer-organischer* und *pflanzlicher* Heilmittel zusammen zu einem typischen Präparat zur Behandlung des rheumatischen Fiebers unter besonderer Berücksichtigung des allergisch-entzündlichen Zustandes der mesenchymalen Gewebe. Das krankhafte Verhalten der Wesensglieder – physischer Organismus, Bildekräfteorganismus und Empfindungsorganismus – zueinander beim rheumatischen Prozeß ist richtungweisend für die Zusammensetzung des Präparates. – Die Haut-Beziehung von Betula e cort. und Argentum, im weiteren Sinne auch von Sulfur, macht es verständlich, daß Betula/Arnica comp. sich auch bei den Hautkomplikationen, vor allem bei der Behandlung des sonst schwer beeinflußbaren Erythema nodosum, sehr bewährt hat.

*Betula e foliis, Betula e cortice.* Das Blatt der Weißbirke ist, in Substanz gegeben, ein bewährtes Diuretikum, in potenzierter Zubereitung ein Antirheumatikum. Es hat eine besondere Beziehung zur Eiweißbildung im Zusammenhang mit der Nierentätigkeit und als Heilmittel zu allen Eiweiß-Abbau- und

Positive Wirkung auf Eiweißabbau und Hauterscheinungen

198

-Umwandlungsvorgängen, wie sie durch die Niere physiologisch bewirkt werden oder sich – wie beim rheumatischen Fieber und der Gicht – in den noch wenig differenzierten plasmatischen Prozessen der mesenchymalen Organe, insbesondere der Gelenke, in pathologischer Weise abspielen. Das Birkenblatt ist derb, klebrig, reich an Harz und Gerbstoffen. Es bildet ätherisches Öl und Saponine. Die jungen Zweige sind mit warzigen Harzdrüsen besetzt. Die diuretische (Saponine) und lösende (Harz, ätherische Öle) Wirkung bei allen Ablagerungs- und Steinbildungstendenzen im Nieren-Blasen-Gebiet wird verständlich. – In der Rinde dagegen lagern sich vor allem Salze, Glukose, Pentosane, Gerbstoffe, Salizylate, ätherische Öle und Betulin-Kampfer ab. Betula e cort. hat als Heilmittel eine starke Beziehung zu allen allergisch-rheumatischen Hauterscheinungen (Ekzem, rheumatische Urtikaria, Erythema nodosum) sowie zu Ablagerungs- und sklerotischen Prozessen, wie Gicht und Arteriosklerose.

*Argentum* siehe Argentum/Quarz (S. 197)

*Sulfur* ist eines der bekanntesten und mit am häufigsten angewandten Heilmittel der Homöopathie. Der Schwefel hat eine ausgesprochene Beziehung zum Stoffwechsel (im Gegensatz zum nervenverwandten Phosphor, zu dem er in einem eindeutig polaren Verhältnis steht). Im Organismus spielt er bei der Eiweißbildung eine entscheidende Rolle. Er ist der Proteus, der Umwandler bei den mannigfaltigen Verdichtungs- und Auflösungsvorgängen des Protoplasmas, des substantiellen Trägers allen organischen Lebens. Ein gesteigerter Sulfur-Prozeß treibt die Stoffwechselwärme bis in die Peripherie der Sinnesorganisation (trockene Haut, Brennen – vergl. auch homöop. Arzneimittelbild); aber auch der Gelenkknorpel und die Synovialmembran nehmen an der entzündlichen Überaktivität des Sulfurprozesses teil (vergl. auch S. 4 über die Beteiligung des Schwefels am Aufbau der Knorpelsubstanz). Akute und subakute Polyarthitis vor allem der Knie gehören daher ebenfalls zum typischen Sulfurbild. In nicht zu tiefer Potenz (D 8, D 10) vermag Sulfur den überschießenden

Sulfur zügelt den überschießenden Eiweißaufbau

Eiweißbildungsprozeß zu zügeln und in ein harmonisches Verhältnis zu den Form- und Gestaltungsvorgängen im Bereich der Gelenke (und der Haut) zu bringen. Der Schwefel verstärkt die physiologisch-vitale Seite des Eiweißgeschehens (Stoffpol), während Phosphor dasselbe im Bereich des Nervensystems (Formpol) tut. (Nur nebenbei sei erwähnt, daß der Schwefel deshalb auch in niedrigen Potenzen (z. B. D 6) wie ein Schlafmittel wirkt). Die große Empfindlichkeit des Sulfurtypus gegen Kälte und naßkalte Witterung kennzeichnen schließlich den Schwefel als ausgesprochenes Rheumamittel. Beim sekundär-chronischen Gelenkrheumatismus (ohne wesentliche Temperaturerhöhung) wird Sulfur häufig in tieferen Potenzen zur Reaktivierung des Krankheitsprozesses gegeben.

*Formica ex animale.* Das wirksame Agens der Formica-Zubereitung ist die Ameisensäure. Man kann sie als das klassische Rheumamittel bezeichnen. Sie ist nicht nur bei der akuten bzw. primär und sekundär chronischen Polyarthritis, sondern auch bei der Arthrosis deformans ein bewährtes Heilmittel. Ameisensäure ist ein Produkt niederen tierischen Lebens. Im menschlichen Organismus vermittelt sie die Tätigkeit der seelischen Organisation im Bereich des Primitivgewebes. Man muß sich bei der Beurteilung der therapeutischen Wirksamkeit eines Naturproduktes wie der Ameisensäure stets Klarheit zu schaffen versuchen, wo im menschlichen Organismus physiologisch und biologisch verwandte Prozesse sich abspielen. Was die Ameisensäure draußen in der Natur bewirkt (Wiederbelebung abgestorbener Vegetation), vollzieht sich mit Hilfe der auch im menschlichen Organismus vorhandenen Ameisensäure beim Übergang vom lebendig-plasmatischen in den physisch-mineralischen Zustand. Im Bereich des

Formica bei Mineralisationstendenz des Bindegewebes

Knorpel- und Sehnengewebes ist der Empfindungsorganismus nur in wenig differenzierter, gleichsam »primitiver« Weise tätig. (Wir sagten schon, daß Gelenke und Sehnen als Organe des Bewegungssinnes aufzufassen sind.) In den typischen Sinnesorganen dagegen (z. B. Auge) tritt der Empfindungsorganismus als freie seelische Kraft über die Grenze des physischen Organs hinaus (Sehtätigkeit). Das Auge ist dementsprechend weitgehend entvitalisiert und dem physisch-mineralischen Zustand angenähert. Spielen sich ähnliche Vorgänge im Bereich des um einen Grad vitaleren Bindegewebes der Bewegungsorgane ab, so verlieren diese ihre Elastizität. Sie verfallen ebenfalls der Mineralisation. Hier greift die Ameisensäure an und gliedert den in pathologischer Weise aus der Organ-Periperhie wirkenden Empfindungsorganismus wieder in gesunder Weise in das gesamte Organ-Geschehen ein. Zum Formica-Arzneimittelbild gehören dementsprechend Gelenkschmerzen, allgemeines Erschöpfungsgefühl, Bewegungsdrang trotz großer Gliederschwäche und Verschlimmerung der Beschwerden, Neigung zu Lumbago und Herzstechen und in schweren Fällen zu Hämaturie und Albuminurie.

*Arnica e planta tota* hat einerseits eine starke Beziehung zum Kiesel und zum Licht (bevorzugter Standort: Urgestein, Hochgebirge), andererseits zu feuchtem Untergrund. Sie hält das Gleichgewicht zwischen starker Formkraft (Licht-Kieselwirkung) und einer stofflich-chemischen Aktivität, die bis an die Giftigkeitsgrenze heranreicht. Als Heilmittel hat Arnica die Möglichkeit, das gestörte Gleichgewicht zwischen Substanzabbau und Überformung (Nervenprozeß) einerseits und Substanzaufbau, Auflösung und Entzündung (Blutprozeß) andererseits wiederherzustellen. Der Ort ihrer therapeutischen Wirksamkeit ist deshalb auch das »Mittelgewebe« (Mesenchym), insbesondere im Bereich des Nerven-Sinnes-Systems und des gesamten Bewegungsorganismus. Sie wirkt von der Mitte aus sowohl auf den Nervenprozeß als auch auf das Blut. Damit ist sie zugleich ein Heilmittel bei allergischen Gelenk- und Hautreaktionen. Die bekannte und nicht selten beobachtete Arnika-Überempfindlichkeit bestätigt die o. a. Signatur: unvermitteltes Ineinandergreifen von Formkraft und Chemismus, wobei die Mitte (Blatt und Stiel) eine gewisse gedrungene Massigkeit mit dem Formprozeß (Kieselhaare) vereint. Das mittlere System der Pflanze kommt nicht zur vollen Entfaltung. – Dem Allergie-Geschehen liegen die gleichen Verhältnisse zugrunde.

Arnica vermittelt Blut- und Nervenprozeß

201

**Bryonia/Stannum**

1 ml Injektionslösung / 10 g Globuli enthalten je 0,1 g

| | |
|---|---|
| Bryonia e radice ferm 33b | D 2 |
| Stannum metallicum | D 9/D 5 |

Dieses Präparat ist neben Betula/Arnica comp. vor allem dann unentbehrlich, wenn große Schmerzhaftigkeit, Exsudat-Bildung in den Gelenken und lokale Entzündungen mit seröser Beteiligung im Vordergrund stehen. Ein akuter rheumatischer Gelenkerguß (auch Gichtanfall) kann sowohl subjektiv als auch objektiv schon nach einer oder wenigen Injektionen von Bryonia/Stannum vorübergehend oder endgültig abklingen.

*Bryonia e radice.* Zu den Kürbisgewächsen gehörig, konzentriert die Zaunrübe ihren Saftreichtum in ganz extremer Weise in der rübenförmigen, in ihrer Gestalt an die Mandragora-Wurzel erinnernden mächtigen Wurzel. Dem Gesetz der Kompensation entsprechend, treten die Blüten und der dünne, sich hochwindende Stengel an Bedeutung völlig zurück. Das Prinzip der Cucurbitaceen, im Stengel-, Blatt- und vor allem im Fruchtbereich wässrig formlose Auftreibungen zu bilden (Kürbis), ist hier in die Wurzel verlagert. Wärme und Licht haben nur wenig Anteil an der Durchgestaltung dieser Heilpflanze. Die physisch-wässrige, plumpe Wurzel mit ihrem intensiven Chemismus dominiert. Damit ist die grundsätzliche Beziehung zum Nervensystem und verwandten Organen, wie den sensiblen serösen Häuten, gegeben. Das Bryonia-Arzneimittelbild weist in erster Linie auf einen gestörten, lokalisiert aus dem lebendig-plasmatischen Zusammenhang herausfallenden Flüssigkeitsprozeß hin (Exsudate und Transsudate der serösen Häute, der Pleura, der Synovialmembran, in seltenen Fällen des Perikard, des Peritonaeum – dann vor allem im Bereich von Gallenblase und Appendix sowie der Ventrikel: Hydrozephalus). Die Leber als das beherrschende Organ des Flüssigkeitsorganismus ist der Hauptangriffspunkt der Bryonia-Wirkung. Leberstörungen mit

Bryonia bei
Gelenkerguß
und Bewegungs-
verschlimmerung

spastischer Obstipation bei typisch biliös-reizbarer, nervös magerer Konstitution und starkem Bedürfnis nach Ruhe und Wärme reagieren auf Bryonia. Das Vergiftungsbild zeigt neben der stark reizenden Wirkung auf die Schleimhäute des gesamten Verdauungstraktes die oben erwähnte besondere Beziehung zum Nervensystem im Sinne einer Übersteigerung des Nerven-Prozesses (Erregung, Krämpfe bis zur Lähmung). Der stechende Schmerz bei Bewegung, blaß-rote, zur Anschwellung neigende Haut erleichtern die Mittelwahl – wobei allerdings zu sagen ist, daß nicht nur das Arzneimittelbild über die Wirksamkeit entscheidet: Jeder Krankheitsprozeß ist an sich etwas Typisches; er kann ebenso als selbständiges Geschehen betrachtet werden wie der in der Heilpflanze zum Ausdruck kommende typische – und darin einseitige – Naturprozeß.

*Stannum* wirkt als Heilmittel im Sinne des Bildekräfteorganismus ordnend und gestaltend auf die Flüssigkeitsprozesse im Menschen. Alle Organbildung geht aus dem flüssigen Protoplasma hervor. In ihm wirken die plastischen (gestaltenden) Kräfte, die funktionell mit der Hypophyse, organisch mit der Leber im Zusammenhang stehen. Organe, die wie der Knorpel (auch Gelenkkapseln, Bänder, Sehnen und vor allem die Muskulatur) in einem mittleren Zustand zwischen fest und flüssig sich befinden, sind charakteristische Bildungen des im menschlichen Organismus tätigen Stannum-Prozesses.

Stannum bei Versprödungsneigung des Bindegewebes und Organdysplasien

Das Stannum-Metall selbst hat das Bestreben, in einem ähnlichen plastischen Zustand zu verharren. Es ist leicht schmelz- und legierbar (Lötmetall). Trotz seiner kristallinen Struktur ist es von weicher, geschmeidiger Konsistenz. Es ist zugleich formbar und geformt (kristallin). Bei Erwärmung über 161° C wird es zunächst spröde; bei Abkühlung unter 13° C zerfällt es (Zinnpest). Dieses Verhalten erinnert an destruktive Vorgänge am Gelenkknorpel bei Arthritis und an deformierende Prozesse bei der Arthrosis deformans. Das homöopathische Arzneimittelbild – Bänderschwäche, Turgor- und Flüssigkeitsverlust der Gewebe, Eingeweidesenkung, Obstipation – wird erweitert auf alle Organdysplasien sowohl während der

Entwicklung als auch bei der Bewahrung des Gleichgewichtes von Flüssigkeitsgehalt (Plastizität) und Formgestalt der Gewebe im allgemeinen und der knorpeligen Gelenküberzüge, der Gelenkkapseln, Sehnen und der Muskulatur im besonderen.

## Salix purpurea e cortice et foliis

In der Rinde der Salix-Arten lagern sich vor allem Gerbstoffe und Salizylsäure in *glykosidischer* Bindung ab; darüber hinaus weisen die flüchtigen aromatischen Salizylsäure-Ester im Bereich der Blätter und Blüten hin auf die große Spannweite des Salix-Prozesses: von den Wärme-Licht-Wirkungen des Umkreises bis hinunter in die feuchten Tiefen des Erdreiches[12]. Dies entspricht auch der Signatur der Weidenarten, der durchlichteten Baum- und Strauchformen mit ihren lanzettartigen oder mehr rundlichen, oft klein-gezähnten, unterseits seidenhaarigen Blättern; die Wurzeln dringen bis ins sauerstoffreiche Grundwasser vor. Salix ist, ähnlich wie Betula, ein ausgesprochenes Nieren-Heilmittel. Als solches greift es tief in den lymphatischen Lebensprozeß vor allem der mesenchymalen Organe ein. Übervitalität, allergisch-ödematöse Quellungsvorgänge im Bereich der Bindegewebsorgane, der Synovialhäute, des Endo- und Perikard, der Herz- und Skelettmuskulatur werden durch den Salix-Prozeß durchformt und bis zu einem gewissen Grade entvitalisiert (Sinnesorgan-Prozeß). Die weiter oben geschilderte Individualisierung der interzellulären Lymphe wird angeregt. Damit verstärkt Salix zugleich den physiologischen Nierenprozeß[13]. Die richtige Eingliederung des Empfindungsorganismus im Nierengebiet und darüber hinaus in den Eiweißprozeß überhaupt ist die Domäne der Salixwirkung.

*Formung des Lymphprozesses im Bindegewebe*

---

[12]) W. Pelikan: *Heilpflanzenkunde, Bd. II.*
*Philosophisch-Anthroposophischer Verlag, Dornach/Schweiz*
[13]) H. H. Vogel: *Die Niere. Enthalten in »Die vier Hauptorgane«*
*Verlag Natur · Mensch · Medizin, Bad Boll 1995*

## Viscum Mali e planta tota

Während z. B. Salix zwischen Übervitalität und Mineralisie-
rungstendenz der lebenden Substanz vermittelt, greift Viscum
in den stagnierenden Lebensprozeß selbst ein und schließt
ihn wieder an die rhythmisch atmenden Auf- und Abbauvorgänge an. Stauungen und Stasen im Lymph-Liquor-System
der Bewegungsorgane, des Synplasmas des Herzmuskels, der
Skelettmuskulatur, der Lymphströme im Bereich der Gelenke
sind in unserem Zusammenhang die wesentlichen Indikationen für Viscum. In der Sprache der Homöopathie ausgedrückt, ist Viscum das »Simile« des aus dem rhythmischen
Gesamtgeschehen herausfallenden und sich aufstauenden
Lymph-Liquor Prozesses (Myogelosenbildung, Rheumaknötchen, »Pseudo-Sinnesorganbildung« in der Muskulatur). Vom
Gesichtspunkt der Viscum-Wirkung ist somit das rheumatische Geschehen im weiteren Sinne zum Zustandsbild der
Präkanzerose zu rechnen. Auch die morphologisch-patholo-
gischen Vorstadien des Myokard-Infarkts gehören hierher, so
daß ihre Therapie mit Viscum-Potenzen (D 15, D 8, D 6) verständlich wird. Die Viscum-Wirkung auf das Mesenchym
(retikuloendotheliales System) mit einer erheblichen Aktivierung der Leukozyten-Ausschwemmung ist bekannt.

*Viscum zur Lösung von »Pseudo-Sinnes-organbildungen«*

205

## Zusammenfassung

Das rheumatische Fieber (akute und sekundär chronische Polyarthritis) wird in der vorliegenden Arbeit als Systemerkrankung
des Bindegewebes behandelt, wobei der Begriff »Bindegewebe«
von der Entwicklungsgeschichte her eine Erweiterung erfährt.
Auf die Bedeutung der in ständigem Fließen befindlichen interzellulären Lymphe (Interzellularsubstanz) für das rheumatische
und allergische Geschehen wird – entgegen der seit Virchow
vorherrschenden Auffassung von der Zelle als Lebenseinheit –
besonderes Gewicht gelegt.

Die tatsächliche
Ätiologie der
rheumatischen
Konstitution

Die rheumatische Konstitution, bzw. die Erkrankungsbereit-
schaft des kindlichen und weiblichen Organismus wird im Zusammenhang mit dem über das 7. bzw. 14. Lebensjahr hinaus
fortbestehenden kindlichen lymphatischen Habitus gesehen. Die
mesenchymalen Organe verharren in dem für den Aufbau des
kindlichen Organismus vor dem 7. Lebensjahr charakteristischen übervitalen Zustand. Das rheumatische Fieber ist danach
Ausdruck eines verspäteten überschießenden Eingreifens der höheren Wesensglieder des Menschen (Ich-Organisation und Empfindungsorganismus) sowohl im Bereich des Bewegungssystems
als auch teilweise im Bereich des Sinnes-Nerven-Systems. Die
Bevorzugung des zentralen (Herz) und peripheren Bewegungsorganismus (Gelenke, Sehnen, Knorpel) wird durch deren
»Sinnesorgan-Charakter« (Bewegungssinn) gedeutet. Dabei wird
auf die ursprüngliche entwicklungsgeschichtliche Einheit und
spätere funktionelle Polarität von Sinnesorganismus und
Bewegungsorganismus hingewiesen. Das Problem der Allergie
und Sensibilisierung des Organismus durch primäre Entzündungen wird berücksichtigt.

Ein besonderer Abschnitt ist der Therapie des rheumatischen
Fiebers mit WALA-Heilmitteln und der Besprechung ihrer Zusammensetzung und Wirkungsweise gewidmet.

# Literatur

*Hueck:* Morphologische Pathologie.
Georg-Thieme-Verlag, Leipzig

*E. Letterer:* Allgemeine Pathologie.
Georg-Thieme-Verlag, Stuttgart 1959

*H. H. Vogel:* Rheumatismus I.
WALA-Hausmitteilung Nr. 3 für Ärzte

*L. Vogel:* Der dreigliedrige Mensch.
Morphologische Grundlagen einer
allgemeinen Menschenkunde.
Verlag am Goetheanum, Dornach/Schweiz

WALA-Heilmittelverzeichnis für Ärzte

# Sportverletzungen*

## Antike Bewegungskunst als Gottesdienst - neuzeitlicher Sport

### Vom Wandel des Menschenbildes in der Zeit

Das Bild vom Menschen hat sich im Verlaufe der Geschichte gewandelt. Der antike Mensch suchte in den archaischen olympischen Spielen in den fünf ursprünglichen gymnastischen Übungen Ringen, Laufen, Springen, Diskuswurf und Speerwurf das göttliche Ideal körperlicher Vollkommenheit zu verwirklichen. In der Harmonie körperlicher Bewegung wurde das Ebenbild der Gottheit empfunden:

*Der Leib als Tempel der Gottheit in der Antike*

> „Mens sana in corpere sano".

Der griechische Mensch erlebte sich in seinem Leibe als „im Hause der Gottheit". Homer berichtet uns in der Ilias und Odyssee, wie der griechische Mensch in seinen heroischen Vorbildern durch deren Taten und dem heiligen olympischen Wettstreit den Willen der Götter vollzog. Herakles, der Zeus-Sohn, vollbringt die 12 Taten in Übereinstimmung mit den Olympiern und im Dienste der Moira, des Weltgewissens, dem auch die Götter selbst unterliegen. Es ist nicht Achill, der den Hektor vor Troja überwindet; Athene führt die tödliche Lanze. Die zur Erziehung gehörenden Leibesübungen waren unmittelbare Teilhabe und Dienst an der göttlichen Weltordnung. So ist es zu verstehen, daß in Herakles der einzige vorchristliche Mensch geschildert wird, der als Halbgott mit dem Tode nicht in den Hades verbannt wird, sondern ins Elysium, in den Kreis der Götter aufsteigen darf.

Von der halb göttlichen, halb menschlichen Erlebniswelt des frühen Griechentums berichtet der Kampf des Theseus im Labyrinth auf Kreta mit dem Minotaurus, der auf einem

---

*) *Erster Teil der Ausarbeitung abgedruckt in „Heidenheimer Sport" 1981/82*
*Zweiter Teil nach einem Manuskript vom Jahre 1989*

209

Menschenleib einen Stierkopf trägt. Im Zentauren der Griechen bildet der Tierleib mit Kopf, Brust und Armen eines Menschen noch eine Einheit. Die Überwindung der Tiernatur ist die Mission des griechischen Menschen. In der Entfaltung und in der Kultur der göttlichen Menschengestalt bewahrt er sich die Verbindung mit der noch von außen durch ihn hindurch wirksamen Götterwelt.

Mit dem Christentum tritt ein entscheidender Wandel im Verhältnis des Menschen zur göttlichen Schöpferwelt ein. Der Einzelne wird aufgerufen, den göttlichen Funken in sich selbst zu entfachen, der Mensch wird nicht mehr von außen gelenkt. Er ist nicht mehr nur *Diener* des göttlichen Willens; er wird zum selbständigen *Träger* und *Vollzieher* der Weltordnung:

"Ihr werdet die Wahrheit erkennen
und die Wahrheit wird euch freimachen."
(Evangelium des Johannes)

Der Leib als menschliches Eigentum – heute

Damit tritt der Mensch in ein völlig neues, selbständiges und selbstverantwortliches Verhältnis zur Welt, zur Natur, aber auch zu seiner eigenen Körperlichkeit. Der Leib wird zum Eigentum des Menschen. Er gehört nicht mehr den Göttern, sondern ihm selbst. Mit dieser radikalen Wandlung fallen die heiligen Spiele von Olympia in die Dekadenz. Sie werden zum bloßen Sport, in Rom zu "panem et circenses".

Im modernen Fünfkampf und Zehnkampf hat sich noch ein Rest des ursprünglichen, harmonischen "Dienstes am Hause der Götter" erhalten. Die Ausgewogenheit der Übungen läßt eine einseitige Spezialisierung der körperlichen Kräfte nicht zu. Der ganze universelle Mensch wird noch in Anspruch genommen.

Das Herabsteigen der Bewegungskunst: vom Gottesdienst zum "Sport"

Spezialisierung kommt dem tierischen Wesen nahe. Durch die Ausbildung extremer körperlicher Einseitigkeiten unterscheidet sich das Tier vom Menschen. Die menschlichen Bewegungsorgane Hand, Schulter, Fuß und Hüftgelenk sind in ihrer Bildung ursprünglich, universell geblieben. Sie sind Urbilder der entsprechenden hochspezialisierten Organe der Tiere: Die Hand wird zum Flügel, zur Flosse, zum Huf übersteigert.

Auf dem Hintergrund des Menschenbildes, wie es sich beim Übergang von der Antike zum Christentum gewandelt hat, kann die Bedeutung der Leibesübungen innerhalb unserer Kultur neu gesehen werden. Erste Ansätze zu einer Verbindung der sportlichen Leistung mit künstlerischer Vollkommenheit zeichnen sich im Eislauf und in der rhythmischen Gymnastik ab. Auch im Fechtsport kommt die Harmonie des Menschen als intelligentes, abwägend fühlendes und kraftvoll sich bewegendes Wesen zur Geltung. Erst wenn der ganze Mensch in der körperlichen Bewegung in Erscheinung tritt, werden unsere Leibesübungen dem Menschen dienen, so wie sie einmal den Göttern gedient haben.

## Vorbeugung, Sofortversorgung und Nachbehandlung von Sportverletzungen mit WALA-Heilmitteln

Leibesübungen aller Art gehören zur Ertüchtigung des Menschen. Die Vielfalt körperlicher Übungen ist ein Quell der Gesundheit: des Wagemutes, der Geschicklichkeit, Selbstbeherrschung, des Selbstvertrauens, der Entschlußfreudigkeit und Ausdauer. Turnerische und gymnastische Übungen, die schon in der Antike, in Sparta und Athen zur Erziehung der Jugend gehörten, sind bis heute die Grundlage leiblicher, seelischer und geistiger Lebenstüchtigkeit:
Laufen, Springen, Diskus- und Speerwurf, Ringen und Schwimmen gehörten zu den olympischen Grundübungen, ergänzt durch Reigentanz, Rhetorik, Gesang, Kithara- und Flötenspiel.

In unserer Zeit sind die olympischen Übungen im sogenannten Breiten- und Leistungssport aufgegangen. Dabei ist es anzuerkennen, daß in unserem Lande das Turnen in den Schulen und die Teilnahme der Jugend und der Erwachsenen an Leibesübungen in den über das Land verstreuten Turn- und Sportvereinen zu den freien gesellschaftlichen Kulturleistungen gehören.

So bedeutsam die Leibeskultur nach wie vor ist, so liegen doch in der oftmals zu frühen Spezialisierung auf einseitige Sportarten und im Hochleistungssport Gefährdungen, denen vorgebeugt werden soll und die - bei eingetretener Schädigung - einer sinnvollen Behandlung bedürfen.

Beispiele:

### Skiabfahrtslauf

Belastung der Hüft-, Knie-, Sprunggelenke, der Wirbelsäule, des Knorpels und der Bänder.

### Schlittschuhlauf

Allgemeine Bänderzerrungen, Prellungen, Hämatome, Abrisse der Seitenbänder der Knie, der Kreuzbänder, der Menisken, Verletzungen der Sprunggelenke, Wirbelgelenke, Überdehnung der Längsbänder der Wirbelsäule.

### Hochsprung und Stabhochsprung

Achillessehnenabriß, Muskelriß, Bänderriß, Abriß der Sehnenansätze, Zerrung und Überdehnung der Abduktorenmuskeln und Sehnen beim Grätschen der Beine: häufige Verletzung beim Ballspiel, Geräteturnen, Sportgymnastik, Reiten.

Begünstigt werden die Sportschäden durch 2 Umstände:

1. Durch Leistungsstreß werden vielfach die Grenzen der natürlichen Gewebebeanspruchung, vor allem der Muskel-Sehnen-Übergänge und der Sehnen-Knochenansätze überschritten.

2. Durch Auskühlung des Gesamtorganismus bei kühler Witterung, beim Schwimmen oder bei falschem Leistungstraining am frühen Morgen.

Die WALA hat für die unterschiedlichen Beanspruchungen des Körpers bei den vielfach einseitig ausgeübten Sportarten nachstehende Präparate entwickelt und zusammengestellt. Sie werden zur Vorbeugung, bei eingetretenen Verletzungen und Schädigungen und zur Nachbehandlung empfohlen.

# Laufen

### Kurzstreckenlauf

Gefährdung: Muskel- und Sehnenrisse beim Start, Waden-krampf beim Lauf selbst.

Vorbeugung:  a) mindestens 1 Stunde vor dem Start Einreiben der Füße, Unter- und Oberschenkel, der Knö-chelpartie und der Kniegelenke und der hier an-setzenden Sehnen mit **Schlehenblüten Haut- und Massageöl** und **Hypericum ex herba 5%, Oleum** (Johanniskrautöl)

b) Einreiben der Waden- und Oberschenkelmus-kulatur mit **Kupfer-Salbe, rot**

Verletzungen:  Muskelriß: sofort **Arnika-Essenz**-Umschlag, lagern bei leichter Beugestellung der Gelenke, keine Massage! Diagnose: Bei leichtem Streichen über die schmerzhaften Muskeln wird eine Kaskade getastet. Therapie: operative Versor-gung, Muskelnaht.

Nachbehandlung: nach Abheilung leichte Einreibungen mit **Arnika-Salbe**

### Langstreckenlauf (5.000 m, 10.000 m, Marathon-Lauf)

Vorbeugung:  3 Tage vor dem Lauf tägliches Einreiben der unteren Extremitäten und des Rückens mit **Primula-Muskelnähröl, Arnica e floribus W 5% Oleum** (Arnika-Öl) und **Kupfer-Salbe, rot.** Dadurch soll die Ausscheidung von Stoff-wechselprodukten beim Lauf, vor allem Milch-säure, intensiviert werden. Muskelverkrampfung, vor allem der Wadenmuskulatur, und dem Schwerwerden der Beine soll dadurch vorge-beugt werden.

Nach Abschluß des Laufes: Körper vor Auskühlung schützen, heiße Nierentees (Birkenblätter, Zinnkraut, Hagebutten, Brom-beerblätter). Leichte Einreibungen des ganzen Körpers mit **Birken-Rheumaöl mit Arnika.**

### Hochsprung und Stabhochsprung

Vorbeugung: 2 Stunden vorher Einreibung der unteren Extremitäten und des Rückens mit **Schlehenblüten Haut- und Massageöl** (Dr. Hauschka) und/oder **Arnica e flor. W 5%, Oleum** (Arnika-Öl) und/oder **Arnika-Salbe.** Bei Verletzungen, Muskel- oder Sehnenriß sofort **Arnika-Essenz**-Umschläge, sportärztliche Diagnose.

Nachbehandlung: Einreiben mit **Arnika-Salbe** und/oder **Primula-Muskelnährröl.**

### Schwimmen

Vorbeugung: vor dem Sportereignis täglich Einreibungen des ganzen Körpers mit **Schlehenblüten Haut- und Massageöl** (Dr. Hauschka), Vermeiden von Auskühlung.

Unmittelbar vor dem Sportereignis Einreibungen mit Arnika-Öl und - vor allem Waden und Oberschenkel - mit **Kupfer-Salbe, rot** zur Vorbeugung gegen Wadenkrämpfe.

Nachbehand-lung: Wärmeverlust vermeiden, Einreibung mit **Primula-Muskelnährröl.**

Prellungen, Hämatome: **Arnika-Essenz**-Kompressen, lauwarm; Salbenumschläge mit **Cuprum/Quarz comp.**, Salbe, messerrückendick auf sterilen Mull auftragen.

## Extremes Grätschen der Oberschenkel

Vorbeugung: Vermeidung von Auskühlung, Einreibung der Oberschenkel und der Beckengegend und Hüften mit **Schlehenblüten Haut- und Massageöl** (Dr. Hauschka) und **Arnika-Öl**.

Sofortbe-
handlung: Lauwarme Umschläge mit verdünnter **Arnika-Essenz**, leichte Einreibung mit **Arnika-Öl**, medikamentöse Nachbehandlung s. Anhang.

## Speerwurf, Diskuswerfen

Vorbeugung: Durchwärmung des ganzen Körpers, Einreibung, vor allem des Rückens, der Hüften, Oberschenkel und Oberarme mit **Schlehenblüten Haut- und Massageöl** im Wechsel mit **Arnika-Öl**.

Bei Verletzung, Muskel- und Sehnenzerrung, Muskelriß, Sehnenabriß: sportärztliche Diagnose, keine Massagen! Lokale, feuchtwarme **Arnika-Essenz**-Umschläge, leichte Einreibung mit **Arnika-Öl**.

Nachbehand-
lung: lokale Einreibung mit **Arnika-Salbe**, Ganzkörpereinreibungen mit **Arnika-Öl**. Bei Distorsionen und dem Verdacht auf Sehnenabriß verdünnte **Arnika-Essenz**-Umschläge lauwarm und/oder sofort Umschläge mit **Cuprum/Quarz comp.**, Salbe (messerrückendick auf Kompresse auftragen, Umschlag leicht mit elastischer Binde bandagieren). Bei Hämatomen Röntgenkontrolle! Leichte Einreibungen mit Arnika-Salbe täglich.

**Tennis**

Tennisarm (Epikondylitis)

Vorbeugung:        tägliche Einreibungen mit **Arnika-Salbe**

Bei akuten Beschwerden im Gelenkbereich des Tennisschlägerarmes Ruhigstellung, Wärmeanwendung, z. B. Heublumensackpackung, Fangopackung, Heilerde-Umschläge (warm) mit **Arnika-Essenz** (verdünnt und mit Heilerde angerührt), Umschläge mit **Cuprum/Quarz comp.**, Ungt., medikamentöse Behandlung s. Anhang.

Sehnen-scheiden-entzündung:    täglich 2 x heiße Heublumen-Packungen, Fango-Packungen, heiße Heilerde-Packungen (s. o.), Salbenumschläge mit **Arnika-Salbe.**

Medikamentöse Behandlung s. Anhang

**Rudern**

Vorbeugung:        Vermeiden von Auskühlung im Training, täglich Einreibungen von Rücken, Oberschenkeln, Oberarmen und Unterarmen mit **Schlehenblüten Haut- und Massageöl**, vor dem Start mehrere Tage tgl. Einreibungen mit **Arnika-Öl** und **Birken-Rheumaöl mit Arnika** an Handgelenken, Kniegelenken, Rücken.

Sehnenscheidenentzündung s. o.

Nachbehand-lung:        Leichte Massagen mit **Arnika-Öl** oder **Birken-Rheumaöl mit Arnika**, tägliche Einreibungen mit **Arnika-Salbe.**

**Leistungsstreß, „Startfieber", Kreislauf-Herz-Belastungen**

Vorbeugung:        unmittelbar vor dem Start s. Anhang

# Therapeutischer Anhang

Die nachstehenden Sportschäden und Verletzungen bedürfen der ärztlichen Behandlung.

Vorschläge für den behandelnden Arzt:

**Insertionstendopathien**
(Tennisschlägerarm, Folgen von Grätschen/Spagat)

Therapie:           Subkutane, lokale Injektion von **Symphytum comp.**, zusätzlich **Periosteum D 8**, 3 x wöchentlich 1 Injektion.

**Sehnenscheidenentzündung**

**Tendo/Allium cepa comp.**, 3 x wöchentlich 1 subkutane Injektion in den Unterarm.

**Leistungstreß, Startnervosität, „Startfieber"**

3-5 Tage vor dem Start täglich 1 x **Strophanthus kombé e semine D3** innerlich; 2 Stunden vor dem Start im Abstand von einer Stunde jeweils 5 Globuli innerlich.

**Commotio cerebri**

2stündlich **Arnica e radice D 6**, Globuli innerlich, zusätzlich 2 x täglich **Cerebellum comp.** 5 Globuli innerlich.

**Arnika-Essenz**, verdünnt, Umschläge um den Kopf

Spätfolgen an den Gelenken, vor allem Kniegelenken, Hüftgelenken bei professionellem Sport: Skilauf, Eislauf, Tennis, Ballspiel, Hoch- und Weitsprung:

1. Gelenkarthrosenbehandlung mit **Betula/Arnica comp.**, subkutane oder intramuskuläre Injektionen; zusätzlich innerlich täglich 1 x 5 Globuli.

2. **Cartilago/Mandragora comp.**, Injektionen 2 x wöchentlich subkutan oder i. m.; zusätzlich innerlich täglich 1x5 Globuli. Organgelenk-Präparate, z. B. **Articulatio genus D 6 (D 8)**, zusammen mit **Viscum Mali e planta tota D 6** und **Equisetum/Stannum** 1 Mischinjektion subkutan oder i. m.

Sämtliche Präparate sind apothekenpflichtig und vom behandelnden Arzt zu verordnen.

# Die hysterische und neurasthenische Krankheitsdisposition*

## als Ausdruck der weiblichen und männlichen Konstitution

### Die beiden Krankheitsbegriffe Hysterie und Neurasthenie

Unter dem Gesichtspunkt der Polärität der menschlichen Organisation wird die Hysterie als Ausdruck für die „Präponderanz" der Stoffwechselprozesse und Neurasthenie für die „Präponderanz" der Sinnesprozesse dargestellt[1]. Die beiden Begriffe Hysterie und Neurasthenie werden im folgenden der einseitig weiblichen und einseitig männlichen Grundkonstitution zugrunde gelegt. In Anlehnung an die Ausführungen Rudolf Steiners im Ersten Medizinerkurs[1] werden die beiden konstitutionellen Tendenzen gleichsam als spiegelbildliche Einseitigkeit dargestellt. Das mittlere, Rhythmische System verwandelt danach die im Nerven-Sinnes-System einseitig tätige Empfindungsorganisation als differenzierendes, strukturverleihendes Prinzip in seiner Einwirkung auf den „unteren" Stoffwechselmenschen. Umgekehrt wird über das Rhythmische System der im Stoffwechsel aufbauend tätige Empfindungsorganismus verwandelt und befreit als Grundlage der Bewußtseinsvorgänge im „oberen" Menschen. Eine einseitige Ausprägung der weiblichen, „hysterischen" Konstitution führt zur polaren Spiegelung der übermäßigen Stoffwechseltätigkeit im „oberen" Sinnes-Nerven-Menschen. Umgekehrt reflektiert bei der „neurasthenischen" Konstitution der „untere", ätherische Stoffwechsel-Mensch die einseitige Sinnes-Nerven-Tätigkeit im „oberen" Menschen. Dies führt jeweils zu extremen Polarisierungen insofern, als der neurasthenische Typus im „unteren" Menschen zu einem extrem subjektiven, von der Mitte her nicht getragenen Sympathie- und Antipathie-Leben führt, während umgekehrt bei der hysterischen Disposition ätherisch-stoffwechselbetonte Verhältnisse im „obe-

*Marginalien:*
Hysterie: Präponderanz des Stoffwechsels

Neurasthenie: Präponderanz der Sinnesprozesse

Die Mitte verwandelt das Obere in das (metamorphosierte) Untere und umgekehrt, so daß das Untere in Gesundheit wie ein „Negativ" des Oberen erscheint - und umgekehrt.

Polarisierungen als Folgen der o.g. Präponderanzen

---

*) Erstdruck in „Der Merkurstab" 2/1994

[1] Dr. Rudolf Steiner „Geisteswissenschaft und Medizin", 20 Vorträge, gehalten vor Ärzten und Medizin-Studierenden in Dornach vom 21. März bis 9. April 1920, zweiter Vortrag (siehe auch Dr. med. Rudolf Treichler: „Hysterie und Organe", abgedruckt in 2 Teilen in den Heften 3 u. 5, Jahrgang 1962 der „Beiträge zu einer Erweiterung der Heilkunst" (jetzt: „Der Merkurstab"); Verlag der Gesellschaft Anthroposophischer Ärzte, Stuttgart.

ren" Menschen zu einem ziellosen, der Spontaneität unterliegenden Bewußtseinsleben Anlaß geben. Wir finden die Doppelerscheinung: Intellektualität auf der einen Seite und Sentimentalität auf der anderen Seite ohne Führung von der ordnenden Mitte aus im Sinne der Ausgewogenheit von Eigensein und Umweltsein.

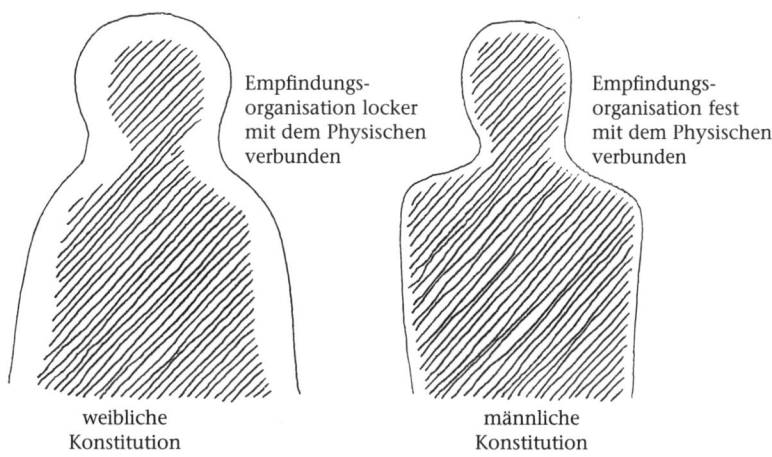

Empfindungs-
organisation locker
mit dem Physischen
verbunden

Empfindungs-
organisation fest
mit dem Physischen
verbunden

weibliche
Konstitution

männliche
Konstitution

Auf dem Hintergrund des bisher Ausgeführten kann die weibliche und männliche Konstitution unter zwei Gesichtspunkten unterschieden werden. Der Empfindungsorganismus, „das Seelische" (Astralleib, Rudolf Steiner), wirkt bei der männlichen Konstitution intensiver vom „oberen" Menschen aus auf den übrigen Organismus und verbindet sich stärker mit dem physischen Leib. Daher der stärkere Knochenbau, der im Verhältnis zum übrigen Körper kleinere Kopf, breite Schultern, schmale Hüften, straffe Muskulatur, strafferes Bindegewebe. Die weibliche Organisation betont den „unteren" Menschen: leichterer Knochenbau, lockeres Gewebe, Überwiegen der Flüssigkeitsorganisation (Ätherleib, Rudolf Steiner), die Muskulatur ist lockerer, der Kopf relativ zum übrigen Organismus größer, runder, die Schulterpartie schmäler, die Beckenpartie breiter. Im Sinne der anthroposophischen Menschenkunde kann gesagt werden, daß die ätherische Organisation mit der physischen stärker verbunden ist. Daher die größere Gesundheit bei der Frau, die durchschnittlich höhere Lebenserwartung, die geringere

Bei der Frau:
starke Bindung von
Äther- und Astralleib

Beim Mann:
starke Bindung
phys.Leib/Astralleib

Sterblichkeit im frühkindlichen Alter gegenüber den Knaben (s. die beiden Skizzen: die astralische Organisation - männlich, die ätherische Organisation - weiblich).

Eine weitere Unterscheidung zwischen der weiblichen und männlichen Konstitution beruht auf der polaren ätherischen Organisation: Die „untere", weibliche Konstitution und Organbildung beruht auf der Betonung des nach Rudolf Steiner so bezeichneten chemischen Äthers (Flüssigkeits- oder Klangäther) und Lebensäthers. Im „oberen" Menschen sind Licht- und Wärmeäther relativ frei.

Bei der männlichen Konstitution liegen die ätherischen Verhältnisse umgekehrt: In der „unteren" Organisation ist der Wärme- und Lichtäther organbildend tätig, in der „oberen" Organisation dagegen überwiegt der hier frei werdende chemische und Lebensäther. Aufgrund dieser Betrachtung wird es verständlich, daß bei der männlichen Verfassung der Empfindungsorganismus im ganzen stärker mit dem physischen Leib verbunden ist und ihn unter Umständen (übersteigerte Sinne) vom Sinnes-Nerven-System aus überformt.

Das Seelische ist dagegen in der weiblichen Verfassung relativ frei und im „oberen" Menschen mit dem hier abstrahlenden Licht- und Wärme-Äther verbunden, daher die Betonung des Seelischen und Empfindungslebens bei der Frau, das sie gleichsam wie ein Schleier umgibt. Wir nennen dies „Anmut".

Der „männliche" Ätherleib der Frau/ der „weibliche" Ätherleib des Mannes

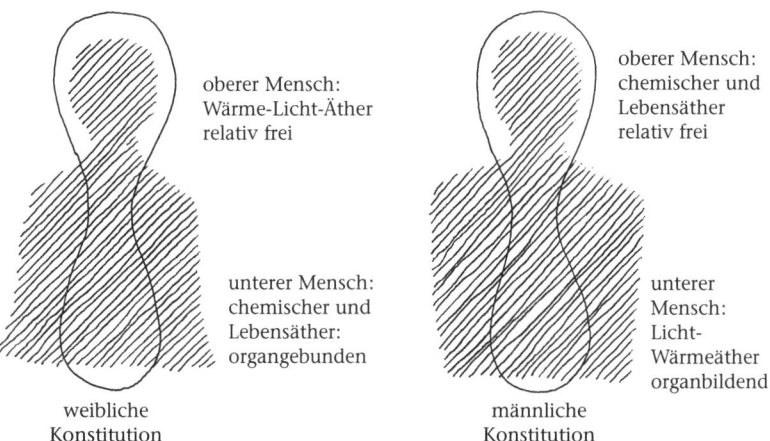

oberer Mensch: Wärme-Licht-Äther relativ frei

unterer Mensch: chemischer und Lebensäther: organgebunden

weibliche Konstitution

oberer Mensch: chemischer und Lebensäther relativ frei

unterer Mensch: Licht-Wärmeäther organbildend

männliche Konstitution

## Zum Verständnis einer medikamentösen Therapie der hysterischen, „weiblichen" und der neurasthenischen, „männlichen" konstitutionellen Einseitigkeit.

Das therapeutische Problem, das uns nunmehr beschäftigt, liegt weniger in der ausgeprägten „Veranlagung", einmal zur „astralischen" nerven-sinnes-betonten Konstitution, ein andermal zur quellenden „ätherisch"-stoffwechselbetonten Konstitution, sondern in der Unausgewogenheit, das heißt in der extremen Polarisation der „oberen" und „unteren" Bildetendenz. Wenn die „mittlere" rhythmische Organisation die „unteren" aufbauenden Kräfte nicht verwandelt und geordnet in die obere Nerven-Sinnes-Tätigkeit überführt und im Gegenprozeß die „oberen" gestaltenden, das Organleben strukturierenden („astralisierenden") Prozesse vom Rhythmischen System der Mitte aus nicht in den „unteren" quellend-wuchernden Substanzaufbau eingreifen, kann es zu paradoxen Krankheitsbildern wie der Tuberkulose oder der Pubertätsmagersucht kommen. Es treffen dann hysterische und neurasthenische Einseitigkeiten unvermittelt und unverwandelt, unmittelbar aufeinander. Wir finden dies sowohl bei der primär männlich neurasthenischen Verfassung als auch - allerdings häufiger - bei der weiblich-hysterischen Veranlagung: z. B. bei der erwähnten Anorexia nervosa (mentalis).

Für die zu wählende Therapie ist die Einsicht in diese dispositionellen Merkmale von Bedeutung: die primäre und überwiegende Einseitigkeit - entweder der hysterischen oder der neurasthenischen „Prädominanz". Die Grundtherapie hat dies zu berücksichtigen.

Hierfür sollen einige medikamentöse Beispiele aus dem Mineral-, Pflanzen- und Tierreich folgen. Der Auswahl: mineralische, pflanzliche, tierische Heilmittel liegt die Überlegung zugrunde: In welcher Wesensschicht (physisch-leiblich, vegetativ-ätherisch, psychisch-nervlich) wirkt sich das Krankheitsbild im besonderen aus?

Zusammentreffen von hysterischen und neurasthenischen Tendenzen: Tbk, Anorexia mentalis ...

222

## Arsenicum album und Antimonit als Repräsentanten für die neurasthenische und hysterische Konstitution

**Arsenicum album** (Arsenik, $AS_2O_3$) und
**Antimonit** (Grauspießglanz, Antimonium crudum, $Sb_2S_3$) als Repräsentanten für die neurasthenische und hysterische Konstitution.

Arsenik und Antimonit bilden insofern eine echte Polarität, als sie bei aller Verwandtschaft in sich gegenläufige Qualitäten zur Wirksamkeit bringen: das Luftelement einerseits/Arsenicum album – und das wässrige Element/Antimonium crudum.

Arsenicum album: In seinen chemisch-physikalischen Eigenschaften verneint Arsen das flüssige Element. Erhitztes elementares Arsen (Scherbenkobalt) nimmt nicht den flüssigen Zustand an, sondern sublimiert sofort in den gasförmigen Zustand. Darin liegt seine besondere Beziehung zum Menschen, zum Luft-Organismus, der der Träger des Psychischen ist.

Antimon dagegen zeigt chemisch-physikalische Qualitäten, die dem Wasser entsprechen: Wenn geschmolzenes Antimon erkaltet, dehnt es sich wie das Wasser, das zu Eis wird, aus (Wasser und Antimon nehmen im festen Zustand einen größeren Raum ein als im flüssigen). Antimon ist eine gleichsam unirdische Substanz insofern, als Antimonnadeln im Gegensatz zu Eisen-Kompaß-Nadeln sich quer zur Nord-Süd-Richtung einstellen. Antimon stellt sich den magnetischen Erdverhältnissen entgegen. Rudolf Steiner schildert Antimon und seine Wirksamkeit so, daß es die „untersonnigen" Planetenmetalle Silber, Kupfer, Quecksilber in sich vereint. Es stehen sich folglich Arsen und Antimon gegenüber wie im menschlichen Organismus das Sinnes-Nerven-System und das Stoffwechsel-System. Arsen zeigt damit seine qualitative Verwandschaft mit den Bildeprozessen, die vom „oberen" Menschen aus zur Prägung des Nerven-Systems führen. So ist es verständlich, daß Rudolf Steiner die Begriffe „Arsenieren" und „Astralisieren" vielfach synonym verwendet. Vom „oberen" Menschen wirken somit die arsenisierenden Kräfte auf den übrigen Menschen die Nerventätigkeit verstärkend, den Organismus auskühlend, die Flüssigkeitsprozesse verneinend, so daß man z. B. im Gefäß-

*Arsen geht (unvermittelt durch einen flüssigen Zustand) direkt in den Gaszustand über*

*Die Wasserverwandten Eigenschaften des Antimons*

*Der Nerv und das „Arsenisieren"*

bereich, vor allem im Bereich der Arterien, in Magen und Darm, in der Niere, von überformenden, austrocknenden, „mumifizierenden" Prozessen sprechen kann. Es handelt sich dann um Nervenprozesse am „falschen Ort". Psychisch entwickelt sich das ausgeprägte Bild der Neurasthenie, der seelischen Überempfindlichkeit, der Schreckhaftigkeit, übersteigerten Sinnesempfindung, melancholischen Verstimmung, Neigung zur Kritik, zum Perfektionismus, zur Pedanterie. Bei aller Verwandtschaft zum Arsen ist die Antimon-Wirksamkeit, z. B. im Arzneimittelbild, dem Arsen entgegengesetzt. Es ist nicht zufällig, daß im periodischen System der Elemente nach Bindel-Blickle[2] das Antimon auf Arsen folgt in der Stickstoffreihe: Stickstoff, Phosphor, Arsen, Antimon, Wismut (s. S. ...). Die „Antimon-Konstitution" zeichnet

Die „Antimon-<br>Konstitution"

sich - gegenüber der Arsen-Konstitution - durch Flüssigkeitsanreicherung aus, die Körperverfassung ist durch lockeres, lymphreiches Gewebe gekennzeichnet, Neigung zum Fettansatz, zum pastös-blassen Habitus. Man kann Antimon der hydrogenoiden Konstitution nach von Grauvogl zuordnen, während Arsen zur sauerstoffbedürftigen oxygenoiden Konstitution nach von Grauvogl tendiert.

Während das Arsen-Bild zur Sal-Natur des Menschen (siehe Bezug zum Sinnes-Nerven-System) gehört und die Lebensprozesse in die Kälte und den Abbau führt, ist Antimon und besonders die Schwefelverbindung als Antimonium crudum eine hochsulfurische Substanz. Im Vergiftungsbild wird die Blutgerinnung herabgesetzt, es kommt zu wechselnden Fieber- und

„albuminisierende"/<br>„antimonisierende"<br>Kräfte

Kälteschüben. Rudolf Steiner spricht von den albuminisierenden und antimonisierenden Kräften. Die antimonisierenden Kräfte beziehen sich auf die Globulinfraktion des Eiweißes als Träger der Bewahrung der Eigengestalt, der Immunologie und der Immunabwehr. Ein Sich-Verselbständigen des Eiweißaufbaues, vor allem der Albumine, steigert die Entzündungsbereitschaft (Fieberschübe). Charakteristische Erscheinungen treten bei der Autoimmunkrankheit der Polymyositis auf. Auch hier

---

[2] Ernst Bindel *und* Arnold Blickle: *„Zahlengesetze in der Stoffeswelt und in der Erdenentwicklung"* in *„Beiträge zur Substanzforschung", herausgegeben von der naturwissenschaftlichen Sektion am Goetheanum, Dornach, Band 1, 1952 und „Das periodische System der Elemente als Schöpfungsurkunde"* in *„Die Drei", Heft 2/3, 1948.*

treten typhöse Fieberschübe, abwechselnd mit Kälteschauern und kaltem Schweiß auf. Psychisch kommt es zu hysteroiden Erscheinungen: „Derart wechselnde Symptome kommen zuweilen vor bei jungen Mädchen in der Entwicklungszeit, die von Bleichsucht bedroht sind. Sie haben Lebensüberdruß, und zwar hysterischen Lebensüberdruß: Augenblicke großer Erschöpfung, plötzliche Anfälle von Schwäche und Ohnmacht." „Diese übermäßig aufgeregten, überspannten, nervösen, hysterischen, ekstatischen jungen Mädchen und Frauen sind z. B. plötzlich ganz entzückt durch mildes Licht, das durch bunte Scheiben fällt oder durch das sanfte Licht des Mondes." „Es ist ein hysterischer Zustand, ein ungeregelter Ausbruch krankhafter Gefühle, wenn das Gleichgewicht des Nervensystems verlorengegangen ist. Solche Patienten verkörpern den Geisteszustand und die Konstitution, die dem Arzneibild von Antimon crudum entspricht." (Kents Arzneimittelbilder, Vorlesungen zur Homöopathischen Materia Medica, Haug-Verlag, S. 106). Man wird an einen Seelenzustand erinnert, wie er in „Die Leiden des jungen Werther" von Goethe geschildert wird: sentimentales Hin-und-hergerissen-Sein zwischen der eigenen Gefühlswelt und der Beziehung zur Umwelt. Während beim Arsenzustand die Angst überwiegt, kommt es beim Antimonbild zur Verzweiflung, schließlich zum Lebensüberdruß, zu Suizid-Gedanken. Kinder ziehen sich von der Umgebung zurück, wollen nicht angesprochen, oft nicht berührt, oftmals sogar nicht angesehen werden.

Das Antimon-Bild bei Kent

Die ausführlichere Darstellung der neurasthenischen und hysterischen Verfassung im Zusammenhang mit mineralischen Heilmitteln und deren „Naturverwandtschaft" zur Pathologie kann nunmehr zum Grundverständnis weiterer Heilmittel aus dem Pflanzen- und Tierbereich beitragen.

## Zur Behandlung der pathologischen Steigerung der neurasthenischen und hysterischen Konstitution

### A Die Polarität von Blei und Silber

Zunächst sollen noch aus der Reihe der sieben Hauptmetalle Blei und Silber einander gegenübergestellt werden. Die Polarität **Blei** und **Silber** ist in bestimmter Weise typisch für die

Die Polarität Siber/Blei

Dissoziation oder das Auseinanderfallen der Bildekräfteorganisation im oberen und unteren Menschen. Es beziehen sich folglich die „merkuriell-funktionell" wirksamen Metalle in erster Linie auf den Bildekräfteorganismus selbst, wenn es sich um eine Grundveranlagung der körperlichen Verfassung handelt. Es können jedoch auch akute Zustände in Folge von Schockereignissen die Krankheitserscheinungen von Blei und Silber auslösen.

Im Hintergrund beider pathologischen Prozesse steht:

Blei verzögert, verlangsamt alle körperlichen Reaktionen, vor allem im Bereich des Bewußtseins und Nervensystems,

Silber dagegen beschleunigt die Entwicklung und führt den Organaufbau vorzeitig zum Abschluß.

Wir haben an anderer Stelle den Bleiprozeß in einem Zusammenhang geschildert mit der Epiphysenwirkung, den Silberprozeß dagegen im Zusammenhang mit der Gonadentätigkeit[3]. Es ist bekannt, daß es bei einer frühzeitigen Zerstörung der Epiphyse (durch Tumor) zur Pubertas praecox kommt, d. h. zu einer Beschleunigung der Entwicklung der Reproduktionsorgane, zur Frühreife und zu einem vorzeitigen Abschluß der Organentwicklung. Verzögerung und Beschleunigung der Entwicklung sind Erscheinungen, die man den Qualitäten von Blei und Silber zuordnen kann.

## Plumbum

Im Bleivergiftungsbild kommt es zunächst zu einer Überreizung der peripheren Nerven, vor allem in der Haut, dann jedoch zur Ablähmung, zur Verzögerung der Sinneswahrnehmung bis hin zur Verlangsamung des Vorstellungslebens, des Denkens. Das Bewußtsein ist zwar lebhaft, die Gedankenbilder machen sich selbständig, doch die Erinnerungsfähigkeit und die Spontaneität der Vorstellungen lassen nach. Es kommt zu allgemeinen Lähmungserscheinungen in der Peripherie. Psychisch: Selbstvorwürfe, melancholische Verstimmungen im Sinne der Trauer in Verbindung mit Angst und Ruhelosigkeit. Der Kranke ist ständig am Grübeln, dies raubt ihm den Schlaf. Der Geist, die Persönlichkeit, kann nicht eingreifen, Es kommt offenbar zu einer Trennung zwischen Denken und Vorstellungsleben, getra-

Grundtendenzen von Silber und Blei im Organismus

Blei und Epiphyse

Das Arzneibild von Plumbum

---

[3]   H.-H. Vogel „Wege der Heilmittelfindung" (Verlag Natur·Mensch·Medizin, Bad Boll 1994)

gen von der geistigen Persönlichkeit, und dem Unvermögen, in die körperlichen Funktionen noch einzugreifen. Die Lähmung ist die Folge. Zum Vergiftungsbild gehören vor allem die Bleikolik des Darmes und - bei anhaltendem Verlauf - fortschreitende Muskelatrophie. Entwickelt sich ein solches Bild, muß davon ausgegangen werden, daß infolge von Schockerlebnissen die in der Wärme sich auslebende Ich-Natur des Menschen in den rhythmischen Abläufen, vor allem des Zirkulationssystems, sich nicht mehr behaupten kann. Die Blut-Wärme und das Gefäß-System verfallen einer Kältestarre.

An ein solches Bild ist bei ausgeprägter Neurasthenie zu denken.

## Argentum

Silber und Reproduktion

Während man beim Bleibild von einer Verzögerung und Verlangsamung der Lebensprozesse sprechen kann und es schließlich zu einer Erstarrung aller rhythmischen Vorgänge kommt, kommt es - ebenfalls häufig nach Schockerlebnissen - zu einer relativen Verselbständigung der Lebens- und Aufbauvorgänge aus dem Bereich des unteren Menschen, insbesondere aus dem organischen Zusammenhang der Reproduktionsorgane. Unter dem Bild des Silbers kommt es in der frühkindlichen und jugendlichen Entwicklung zu einem frühen Abschluß der Entwicklung der Reproduktionsorgane, insbesondere des Uterus. Er bleibt infantil. Die Eierstocktätigkeit setzt vielfach zu früh ein; dies führt bei Mädchen zu schweren Dysmenorrhoen bei gleichzeitiger Freisetzung ätherisch-seelischer Kräfte. Solche Zustände entwickeln sich nicht selten ebenfalls nach schweren Schockereignissen. Silber wird in der anthroposophischen Menschen- und Naturanschauung als ein „Mondenbildungsprinzip" bezeichnet, d. h. es löst sich aus einem ganzheitlichen Organismus oder Organ partiell ein Teil ab. Es kommt zu einer Mondenbildung, zu einer Sequestrierung und Verselbständigung eines Teiles aus einem Ganzen. Jede Verselbständigung, auch die psychische Isolierung des Menschen aus seiner Umwelt, kann als ein solcher Silberprozeß angesehen werden. Wenn ein Organ sich aus dem Zusammenhang des Gesamtorganismus relativ löst, ist dies ein Silberprozeß. Die freiwerdenden ätherischen und seelischen, sonst organgebundenen Kräfte vagabundieren, machen sich selbständig und erzeugen das ausgesprochene Bild der Hysterie.

Das Arzneibild von Argentum

Dem Verständnis der Hysterie bereitet die vielfach auftretende „Doppelkonstitution" Schwierigkeiten. Beispiel: ausgesprochen großköpfiges Kind, gesteigerter Stoffwechselumsatz, großer Appetit, reichliche Nahrungsaufnahme bei gleichzeitig auffallend starkem Knochenbau, Tendenz zur Akromegalie (Hypophysenschwäche), Unterentwicklung des Uterus, schwerste Dysmenorrhoen, hochgradige hysterische Veranlagungen bei starker - wie häufig beobachtet wird -, ins Extrem gehender Phantasie und darstellerischer, komödiantischer Begabung.

Schockfolgen

Zum Silberbild gehört weiterhin, besonders nach den geschilderten Schockereignissen, ein Gefühl der körperlichen Ausdehnung im ganzen oder in Körperteilen (des Kopfes, vor allem auch der Mund- und Zungenpartie). Dieses Symptom kann jedoch in jedem Körperteil isoliert auftreten. *Die* Therapie ist Argentum, bewährt hat sich **Argentum/Rohrzucker** (WALA).

## B  Die Polarität von Hypericum und Bryophyllum

Aus dem Pflanzenreich sollen zwei exemplarische Beispiele gewählt werden: Hypericum perforatum, Familie der Guttiferae/ Hypericaceae und Bryophyllum - Keimzumpe (Kalanchoe daigremontiana) - Grassulaceae. Beim therapeutischen Einsatz von Heilpflanzen ist in erster Linie an akut verlaufende Krankheitserscheinungen zu denken. Die Pathologie spielt sich im physiologisch-funktionellen Bereich ab. Es handelt sich also weniger um eine Konstitutionsbehandlung als um eine Korrektur sekundärer Erscheinungen nach schweren Schockereignissen.

### Hypericum perforatum

Das Johanniskraut ist im Arzneimittelschatz der Phytotherapie und Homöopathie eines der wichtigsten Nervenmittel, und zwar - wiederum auf dem Hintergrund der nun wiederholt in der Ätiologie bedeutsamen Schockfolgen: bei Erschütterung der Wirbelsäule, Sturz auf das Steißbein (Kokzygodynie), Nervenverletzungen, Operationsfolgen mit auffallenden Schmerzen im Operationsgebiet. Sehr charakteristisch ist bei ausgeprägtem Krankheitsbild das Gefühl des Abgehobenseins, des Schwebens, des Gefühls, als ob der Kopf oben offen wäre (Phantomgefühl). Hypericum selbst kann in seiner Signatur auf

Schockfolgen, Phantomgefühl

seine Wirksamkeit hinweisen: Extrem harter, senkrechter Stengel (Hartheu), trugdoldenartiger Blütenstand endständiger, hellgelber Blüten, aus denen ein rötlicher Saft abpreßbar ist, der Hypericin enthält, eine Substanz, die in der Wirkung auf den Organismus auf den in der Pflanze gesteigerten Lichtprozeß hinweist: So kommt es z. B. bei Pferden, die ohnehin licht- und wärmeempfindlich ⁻ sind, zu Erythemen der Haut bis hin zu Ulzerationen. Dasselbe wird von Schafen mit weißem Haarkleid im Unterschied zu Schafen mit dunklem Haarkleid berichtet. Die Gemütsverstimmungen gehen unter dem Hypericumbild in Richtung Ängstlichkeit, Niedergeschlagenheit, nervlicher Empfindlichkeit (Neurasthenie). Differentialtherapeutisch ist an Ledum palustre und Staphisagria zu denken. Zum Krankheitsbild gehört auch die Bettnässer-Verfassung, die man häufig bei zarten, „phosphorischen" Kindern mit Tendenz zur leptosomneuropathischen Wuchsform findet.

Lichtprozeß

D D

## Bryophyllum calycinum (Kalanchoe daigremontiana)

An Bryophyllum calycinum hat Goethe das Wesen des Pflanzenhaften, das er „Urpflanze" nannte, entdeckt. Goethe sieht im Blatt den „Proteus" aller Pflanzengestalt. Zusammenziehung und Ausdehnung, Knoten- und Stengelbildung, Keimblätter und Hochblätter, Kelch- und Blütenbildung sind nach Goethe Metamorphosen des Blattprinzips, bei Bryophyllum calycinum in den sukkulenten Blättern, in der Knospen- und Wurzelbildung in *einem* wirksam. Die randständigen Brutblätter lösen sich vom Blatt ab und verwurzeln sich unmittelbar in der Erde. Im Grundtypus des Blattes ist bei Bryophyllum calycinum das bei der „normalen" Pflanze auseinandergelegte Blüten- und Wurzelprinzip vereinigt (Brutblattbildung mit Primärwürzelchen im Blattbereich). Was sonst auseinandergegliedert ist: das Sulfurisch-Wärmehafte der Blüte und das salhaft der Erde zugewandte Wurzelprinzip sind im Blatt vereint. Wenn der Organismus sich (vergleichbar dieser vegetativ wuchernden Einheitlichkeit) entwickelt, kommt es zu überschießenden, ungeordneten, „wuchernden", „überlebendigen" Stoffwechselvorgängen. Der vegetative „untere" Pol des Organismus macht sich relativ selbständig gegenüber dem

Erscheinung/<br>Entwicklung der<br>Pflanze und Heil-<br>wirkung

229

übrigen Organismus. Es kommt zur hysterischen Verfassung. Innenerlebnisse und Außenerlebnisse verwischen sich. Die Phantasiekräfte sind übersteigert. Im positiven Sinne sind dies vielfach künstlerisch-dichterisch-schauspielerisch begabte Menschen. Sie können sich, wenn sie diese Kräfte schulen und benützen, wie ein Proteus in alle möglichen vorgestellten Rollen verwandeln. Es wurde bereits darauf hingewiesen, daß - wie beim Silberbild - die Reproduktionsorgane vielfach unterentwickelt bleiben, es zu entsprechenden - der weibliche Organismus ist bevorzugt - dysmenorrhoischen Beschwerden kommt. Im „unteren" Menschen verhält sich der Empfindungsorganismus dann ähnlich, vergleichbar wie bei einem Sinnesorgan. Die Stoffwechselvorgänge werden stärker wahrgenommen. So kann es verständlich sein, daß Byrophyllum auch dann ein Heilmittel ist, wenn es bei der Geburt eines Kindes zu vorzeitigen Wehen kommt[4]. Es ist denkbar, daß umgekehrt bei Wehenschwäche potenziertes Bryophyllum in mittleren Potenzen angewandt werden kann. (Erfahrungen darüber liegen meines Wissens nicht vor). Die „obere", astralische, nervliche Organisation greift zu wenig in den unteren Menschen ein. Die Geburt ist dann verzögert. (Differentialtherapeutisch ist auch an Caulophyllum, eine Berberidacee zu denken)

DD: Caulophyllum

Wie eingangs im Zusammenhang mit Pflanzenheilmitteln ausgeführt wurde, kommt Bryophyllum in homöopathischer Dosierung dann in Frage, wenn die Erscheinungen infolge von Kindheitserlebnissen bzw. Schockereignissen auftreten. Vielfach kommt es dann auch zum ersten Mal zur Migräne. Die Verwandtschaft zum Argentum-Bild sollte deutlich geworden sein. (Die WELEDA stellt ein Heilmittel her, Bryophyllum Argento cultum)[5]

Schockfolgen/
Migräne

---

[4]) Dr. med. Hassauer, *Geburtshilfe-Abteilung des Gemeinschaftskrankenhauses Herdecke, hat Erfahrungen mit Bryophyllum gesammelt in Substanz (5%) bei vorzeitiger Wehentätigkeit.*

[5]) Dr. med. Rudolf Treichler *hat in seinem Buch: „Die Entwicklung der Seele im Lebenslauf" im Kapitel „Hysterie" ein eindrucksvolles Krankheitsbild geschildert.*

## C Die Polarität von Nux vomica und Ignatia

Nux vomica und Ignatia, beide zur Familie der Loganiaceen gehörig, sind ausgesprochene „Nervenmittel", jedoch mit dem Unterschied, daß Nux vomica (welches die ausgesprochene Nervensubstanz Strychnin enthält) über das Großhirn wirkt, Ignatia (Ignatiusbohne) im Bereich des vegetativen Nervensystems des Stoffwechsels vor allem der Reproduktionsorgane wirksam ist.

Nux: Neurasthenie/♂
Ignatia: Hysterie/♀

Eine Besonderheit liegt dem **Nux vomica**-Erscheinungsbild zugrunde: Die einseitig überaktive Tätigkeit des Empfindungsorganismus im Sinnes-Nerven-Bereich kommt in ihrer betonten Einseitigkeit dadurch zustande, daß die ätherischen Aufbaukräfte der Stoffwechselorgane, insbesondere von Leber und Niere, in erhöhtem Maße in Anspruch genommen werden. Gleichsam als Gegenwirkung besteht ein verstärktes Bedürfnis nach Substanzen wie Gewürze, Salz, Kaffee usw., die die Stoffwechseltätigkeit anregen. An Magen und Darm als Erfolgsorganen treten dadurch Aufstoßen, Brechreiz, wechselnd Verstopfung, Durchfall, Blähungen, Meteorismus als Symptome auf. Das psychische Bild ist charakteristisch: große Sinnesempfindlichkeit, Reizbarkeit (der Patient streßt sich selbst), die Sinnesorgane Ohren, Geruch, Augen sind hochgradig empfindlich. Dies alles sind Erscheinungen, die darauf hinweisen, daß der Empfindungsorganismus im Sinnes-Nerven-Bereich überaktiv ist. Die Verdauungsschwäche (siehe oben) äußert sich vorwiegend in spastischer Obstipation (Stuhlgang ohne Erfolg, Reizblase, häufiges Harnlassen, Parästhesien der Extremitäten, unruhiger Schlaf, Schwächezustände nach den Mahlzeiten). Kennzeichnend ist der Widerspruch zwischen dem Bedürfnis nach anregenden Substanzen (siehe oben) und der Verschlechterung danach.

Das im Sinnesmenschen überaktive Seelische raubt dem Stoffwechsel Lebenskräfte - Verdauungsbeschwerden sind die Folge

Charakteristisch für das Nux vomica-Bild und die Nux vomica-Verfassung ist die Trennung von Oben und Unten mit Betonung der Sinnes-Nerven-Tätigkeit[6].

---

[6]) *Interessant ist die Tatsache, daß Nux vomica-Samen Kupfer enthalten. Kupfer ist jene Substanz, die bei Betonung der vegetativen Vorgänge, z. B. in der Embryonalzeit, auch in der Schwangerschaft eine besondere Rolle spielt. Bei diesen Zuständen ist der Kupferspiegel im Blut erhöht. Gleichzeitig ist der Aufbau des Organismus, d. h. die vegetativ-anabiotischen Vorgänge gesteigert. Durch die potenzierten Gaben von Strychnus nux vomica wird durch den Kupfer-Anteil des Samens die Atmungstätigkeit im Vegetativum angesprochen, da - wie oben ausgeführt wurde - beim Nux vomica-Bild und der Nux vomica-Verfassung verstärkt der „obere" Mensch in Anspruch genommen wird.*

## Ignatia

Schockfolgen im „unteren Menschen"

Im Gegensatz zu Nux vomica spielt sich bei Ignatia im „unteren" Menschen, das heißt im Bereich des sympathischen Nervensystems ein Vorgang ab, den wir im Zusammenhang mit den zuvor geschilderten Schockereignissen (siehe Silber-Symptome) als Lockerungserscheinungen, das heißt relative Verselbständigung des Empfindungsorganismus, bezeichnet haben[7].

Seelische Labilität/ „Nierensymptome"

So, wie wir im Zusammenhang mit Nux vomica von einem Heilmittel der männlichen Konstitution und damit der Neurasthenie sprechen können, bezieht sich Ignatia auf die weibliche Konstitution und auf das Verhältnis der Psyche zum Stoffwechselsystem. Die Labilität hängt ganz eindeutig mit den psychosomatischen Verhältnissen zusammen, die charakteristisch sind für das Urogenitalsystem. Die seelische Labilität, die wir in anderem Zusammenhang mit der Nierenorganisation geschildert haben, steht im Zentrum der psychisch empfindsamen, emotionalen Psyche. Es können wechseln Weinen und Lachen. Die Stimmungen wechseln außerordentlich. Sie werden ausgelöst durch vorwiegend seelische Enttäuschungen: Die Magensymptome wie Schluckauf, wechselnd Luft-Aufstoßen und Spasmen in der Magengegend, Bedürfnis, tief durchzuatmen, Seufzen, Zuckungen beim Einschlafen – dies alles sind „Nierensymptome". Betroffen sind sentimental-schwärmerische junge Frauen, zu den Nierensymptomen sind auch zu rechnen Unverträglichkeit von Kaffee, Tabakgeruch, äußerer Wärme. Im Unterschied zur klassischen Hysterie, die ihre Erscheinungen wie von außen beobachtet und ihre Wirkung auf die Umwelt fast interessiert registriert, leidet die Ignatia-Patientin unter ihren Kümmernissen. Bei beiden jedoch gehen die „Leiden" nicht sehr tief, sie bleiben an der seelischen Oberfläche. Die Verarbeitung der Erlebnisse erreicht das Ich nicht.

---

[7]) *Ignatia und Nux vomica sind - wie auch die übrigen Heilmittel aus der Familie der Loganiaceen wie Gelsemium, Spigelia, Curare - primäre Nervenmittel, jedoch mit deutlicher Beziehung zum Großhirn und den Rückenmarksnerven - Gelsemium; Spigelia - Beziehung des Nervensystems zur Herztätigkeit; Curare - Nerventätigkeit im Bereich der Muskulatur; Ignatia - Auswirkungen im Bereich des vegetativen Stoffwechsel-Nervensystems.*

Im ganzen handelt es sich um empfindsame, seelisch zarte Naturen mit starkem, zur Sentimentalität neigenden Gefühlsleben und sehr wechselnder Stimmungslage: schweigsam vor sich hinbrütend oder exaltiert schluchzend und jammernd. Richtunggebend ist der Hinweis erfahrener homöopathischer Ärzte wie Kent, daß unter Umständen das Krankheitsbild von Natrium muriaticum in Erscheinung tritt: *das* Heilmittel der Nierenpsyche mit der seelischen Veranlagung, sich in idealen Vorstellungen zu überfordern: Unklare Verhältnisse werden nicht ertragen, Problemen muß auf den Grund gegangen werden, alles muß klar zutage liegen, vor allem auch menschliche Beziehungen: Reinheitsideal. Die Lichtnatur der Nierenatmungsorganisation gibt zugleich Anlaß zur Empfindlichkeit im Zusammenwirken von Sinnes-Nerventätigkeit und Nierentätigkeit. (Differentialtherapeutisch ist auch an ein Heilmittel wie Chamomilla zu denken)

DD Natr. mur.

DD Chamomilla

Im Vorangegangenen wurde von der Pubertätsmagersucht gesprochen. Im Zusammenhang mit Ignatia sei deshalb daran erinnert, daß auch unter dem Ignatia-Bild der Doppelaspekt von Emotionalität einerseits und Nervosität andererseits zusammentreffen können[8].

## D   Die Polarität von Apis und Formica

Auf der Grundlage der geschilderten Krankheitsdisposition des neurasthenischen und hysterischen Geschehens kann es zu Überempfindlichkeitsreaktionen kommen, die unter dem Sammelbegriff der Allergie zusammengefaßt werden. Es handelt sich in jedem Fall um ein gestörtes Verhältnis der Wärmeorganisation, die aus dem mittleren, Rhythmischen System heraus den „oberen", kühlen Sinnes-Nerven-Menschen und den „unteren", warmen Stoffwechsel-Menschen miteinander verbindet und zu einem rhythmischen Ausgleich führt. Dies gilt sowohl für den rheumatischen Formenkreis als auch im Hinblick auf allergisch-hyperergische Verhältnisse, die zum umfassenden

Allergie

---

[8])   Siehe auch H.-H. Vogel: *„Die Pubertätsmagersucht"* in *„Beiträge zu einer medizinischen Menschenkunde"*, Band 1, Haug-Verlag, Heidelberg.

Krankheitsbild der Neurodermitis und/oder - alternierend - zu Asthma führen können[9].

**Formica rufa** (rote Waldameise)

Das Wesen der Ameise zeichnet sich durch ihre Lebensweise, ihre skelettierte, flüssigkeitsarme, die Ameisensäure als extrem flüchtige Substanz absondernde Leibesorganisation aus. Andererseits lebt die Ameise teils über, teils unter der Erde im kühlen Waldboden. Den Ameisenbau erwärmt und durchlüftet sie durch verstärkte eigene Atmungstätigkeit (Sauerstoff). Sie verbrennt gleichsam ihre eigene Substanz, um Wärme abgeben zu konnen. Diese Tatsache erinnert in der menschlichen Qrganisation an: die Nierentätigkeit, die darauf beruht, daß die Sauerstoffatmung in der Nierentätigkeit zu einem exothermen, wärmeabgebenden Stoffwechsel führt[10]. Weiter weist die Lebensweise der Ameise auf eine extrem gesteigerte „Geschäftigkeit" hin, und zwar so, daß die ruckartigen Bewegungsabläufe der Ameise den Typus kennzeichnen: rasche Bewegung - Bewegungsstarre - Bewegung - Starre. Man ist durch dieses Verhalten erinnert an die Art und Weise, wie der Neurasthenische, Psychasthenische sich äußeren Sinneseindrucken gegenüber verhält: punktuelle Sofortreaktion mit Handlungszwang, der - infolge der Überwältigung durch Sinneseindrücke - rasch die Erschöpfung folgt. Wenn der Neurastheniker dieses Bild entwickelt: Überaktivität und Ruhelosigkeit auf der einen Seite bei gleichzeitigem Bedürfnis nach äußerer Wärme, Empfindlichkeit der Nerven bei Erkältung, Neuralgien, Versteifung der Gliedmaßen extreme Auskühlung des Organismus, dann ist Formica *das* Heilmittel. Auch bei neuropathischen, hyperergischen Empfindlichkeitszuständen, wie sie oben geschildert worden sind - Rötung der Haut, Hautjucken, Urtikaria, Rheumaknötchen

Indikationen
von Formica

---

[9]) *Auf die Auto-Immunerkrankungen soll zwar hingewiesen werden, jedoch würde ein näheres Eingehen auf diese Krankheitsbilder den Rahmen dieser Ausführungen sprengen.*

[10]) *Siehe H.-H. Vogel: „Niere und Nierenversagen" in „Beiträge zu einer medizinischen Menschenkunde" Band 1, Karl F. Haug-Verlag, Heidelberg.*

im Bereich der Gelenke (mit Steifheit einhergehend), Gicht; Neuralgien (nicht Neuritiden!). Zu den Wärme-Kälte-Verhältnissen ist zu sagen, daß unter dem Bild, wie wir es von der Niere geschildert haben, der Organismus die Wärme nicht bei sich behalten kann. Er gibt sie ständig ab. Differentialtherapeutisch ist an das pflanzliche Heilmittel Rhus toxicodendron zu denken und an ein weiteres tierisches Heilmittel, Aranea diadema, das den Nerven-Kälte-Zustand auf die Spitze treibt.

DD: Rhus/ Aranea

## Apis ex animale

Eine echte Polarität zu Formica bildet Apis.

Wenn vom Formica-Bild gesagt wurde, daß ein ständiger Wärmeverlust eintritt, eine pathologische Wärmeabgabe mit der Folge, daß Stoffwechselendprodukte im Bindegewebe, in der Muskulatur liegen bleiben und nicht ausgeschieden werden, liegen die Verhältnisse bei Apis umgekehrt. Wärme wird zurückgehalten, gestaut, sie kommt nicht in Bewegung, sie konzentriert sich arrhythmisch im Bindegewebe, insbesondere in der Bindegewebsgrundsubstanz! Darin liegt ein extremer Gegensatz zum Formica-Bild.

Wiederum im Unterschied zu Formica spielt sich das Apis-Bild im Flüssigen ab. Es kommt zur ödematösen Anschoppung von Bindegewebsflüssigkeit in den interstitiellen Geweben, vor allem der Organhüllen der Haut, der Meningen. Eine besondere Beziehung besteht zu Ovar und Uterus. Entzündungen des Uterus im ganzen und der Uterusschleimhaut, Entzündungen des Ovars, schließlich Zystenbildung des Ovars gehören zum Apis-Bild. Eine besondere Beziehung besteht zum gesamten Urogenitalsystem, d. h. zur Niere und hier im besonderen zu den Glomerula, d. h., es kommt zur Quellung und Durchlässigkeit der Basalmembranen im Übergang von den glomerulären Gefäßknäueln zum proximalen Tubulus-System. Überschießende, hyperergisch-allergische Reaktionen im Gefäßbereich gehören zum Apis-Bild (perivaskuläre Ödeme bei der Anaphylaxie). Auch die Nierenkomplikation bei Scharlach (Glomerulonephritis mit Hypervolämie) ist auf einen Quellungszustand im zirkulierenden Blut selbst (Fibrinogen) zurückzuführen. Alles dies sind Erscheinungen einer „Prädominanz" des ätherisch-flüssigen Prinzips, das

Umgekehrte Wärmeverhältnisse wie bei Formica

Das Apis-Bild offenbart deutlich hysterische Züge; „Rückfall" in embryonale Zustände die Grundlage zur hysterischen Verfassung abgibt! Charakteristisch ist Wärme-Empfindlichkeit, Durstlosigkeit, ungenügende Ausscheidung.

Das psychische Bild ist - ähnlich wie wir es von Ignatia geschildert haben - sehr wechselnd. Traurigkeit und Ängstlichkeit können rasch übergehen in Ärger und heftige, aggressive Reaktionen, große Ruhelosigkeit, Todessehnsucht (siehe die Darstellung von Antimon). Charakteristisch sind lebhafte Träume: „Träume von Luftsprüngen, von Schweben!" In der Homöopathie gilt Apis als ausgesprochenes Frauenmittel - siehe oben: Beziehung zum Ovar. Der Patient ist freudlos, argwöhnisch, eifersüchtig. An hysterische Erscheinungen erinnert albernes, kindisches Verhalten bei ernsten Anlässen. Widersprüchlich ist auch plötzliches Auffahren mit Schreien aus dem Schlaf oder einem stuporösen Zustand (crie encephalique).

Psyche

Im ganzen kann gesagt werden, daß das Apis-Bild einen „Rückfall" darstellt in embryonale, frühkindliche Zustände, bei denen auf der einen Seite der Flüssigkeitsorganismus überwiegend tätig ist, auf der anderen Seite sich die Ich-Wärme noch nicht völlig im Organismus konsolidiert hat. Große Schwankungen in der Wärmeregulation. Nachdrücklich soll darauf hingewiesen werden, daß äußere Hitze und auch Wärme-Anwendungen lebensbedrohlich sein können, wenn das Apis-Bild vorherrschend ist. Differentialtherapeutisch ist anstelle von Apis an Lachesis zu denken: Das Gefühl des Eingeschnürtseins - Kloßgefühl im Hals, ungenügende Ausscheidung, Hypomenorrhö; Besserung, wenn Ausscheidungen in Gang kommen; Verschlimmerung am Morgen.

DD: Lachesis

Die Funktionsmittel Formica und Apis rufen in ihrer Wirkung in homöopathischer Form eine Gegenreaktion der ätherisch-flüssigen Organisation hervor. Man wirkt folglich mit tierischen Substanzen als Heilmittel in dem Sinne auf die Aufbautätigkeit im Organismus, als es z. B. bei Formica bei einer Überformung, Auskühlung und Austrocknung der Lebensprozesse zu einer Entlastung kommt, umgekehrt wirkt Apis der Entzündungsbereitschaft und ödematösen Quellung im Organismus entgegen. Vor allem diese Wirkung kann bei Gesichts- und Hautödemen, z. B. beim Cushing-Bild - nach einer Gabe von Apis in

Ödeme

Hochpotenz - in wenigen Minuten zu einer sichtbaren Abschwellung führen. So ist auch die rasche Wirkung von Apis in Hochpotenz beim bedrohlichen Larynx-Ödem zu verstehen.

## Zusammenfassung

Es wurde versucht, die neurasthenische Verfassung und Reaktionsweise auf der einen Seite und die hysterische Verfassung und Reaktionsweise auf der anderen Seite so darzustellen, daß in den beiden Konstitutionen und Reaktionen das männliche und weibliche Konstitutionsprinzip als Disposition anschaulich werden sollte. In der Überwindung des einseitig Neurasthenischen und einseitig Hysterischen liegt die Gesundheit. Es sollte hervorgehoben werden die konstitutionell-leibliche Veranlagung und deren therapeutische Beeinflussung durch mineralische Mittel auf der einen Seite und funktionelle Erscheinungsbilder und ihre Therapie mit pflanzlichen und tierischen Heilmitteln auf der anderen Seite.

Auf die „Doppelnatur" des neurasthenischen und hysterischen Prinzips wurde aufmerksam gemacht: auf das nicht seltene konstitutionelle Aufeinandertreffen beider Prinzipien, vor allem dann, wenn die weibliche Gesamtorganisation nervlich-neurasthenische Züge zeigt bzw. die männliche Konstitution „weiblich-hysterische" Merkmale zeigt. Die therapeutische Beeinflussung bereitet dann Schwierigkeiten. Dieses Aufeinandertreffen der beiden Prinzipien im pathologischen Sinne findet man vielfach bei jungen Mädchen, die an Pubertätsmagersucht erkrankt sind, oder bei der phthisischen Konstitution.

Gegenüber der körperlich-konstitutionellen Veranlagung wurde die vorwiegend funktionelle „sekundäre" Symptomatik des Hysterischen und Neurasthenischen im Zusammenhang mit pflanzlichen Heilmitteln dargestellt: Nux vomica - Ignatia; Hypericum - Bryophyllum. Als Beispiele für die Therapie mit tierischen Arzneimitteln wurden Hauptgesichtspunkte der Behandlung mit Apis (Lachesis) und Formica (Aranea diadema) entwickelt. Urbildlich sollte die Grundkonstitution und Polarität des Neurasthenischen und Hysterischen an den Substanzen Arsenicum album und Antimonium crudum zur Darstellung kommen.

# Das weibliche und das männliche Prinzip*

auf dem Hintergrund der Mythologie und
der anthroposophischen Menschenkunde

Geht das Menschenwesen aus einem ursprünglich mütter-
lich-weiblichen oder väterlich-männlichen Schöpfungsakt hervor? Diese Frage hat die Mythologie der Ägypter, der Griechen
und Römer, der Germanen zu beantworten versucht. In diesem
Aus-druck „versucht" liegt die ganze Problematik, wenn man den
Menschen selbst als aus *einem* Schöpfungsakt hervorgegangen
verstehen will.

## Mutterrecht und Urreligion[1]

In Unterägypten zu Sais stand die neben der Isis höchste Gottheit, deren Priester die älteste Weisheitstradition Ägyptens ver-
traten, wohin auch die griechischen Philosophen gleichsam „in
die Schule" gingen, z. B. Solon. Auf ihrem verschleierten Bild im
Tempel zu Sais stand: „Ich bin alles, was war, ist und sein wird,
und meinen Schleier hat noch kein Sterblicher gelüftet." Novalis[2]:

„Einem gelang es – er hob den Schleier der Göttin zu Sais –
Aber was sah er? Er sah – Wunder des Wunders – sich selbst."

Ausgesprochene Mutterrechtstraditionen wirken in den
Natur- und Schöpfungsmythen aller Völker nach, auch dann
noch, wenn schon ein Umschlag eingetreten ist in vaterrecht-
liche Schöpfungsprinzipien und Menschenrechte bis in die Gestaltung der Menschengemeinschaften (Staatenbildung).

Drei Schöpfungs-
wesen im
ägyptischen
Schöpfungsmythos:
Isis ♀
Neith ♀
Kneph ♂

---

*)  *Erstveröffentlichung in „Der Merkurstab" 1/1993*
[1])  Johann Jakob Bachofen, *geb. 22. 12. 1815 (Basel), gest. 25. 11. 1887:*
    *„Das Mutterrecht" (1861), „Versuch über die Gräbersymbolik der Alten" (1859),*
    *Gesammelte Werke, Hrsg. K. Meuli (1943), sowie*
    C. A. Bernoulli: *„Bachofen und das Natursymbol", Basel 1924.*
[2])  Novalis: *„Die Lehrlinge zu Sais".*

Im Mythos des alten Ägypten ist das höchste, reinste und ursprünglichste Schöpfungswesen einmal die schon genannte Göttin zu Sais, Neith, und die himmlische Weltenmutter Isis, beide als weibliche Urwesen gedacht, *und* ein an den griechischen Uranos erinnernder, männlich erlebter Schöpfungsurgrund: Kneph, der das Weltenei aus sich gebiert. Das Ei ist von jeher in der Schöpfung Symbol für das mütterliche Prinzip, ihm zugeteilt, was noch in dem späten Mythos der Geburt von Kastor, Pollux und der Helena, die aus einem Ei entspringen, das Leda aus ihrer Verbindung mit Zeus in Gestalt eines Schwanes geboren hat, zum Ausdruck kommt. In großen Zügen soll nun deutlich gemacht werden, wie ein weibliches Mutterwesen durch den Schöpfungsmythos der Völker zieht. So sucht im germanischen Mythos Odin (der germanische Merkur) den Weisheitsgrund der Schöpfung zu erfahren.

### Die Weissagung der Seherin

Die Offenbarung der Schöpfungsgeheimnisse an Odin durch die *Riesin*

„Stille gebiet' allen
heiligen Göttern ich,
höhern und niedrigern
Heimdallssöhnen;
Odin, du willst,
daß ich schicklich berichte
die älteste Kunde
der Welt, die ich weiß.

In uralten Zeiten,
da hauste der Ymir,
keinen Sand, keine See gab's
noch kalte Brandung;
die Erde – nirgends,
kein Himmel darüber,
nur gähnender Abgrund
und gar kein Gras." . . .

Der Riesen gedenk' ich,
der frühe gebornen,
die mich vorzeiten
aufgezogen;
weiß neun Welten,
weiß neun Wurzeln,
den herrlichen Maßbaum
unter der Erde.

"Da gingen all
die hochheiligen Götter
hin zum Herrscher-
sitz – ratschlagten:
gaben Namen
der Nacht und dem Neumond,
nannten mit Namen
den Morgen, den Mittag,

Vesper und Abend,
zu zählen die Zeit" . . .

"Bis ihrer dreie
vom Stamm der Asen,
liebreich-mächtige,
kamen zum Meere:
fanden am Strande,
ganz entkräftet,
Ask und Embla
ohne Schicksal.
Hatten weder
Geist noch Leben,
nicht Wärme noch Stimme
noch frohe Farbe;
Leben gab Odin,
Geist gab Hönir,
Wärme gab Lodur
und frohe Farbe.

Ich weiß eine Esche,

Yggdrasil heißt sie,
die hohe, getränkt
mit weißen Wassern;
von dorther fällt
der Tau in die Tale,
stets steht sie grün
überm Brunnen der Urd.

Von dort kommen drei
vielwissende Jungfrau'n,
aus dem Wasser,
das unter dem Baum rinnt;
Urd hieß man die eine,
die andere Werdandi
und Skuld die dritte –
sie ritzten's ins Scheit ein –
sie schufen das Schicksal
den Menschenkindern,
bestimmten, wie lange
ihr Leben währt." . . .[3]

Eine Riesin offenbart Odin die Urgeheimnisse der Schöpfung.

Die griechische Mythologie läßt aus dem Chaos, dem noch ungeborenen Schöpfungsurgrund, ein urweibliches Wesen: die Gäa, aus sich den Uranos gebären, mit dem sie die Götterwelt (Kronos/Saturn und die Titanen), die chthonischen Urkräfte gebiert: auch die ägyptische Rhea, die mit Saturnos die ersten Götter hervorbringt, darunter auch die Unterweltgötter Pluto, Poseidon und die Göttin Ceres, in der die Erdengöttinnen Persephone, Demeter zu sehen sind. Dann Juno, die unter den olympischen Göttern das mütterliche Prinzip repräsentiert, Rhea geht auf in den späteren weiblichen Göttergestalten.

Auch Rhea Silvia, die Mutter von Romulus und Remus, eine jungfräuliche Vestalin, schlägt noch die Brücke zum Urmütterwesen, das jungfräulich gebiert, weshalb sie, wie die römischen Sagen mitteilen, das Leben verwirkt hat, jedoch vom Flußgott

Gäa (♀) gebiert aus dem Chaos Uranos (♂)

---

[3]  „Die Edda", Manesse Bibliothek der Weltliteratur, S. 9-14.

Tiber aufgenommen wird und zurückkehrt in den Mutterschoß der Gottheit. Wenn in der griechischen Mythologie Menschenfrauen von Göttern Kinder gebären, ist dies noch die Erinnerung an das Urmütterwesen, das sich in den jungfräulichen Göttinnen Diana, Luna, Hekate, Demeter, Persephone fortsetzt. Die ägyptische Mythologie sieht in dieser Müttertradition das Mondenwesen als Schöpfungsprinzip wirksam, daher das Rind, der Stier als Bild der Erd-Monden-Kräfte und die Ammonspriester als die Vertreter der Urmütterreligion: Gäa, Erde, Mond. Der Apis-Stier wird wie ein göttliches Wesen verehrt. Der Stier ist das Symbol der Mond-Erde-Kräfte. Die Isis wird mit einem Stierhaupt dargestellt. Es sind die dunklen Nachtkräfte, die von der Ammonspriesterschaft nach dem Tode des Sonnenkönigs Echnaton wiederhergestellt werden. Der Sonnengesang Echnatons wird noch einmal ausgelöscht.

## Mutterrecht und soziale Ordnung

Das alte Ägypten, ganz unter der Herrschaft des Mutterrechtes stehend, ist der äußerste westliche Pol des in Asien und Vorderasien beheimateten, staatenbildenden Mutterrechtes. Schwester und Bruder waren in Geschwisterehe die Vermittler der göttlichhierarchischen Ordnung auf der Erde. Der Pharao-Bruder vollzog, was die göttliche Schwester offenbarte. Selbst bei den späteren, vaterrechtlichen Ordnungen der Griechen und Römer ragt noch das uralte Offenbarungswesen in die sozialen Ordnungen hinein, so die Weissagungen des Delphischen Orakels, die zu Rate gezogen wurden, wenn große soziale Entscheidungen bezüglich Krieg oder Frieden getroffen werden mußten. Der römische König Numa Pompilius erhält Ratschläge von der Nymphe Egeria. Tarquinius Priscus übernimmt schießlich die letzten drei Sibyllinischen Bücher der Sibylle von Cumae, nachdem er dreimal die gesamten neun Bücher wegen eines zu hohen Preises zurückgewiesen hatte. Aus den letzten drei himmlischen Anweisungen schuf er die Gesetze. Auch in den nordischen, keltogermanischen Völkern trafen weissagende Frauen die letzte Entscheidung, wenn es um Krieg und Frieden ging.
Die mutterrechtlichen Staatenbildungen sind noch umfassend

Die göttlichen Offenbarungen der alten Mysterien wurden als das Hereinwirken eines „Weiblichen" erlebt, das alle soziale Ordnung und Entwicklung gestaltete

kollektiv, die Empfindungsseelenvölker erhielten sämtliche Anweisungen für die Gestaltung des Lebens, des Jahreslaufes durch
das göttliche Gebot. In Griechenland und Rom tritt im Laufe
von fünf Jahrhunderten das Mutterrechtsprinzip in der Staatenbildung zurück und wird abgelöst durch ein zunehmendes In-
dividualprinzip. Der sich über Generationen hinziehende Kampf
Griechenlands gegen das herandrängende Persien und, auf dem
westlichen Pol Europas, der sich lang hinziehende Kampf des
jungen Roms gegen Karthago sind Kämpfe zwischen Mutterrecht
und Vaterrecht, zwischen Kollektiv- und Individualordnungen.
Interessant ist, wie in Griechenland selbst sich diese beiden
Prinzipien polarisieren in dem langen peloponnesischen Krieg
zwischen Athen und Sparta. Sparta war noch mutterrechtlich
organisiert[4]. Der mythische Kampf der Griechenstämme unter
Führung Agamemnons gegen Troja war eine solche frühe Auseinandersetzung eines mutterrechtlich organisierten Volkes der
Trojaner und der neuen Persönlichkeitskraft der griechischen
Stämme. Auch hier ragt in der Gestalt des Achill noch ein mut-
terrechtliches Element in das Griechentum hinein, indem Achill,
Sohn der Meergöttin Thetis und des Peleus, noch mutterrechtli-
che Züge trägt und – so paradox es erscheint – von Apoll überwunden werden muß, der zwar schon Vertreter eines neuen,
sonnenhaften Persönlichkeitsbewußtseins ist, aber – was zunächst nicht logisch erscheint – auf seiten der Trojaner kämpft.
Man sieht daraus, wie in dem späten Troja (geschichtlich etwa
1200 v. Chr.) ebenfalls schon innere Umwälzungen stattfinden.
Noch kämpfen jedoch die kollektiv mutterrechtlich organisierten Amazonen auf seiten Trojas!

Die innere Auseinandersetzung des uralten, östlich-asiatischen
Mutterrechtsprinzips mit dem neuen, mitteleuropäischen Vaterrechtsprinzip schlägt sich in der Dichtung nieder:

## Die Eumeniden

Orest hat den Tod seines Vaters Agamemnon durch Klytäm-
nestra, seine Mutter, an ihr gerächt und sie getötet. Nach mut-

*Der jahrhunderte-
lange Kampf des
Mutterrechts und
des Vaterrechts
(Kollektiv- gegen
Individualbewußt-
sein)*

*Der Entscheidungs-
kampf um das neue
Vaterrechtsprinzip
bei Aischylos*

---

[4]) *Siehe* Friedrich Schiller: *„Gesetzgebung des Lykurg und Solon".*

243

terrechtlicher Tradition war der Tod des Vaters weniger gegen die Schöpfung gerichtet als der Mord der Mutter. Die Eumeniden, die Erynnien als Vollzieher der alten Schicksalsmächte verfolgen Orest. Es kommt zur „Gerichtsverhandlung": Apoll und Athena treten als Richter auf, beide Vertreter eines neuen Individualbewußtseins. Der Sonnengott Apoll spricht:

> „Nicht ist die Mutter ihres Kindes Zeugerin,
>
> sie hegt und trägt das auferweckte Leben nur.
>
> Es zeugt der Vater, aber sie bewahrt das Pfand,
>
> dem Freund die Freundin, wenn ein Gott es nicht verletzt."

Dann spricht Athene, die jungfräulich dem Haupte des Zeus entsprungen ist:

> „Mein ist es, abzugeben einen letzten Spruch,
>
> und für Orestes leg' ich diesen Stein hinein,
>
> denn keine Mutter wurde mir, die mich gebar,
>
> Nein, vollen Herzens lob' ich alles Männliche.
>
> Es sieg' Orestes auch bei stimmengleichem Spruch."

Damit ist das Ende des Muterrechtes vollzogen, die Erynnien müssen weichen:

Athene als Vertreterin des Vaterrechts und „Prophetin" der Überwindung der ♀/♂-Polarität

> „Ich das erdulden, wehe!
>
> Unter der Erde ich mich verbergen, die Urweise, wehe!
>
> O, neue Götter, altes Gesetz, uraltes Recht,
>
> Ihr rennt sie nieder, reißt sie fort aus meiner Hand,
>
> Und ich Unselige, schmachbeladen, bitter empört,
>
> rächend zu Boden trief' ich des Herzens
>
> Gifttropfen-Saat."                                    (Aischylos)[5]

Die Versöhnung mit den Urschicksalsmächten, den Erynnien, vollzieht Athena, indem sie die Macht der Erynnien nicht ihrer ursprünglichen Herrschaft beraubt, sondern sie in die neue Ordnung einbezieht.

Athene:

> „In ehrender
>
> Wohnung, Erechteus' Tempel nah, wirst du dereinst

---

[5] Aischylos, geb. 525 v. Chr. in Eleusis, gest. 456 in Gela, Sizilien, Werke: Die Perser, 7 gegen Theben. Orestheia, Eumeniden, 79 bekannte Tragödien; Teilnehmer (mit Sokrates) an den Schlachten bei Salamis und Marathon. (Text aus „Mütter und Amazonen", Sir Galahad, Albert Langen Vlg., München 1932, S. 26)

Von Männern hochgeachtet und von Weibern sein,
Wie dir in andern Ländern nimmer ward zuteil."
Die Erynnien nehmen daraufhin ihren Fluch zurück, indem sie sprechen:

„Nicht ersticke Mißwachs jammervoll der Saaten Blühn,
Schafe froh in Sattigkeit,
Zwillingslämmer um sie her,
Ernähr' zu seiner Zeit der jungen Erde Grün,
der Grasung lieber Ort."[6]

Der Wandel vom Mutter- zum Vaterrecht in Griechenland vollzieht sich in der Göttergestalt Athene einmal durch ihre jungfräuliche Geburt aus dem Haupte des Zeus, dann durch ihre wechselnde Erscheinung, einmal als Jüngling, einmal als Mädchen. In Homers Odyssee kommt dies dadurch zum Ausdruck, daß dann, wenn Athene dem Odysseus erscheint, erstens sein Schicksal schon vollzogen ist, das er sich selbst zugeteilt hat und es nicht der Führung der Götter verdankt, zum anderen tritt sie dann als Jüngling auf, wenn es sich zugleich um Götterziele handelt, sie tritt als Mädchen auf, wenn Odysseus ein eigenes Urteil über das bildet, was zu tun ist. Der objektive und der subjektive Gedanke treffen in der Seele des Odysseus zusammen.

Der Mensch beginnt Göttergedanken zu denken

Im ersten Gesang der Odyssee tritt Athene vor ihren Vater Zeus mit der Frage nach dem Schicksal des Odysseus. Der Beschluß Zeus' lautet: Odysseus soll seine Heimat Ithaka wieder finden, jedoch ohne Hilfe der unsterblichen Götter und der sterblichen Menschen.

Dies ist das geistige Hypomochlion, das in dem Homerischen Menschheitsdrama der Odyssee schon 800 v. Chr. in das Volk der Griechen wie ein Same eingepflanzt wurde. Die historische griechische Geschichte zeigt nun das Hin und Her zwischen mutterrechtlich durch die Mysterien offenbarten Gesetzen und dem neuen „demokratisch"-individualistischen Bewußtsein, vor allem Athens. Selbst Solon mußte freiwillig das Land verlassen, weil das noch chaotisch abstimmende Volk der Griechen aufs äußerste empfindlich war gegenüber einem – wenn auch noch

Sokrates –
Zeuge der Krisis
des Mutterrechts

---

6) „Mütter und Amazonen", Albert Lange Verlag, München 1932, S. 27.

so menschlich urteilenden – Gesetzgeber wie Solon. Der Tod des Sokrates zeigt, wie stark noch immer die Macht der Mysterien aus dem Hintergrund in das demokratische Athen hineinwirkt. Noch war es nicht allgemein erkannt und anerkannt, daß Gesetz und Recht in jedem einzelnen Menschen verankert sein können und von da aus in der Öffentlichkeit zu einem Konsens führen könnten. Sokrates war für Griechenland das, was Echnaton für das alte Ägypten war: ein früher Vertreter der „Offenbarung" von Recht und Gesetz in jedem einzeilnen Menschen, so daß von hier aus die soziale Ordnung in einem neuen Konsens jeweils neu geschaffen werden sollte. Es sei hier nur eingefügt, daß das urdemokratische Prinzip nicht so verstanden werden kann wie heute üblich, daß eine Mehrheit entscheidet, sondern die Ur-demokratien in Griechenland, im germanischen Norden bis hin in die freien Städtegemeinschaften des Mittelalters, die Urdemo-kratie der Schweizer Eidgenossenschaften waren in Wahrheit Aristokratien, d. h. allgemein verbindliche Entscheidungen mußten einmütig getroffen werden. Sie konnten sich deshalb auch nur auf solche Beschlüsse beziehen, die für alle gleiche Bedeutung hatten.

Wir stehen damit erneut vor der Frage nach der Geburt des Menschen jenseits des männlichen und weiblichen Prinzips.

Um uns dieser Frage zu nähern, greifen wir noch einmal zurück auf den griechischen Mythos der Schöpfung aus der Verbindung von Himmel und Erde, von Uranos und Gäa.

Durch die aus dieser unmittelbaren Vereinigung hervorgegangenen Titanen *und* oberen Götter wie Saturn, Zeus und weitere der oberen und unteren Götterkräftewelt, drohte der Schöpfungsmoment sich in den Gegensatz mächtiger chthonischer, erdhafter Urkräfte einerseits und differenzierter, lichter Himmelskräfte andererseits zu polarisieren.

In der Prometheus-Sage, Prometheus als Sohn der Gäa, kommt dieser Gegensatz dadurch zur Krise, daß Prometheus aus den Erdkräften einerseits und dem Raub des olympischen Feuers andererseits einen Menschen schuf ohne Mitwirkung der uranischen, himmlischen Kräfte. Die von Prometheus geschaffenen Menschen wurden vernichtet, Prometheus an den Felsen des Kaukasus geschmiedet. Erst Deukalion, ein Sohn des Epimetheus und der Pandora, wird zum Vater eines bleibenden Menschengeschlechtes.

An dieser Stelle greift erstmalig in den Schöpfungsakt des Menschen ein Wesen ein, das als Pandora (die Allbegabte) dem Menschen zweierlei auferlegt: einmal das All, die ganze Natur in sich aufzunehmen (Pan dora), zum anderen ist sie es, die den Menschen gleichzeitig mit der Gefahr und Aufgabe belastet, die auseinanderfliehenden Wesen (die aus dem ursprünglich verschlossenen Gefäß der Pandora strömten) gleichsam wieder in ihren ursprünglichen Zusammenhang einzufügen. Die Krankheit wurde zum Mittel des Menschen, die auseinanderfallende Natur mit ihrem Ursprung zu versöhnen.

Pandoras Büchse – Krankheit als Aufgabe der Götter für den Menschen, an der Versöhnungsarbeit an der Welt selbst göttergleich zu werden

Eine Kraft, die sich mit dem Pandora-Wesen verbindet und dem Menschen gleichsam zur Seite steht, taucht nunmehr auf, eine Götterkraft, die selbst kein eigenes Prinzip, keine besondere Aufgabe zu haben scheint: Hermes/Merkur. Wir werden zum Abschluß auf dieses Prinzip zurückkommen. In der Götterwelt wird Hermes als der Götterbote bezeichnet. Im Menschheitsdrama der Homerschen Odyssee tritt Hermes in zwei entscheidenden Momenten an die Seite des Odysseus, dann nämlich, wo er einmal der Nymphe Kalypso und einmal der Nymphe Circe begegnet. Circe ist jene Naturseelenhaftigkeit, die den Menschen Odysseus wieder in die Natur zurückführen möchte (sie verwandelt die Gefährten des Odysseus in neunjährige Eber). Hermes verhindert dies. Kalypso möchte dem Menschen Odysseus die Unsterblichkeit und ewige Seligkeit geben, wenn er auf sein Erdenschicksal und die Rückkehr nach Ithaka verzichten würde. Hermes verhindert auch dies. Der Mensch Odysseus bleibt seinem Menschenschicksal treu. Wir werden durch die Gestalt des Hermes, des Seelenführers, auf einen geistigen Weg verwiesen, auf dem, wenn er beschritten wird, der Weltengegensatz Himmel und Erde versöhnt werden kann.

Hermes/Merkur der wahre Menschenführer

Wir können jetzt schon aus dem Dargestellten eines gewinnen: Der Gegensatz Weiblich/Männlich reicht nicht aus, um aus diesen Kräften eine Überwindung des Gegensatzes zu erreichen. Ein völlig neues muß hinzutreten. Die Mythologie würde uns dazu veranlassen, zu sagen, das geistige, apollinische, von der Göttin Athene vertretene Prinzip ist ein männliches Prinzip, die chthonischen Urkräfte des Lebens sind ein weibliches Prinzip. Weder aus dem einen noch aus dem anderen kann dieser Gegensatz überwunden werden. Allerdings ist in der Mythologie ein Ansatz schon darin zu finden, daß z. B. Apollo so dargestellt wird, daß er ähnlich wie Hermes fast androgyn gestaltet erscheint, daß das Apollo-Angesicht auf manchen Plastiken mädchenhafte Züge trägt, Athene eher männlich-strenge Züge. Der Merkur selbst, gleichsam Zwillingsbruder der Aphrodite, tritt in seiner zarten, knabenhaften Gestalt noch jenseits des Männlich/Weiblichen auf.

Hermaphroditische Gestalten – Prophetie einer künftigen Überwindung des ♀/♂ Gegensatzes

## Die oberen und unteren Götter

Wenn wir nach dem Ptolemäischen Weltbild die sieben Hauptplaneten von der Sonne aus in die obersonnigen und untersonnigen Sphären gliedern, kann uns auffallen, daß die obersonnigen Planeten

Die „männlich-weibliche" Polarität der Planetenkräfte

Saturn
Jupiter
Mars
Sonne       und die untersonnigen Planeten
Venus
Merkur
Mond (Erde)

einen in der Sprache der Mythologie männlich/weiblichen Gegensatz bilden, wobei allerdings Hermes/Merkur (wie schon erwähnt wurde) gleichsam neutral oder hermaphrodit, d. h. merkuriell in Erscheinung tritt. Die Sonne ist selbst in sich doppelt. Sie kann männlich und weiblich erlebt werden, sie ist selbst in sich polar (le soleil = männlich, die Sonne = weiblich). Auf dem Hintergrund der mythologischen Bilder folgen die obersonnigen Planeten Saturn, Jupiter, Mars dem männlichen Prinzip, die untersonnigen Planeten Mond, Merkur, Venus dem weiblichen Prinzip. In der menschenkundlichen Betrachtung der menschlichen Organisation in ihrer dreigliedrigen Ordnung „oberer" Mensch, „unterer" Mensch, „mittlerer" Mensch treten die großen mythologischen Bilder von neuem in unser Blickfeld. Der Sinnes-Nerven-Mensch trägt formende, gestaltende, differenzierende Wirkungen auf den übrigen Menschen (wir sprechen von der Sal-Natur). Der „untere" Mensch lebt im Substanz-Strom, im Unge-formt-Sein, im Flüssig-pflanzlich-Ätherischen des Stoffwechsel-Geschehens, im Sulfur-Pol. Der rhythmische Mensch vermittelt das Obere in das Untere und das Untere in das Obere. Wir spre-chen von Merkur, wenn wir die Paracelsischen Begriffe in diese Betrachtungen einführen.

Anders ausgedrückt: Die mythologischen Urbilder Uranos (Himmel) und Gäa (Erde) sind die wirksamen Weltenkräfte *vor* der Schöpfung im Schoße der Gottheit. Es ist die Vaterwelt und Mütterwelt, die der Ausgestaltung der Erscheinungswelt ungebo-ren vorausgeht. So kann Goethe von den Müttern sprechen:

„Gestaltung, Umgestaltung, des ewigen Sinnes
ewige Unterhaltung. Die Mütter sind es."
(Faust, 2. Teil, Kaiserhof)

Der Götterhimmel selbst, seine Gottheiten sind Bilder der Kräftewelt, der (in der Sprache der Anthroposophie) Lebens-oder Ätherwelt. Jenseits dieser Kräftewelt sind es die Mächte, die allen gewordenen Erscheinungen vorausgehen. Wir sprachen von den geheimnisvollen Gottheiten der Ägypter, vom männli-chen „Kneph" und der weiblichen „Neith", der geheimnisvollen verschleierten Göttin zu Sais.

Die Lebenskräfte-welt der Planeten

Jenseits der Kräftewelt der Planeten, die – anthroposophisch-menschenkundlich gesprochen – die gesamte ätherische Organi-sation des Menschen ausmachen, wirkt in diese hinein der Astral-himmel. Er „befruchtet", differenziert und gestaltet die Ätherwelt einerseits bis hinein in die differenzierten Substanzen im „unte-ren" Menschen, andererseits in die Differenziertheit der Sinnes-Nerven-Tätigkeit und der Bewußtseinsbildung im „oberen" Men-schen. Diese Gliederung in „oben" und „unten" folgt einem Welt-prinzip der trinitarischen Ordnung, die, wie dargestellt wurde, allen Lebenserscheinungen, der gesamten Natur und dem Men-schen selbst zugrunde liegt. So ist es zu verstehen, daß die idea-le Menschengestalt und das Menschenwesen selbst in seiner see-lischen und leiblichen Organisation dieser universellen dreiglie-drigen Ordnung folgt. Was nun als Frage offen bleibt, ist, das

Die differenzierende und bewußtseins-bildende Welt der Seelenkräfte

Menschliche im Menschen zu erkennen, d. h. jenes Weltwesen in jedem einzelnen Menschen, das die oberen und die unteren Weltkräfte ineinander verwandelt und vereint. Wir deuteten dies bereits an, als wir davon sprachen, daß die Urschöpfung Uranos und Gäa gleichsam eine dritte Schöpfung verlangten, die Himmel und Erde miteinander verbindet. Hinweise sind auch hier in der griechischen Mythologie als Vorstufen der noch im Verborgenen wirkenden Mittekraft im polaren Götterpaar Apollo und Dionysos zu sehen. Apollo, der Lichtgott aus Hyperboräa, ein reiner Göttersproß; Dionysos, ein Sohn des Jupiter und der Semele, einer phönizischen Königstochter, d. h. eines ursprünglich noch mutterrechtlichen, aus Vorderasien stammenden Volkes. Der überirdische Glanz der Göttererscheinung tötet Semele, Jupiter rettet das Kind und trägt es in seiner Hüfte aus, aus welcher es nach drei Monaten ein zweites Mal geboren wird. Hermes bringt das Dionysos-Kind in eine Höhle in Thrakien, wo vier Nymphen (!) den jungen Dionysos aufziehen. Das Kind, das von Seeleuten entführt wurde, hält auf hoher See das Schiff an und umwindet den Kiel, das Ruder, die Masten mit Wein- und Efeuranken. Er selbst verwandelt sich zum Löwen, die Seeleute werden zu Delphinen. Dionysos ist der Gott, der aus den tiefen Kräften des Blutes (ernährt von den vier Nymphen) aufsteigt, die im Blut wirkenden Seelenkräfte aus ihrer „im Bild der Bacchantinnen und der ihnen folgenden Faune erscheinenden Unerlöstheit befreit." So begegnen sich die apollinischen und dionysischen

Der apollinische
(obere) und der
dionysische (untere)
Pol im Menschen
und die in Herakles
angedeutete Mitte

Kräfte im Menschen, um von der Mitte aus nach oben und unten der Seele einen zwischen beiden frei gehaltenen Raum zu schaffen. Der Raum selbst ist jedoch noch nicht erfüllt. Das hat die Mythologie noch nicht zur Darstellung bringen können: Lediglich in der Gestalt des Herakles, der durch seine zwölf Taten sich das Elysium verdient und zweimal die Unterwelt aufsucht, um den Höllenhund Zerberus ans Tageslicht zu holen. Pluto und Persephone erlauben ihm dieses, wenn er den Höllenhund ohne Waffen bezwingen würde, was ihm gelang. Die zwölf Taten vollbringt Herkules im Auftrag der Götter. Seine Taten und Leiden zeichnen urbildhaft den Weg des Menschen, der das Tierwesen in seinen vielfältigen Einseitigkeiten überwindet, vor allem auch jene chthonischen Urkräfte, die in der Gestalt des Stieres, der

Rinder, des Augias-Stalles und schließlich in der Überwindung eines ganzen Amazonenheeres den Weg zum Elysium aufzeigen. Herakles ist der einzige der Heroen, der zweimal die Unterwelt betritt und sie endgültig verläßt, so daß Odysseus bei seiner Begegnung mit den in die Unterwelt gebannten Verstorbenen den Herakles dort nicht findet, er sieht nur sein „Idol". „Er selbst weilt bei den unsterblichen Göttern."

## Die Dreigliederung des Menschen und die weibliche und männliche Konstitution

Es wurde dargestellt, daß die ätherische Organisation im Menschen sich einfügt in den „unteren" Menschen und spiegelbildlich in den „oberen" Menschen. Die vierfache Kräfteorganisation wird dadurch zur siebenstufigen Kräftewelt: Nach Rudolf Steiner das ersterbende Leben, das bewahrende Leben, Atmungsleben, Zirkulationsleben, ernährendes Leben, Bewegungsleben, Reproduktionsleben (s. a. S. 22f.). Das Zirkulationsleben bildet die Mitte und verbindet den „oberen" mit dem „unteren" Menschen. Der siebenfache Lebensleib gliedert sich so in die dreigliedrige Gesamtnatur des Menschen ein, in den Nerven-Sinnes-Menschen, den Stoffwechsel-Gliedmaßen-Menschen und den mittleren, rhythmischen Menschen.

Vier Äther, siebenstufige Kräftewelt und Dreigliedrigkeit

Dieses Urbild bildet den Hintergrund der weiblichen und männlichen Konstitution. Die Differenzierung in das konstitutionell Weibliche und konstitutionell Männliche hängt damit zusammen, wie tief sich die seelische oder Empfindungsorganisation mit der physischen Leibesanlage verbindet bzw. welche der vier elementaren Kräfte der ätherischen Organisation im unteren bzw. oberen Menschen wirksam werden. (siehe hierzu S. 220f.)

Die weibliche und die männliche Konstitution

Wir greifen zurück auf die bereits dargestellte polare „Oben-Unten-Orientierung" der gesamtmenschlichen Gestalt. Im „oberen" Menschen wirkt die ätherische und astralische Organisation auf der Grundlage des hier vorherrschenden „Sal-Prinzips" von der organischen Grundlage befreit formend und gestaltend im Gesamtorganismus. Im „unteren" Menschen dagegen sind die ätherischen und astralen Kräfte organ- und substanzgebunden. Dies wurde in der Terminologie des Paracelsus als „Sulfur-

Prinzip" bezeichnet. Die weibliche und männliche Konstitution sind nun dadurch unterschieden, daß bei der weiblichen Konstitution im „unteren", dem Sulfurischen unterliegenden Substanzgeschehen die astralische Organisation mit der ätherischen und physischen Organisation in lockerer Verbindung steht, d. h., das Empfindungsleben ist relativ frei beweglich gegenüber dem Aufbau und der organisch wirksamen ätherischen Lebensorganisation. Rudolf Steiner spricht von der „hysterischen" Konstitution, die der weiblichen Bildung tendenziell innewohnt.

Im männlichen Organismus ist dagegen die seelische und Empfindungsorganisation stärker mit der physisch-leiblichen Körperlichkeit verbunden. Dies kommt in der deutlich strafferen Gewebestruktur und in der Ausformung des Skelettes und der Muskulatur zum Ausdruck. Dafür wird bei der männlichen Verfassung im „oberen" Menschen Ätherisches stärker als in der weiblichen Organisation freigesetzt. Wir haben folgenden Doppelvorgang: Die weibliche Konstitution ist durch ein relativ freieres Seelen- und Empfindungsleben im „oberen" Menschen ausgezeichnet, die männliche Konstitution durch eine relativ freiere ätherische Organisation im „oberen" Menschen.

Gliedern wir, wie dies Rudolf Steiner tut, die ätherische Organisation in die vier Ätherkräfte Wärmeäther, Lichtäther, chemischer Äther, Lebensäther, so sind chemischer und Lebensäther in der weiblichen Konstitution im „unteren" Menschen organbildend wirksam, in der männlichen Konstitution dagegen sind dieselben Kräfte im „oberen" Menschen relativ frei tätig. Umgekehrt wirken Licht- und Wärmeäther in der männlichen Konstitution im „unteren" Menschen organbildend, bei der weiblichen Konstitution sind dagegen Wärme- und lichtätherische Kräfte im „oberen" Menschen relativ freier. So begleitet die ätherische Organisation spezifisch die Art und Weise, *wie* der Empfindungs- oder Seelenleib sich bei der männlichen bzw. weiblichen Konstitution verhält. In der männlichen Verfassung stark an das Physische gebunden, in der weiblichen Verfassung in lockerer Weise mit dem physischen Leib verbunden. So ist es zu verstehen, daß Rudolf Steiner bei der männlichen Konstitution von der Tendenz zur Neurasthenie sprechen kann. Hysterie und Neurasthenie sind dann die extremen, ins Pathologische übergehenden Vereinseitigungen der weiblichen und männlichen Verfassung.

Über das weibliche und männliche Prinzip, über die weibliche und männliche Konstitution hinausführend spricht Rudolf Steiner von der der menschlichen, dreigliedrigen Gestalt zugrunde liegenden „Ich-Organisation". Sie wirkt – nach Rudolf Steiner – in der Wärme, und zwar sowohl in der seelisch-ätherischen, „freien" Wärme im „oberen" Menschen wie auch in der ätherisch-physischen Wärme im „unteren" Menschen. Die Ich-Organisation umfaßt danach das freie Ätherische und Seelische im „oberen" Menschen bis hinein in die physische Leibesgrundlage. Dieser „Wärmemensch" wirkt aus der Mitte der gesamtmenschlichen Organisation aus der Blut- und Herzregion, d. h. in den, rhythmischen Vorgängen, die den unteren und oberen Menschen zu einer Einheit zusammenfassen, jedoch so, daß diese Einheit ständig im rhythmischen Entstehen ist. Wir sprachen in der Paracelsischen Terminologie von Sal, Sulfur und Merkur. Unter „Merkur" wird dieses mittlere, nach unten und oben und oben und unten wirkende Prinzip verstanden. Danach ist es die von Steiner so genannte Ich-Organisation, die von der Mitte aus den Sulfur- und Sal-Pol, den "unteren" und „oberen" Menschen rhythmisch durchdringt und das Obere mit dem Unteren verbindet. Wir sprachen davon, daß in der vorchristlichen ägyptischen, griechisch-römischen und germanischen Mythologie dieses mittlere Wesen zwar geahnt, aber noch nicht dargestellt werden konnte, wenn auch – wie dies angedeutet wurde – durch den Gang in die Unterwelt (Orpheus, Herakles, Odysseus) der Tod im Leben bereits vorgezeichnet worden ist. Erst durch das Erscheinen des Weltenlogos in Menschengestalt und durch den Wiederanschluß der Todeskräfte an das Leben trat das Mittewesen der Welt auch in jedem einzelnen Menschen in die Wirklichkeit ein. Das Menschenwesen selbst wurde durch das Menschheitsereignis: „Der Logos, das Wort ist Mensch geworden" an das Schöpfungsgeschehen wieder angeschlossen. Jeder einzelne Mensch ist in sich, in seinem Leib und in seinem Leben zu einem Mittlerwesen geworden. Im „Gastmahl des Plato" werden die Teilnehmer aufgefordert, ihre Anschauung über das Wesen der Liebe auszusprechen. Sie tun dies in der vielfältigsten Weise. Schließlich wird Sokrates nach seiner Ansicht über das Wesen des Eros gefragt. Daraufhin teilt er sein Gespräch mit Diotima

Das Ich –
der „wahre Merkur"
im Menschen

Der Tod im Leben

(eine Tochter des Zeus) mit: „Was also", sprach ich, „wäre der Eros? Ein Sterbling?" – „Keineswegs." – „Aber was dann?" – „Wie Feuer", sagte sie, „mitten zwischen sterblich und unsterblich." – „Was also, Diotima?" – „Ein großer Dämon, o Sokrates. Denn alles Dämonische ist mitten zwischen Gott und Sterbling." – „Welche Kraft hat es?" fragte ich. *„Zu verkünden und zu überbringen Göttern, was von Menschen, und Menschen, was von Göttern kommt. Von den Einen Gebete und Opfer, von den Anderen Aufträge und Antworten auf die Opfer. In der Mitte wesend füllt es den Raum zwischen beiden, damit das All sich in sich selbst zusammenschließe."*[7]

Das Weltenheilende Prinzip in jedem Menschen

Diotima – Sokrates' Rede über die Liebe ist die Schilderung des Merkur-Wesens im Menschen. Wie ein Geistkeim wurde das Ich bereits im 5. Jahrhundert vor Christus in die Seelen der Schüler der Platonisch-Sokratischen Schule gelegt. Zum Boten zwischen Sterblichkeit und Unsterblichkeit ist jeder Mensch berufen. Der „Gott" Hermes/Merkur steigt auf zum Weltenmerkur: „Christus verus Mercurius est."[8]

---

[7] *„Gastmahl des Plato" oder „Von der Liebe", Reclam, Stuttgart, Universalbibliothek, Nr. 927/27a.*
[8] *Mittelalterlicher Rosenkreutzer-Spruch.*

# Register

# Register

## A

Abbau
- und Bewußtsein (Tages-
  Prozesse), 104ff., 107
- und Niere, 107
- und Sauerstoff, 107

Abrotanum
(= Artemisia abrotanum)
  bei Verselbständigung des
  venösen Blutprozesses, 122

Achatwasser
  zur therapeutischen Wahl von
  Achatwasser als Kiesel-Präparat, 65

Aconit
- Heilmittelcharakteristik, 123, 174f.
- bei Neuralgie, 173

Adipositas, Ursachen, 94

Aesculus, 162

Aesculus-Essenz bei Rheuma, 176

Aesculus e semine 5% Oleum
  Dispersionsbäder bei
  Rheumatismus, 177

AIDS
- seelische Ursachen, 81
- Prophylaxe, 83f.

*Aischylos*, „Die Eumeniden"
  (Entscheidungskampf
  Mutterrecht / Vaterrecht), 244

Akzeleration, 93

„Alkalien"/Alkali-Metalle
- und Merkur-Prozeß, 116
- Vermittler zwischen *C*- und
  *Si*-Prozeß, 116
- Wasserstoff-verwandt, 46

Allergie
- „Zeitproblem", 67ff.
- Störung des rhythmischen/
  Wärme-Menschen, 233
- beginnendes Immunversagen, 72
- und die bewußte Umwandlung
  des Fremden in Eigenes, 73, 76
- pathophysiologische Aspekte, 185f.
- und Reizbarkeit, 185f.

Allium cepa
  *AMB*, 165

Altern/Alterung, 103ff.
- „hygienisches Altern", 95ff.
- Prophylaxe, 95ff.
- Therapie, 95ff.
- als Befreiung von Bildekräften, 14, 108
- und Bewußtsein, 108
- und Einatmung, 108
- gesundes, 24, 114
  - Störungen, 24
- und Rückzug der Ich-Tätigkeit
  aus Blut und Matrix, 113
- und Matrix-System, 113
- diätetische Ratschläge, 99f.

Amenorrhö, 30

Amnion Gl
  bei Dermatomyositis
  (Fallschilderung), 128

Anabiose/Katabiose und
  Matrix-System, 112

Anamnese und Psychosomatik, 75f.

Anazidität
  und Natrium muriaticum, 59

Anergie, 73

Anorexia mentalis (- nervosa)
  Verwandtschaft zum Natrium
  muriaticum-Bild, 59

„anti-autoritäre" Erziehung
  schädliche Einflüsse auf
  Kindheitsentwicklung, 76f.

„Antimon-Konstitution", 224

Antimonit
- Heilmittelbeschreibung, 223ff.
- bei lymphatischer Konstitution, 121
- in Cartilago/Mandragora comp., 156f.
- bei Dermatomyositis
  (Fallschilderung), 128

Aortensklerose, 27

Apis
- AMB, 234ff.
- das rheumatische Apis-Bild, 137ff.
  - Unterschiede zu Formica, 140
  - Potenzwahl, 141
- kleines *AMB*, 194
- bei M. Bechterew (D30), 169

Articulatio coxae Gl
- bei Arthrosis deformans, 160
- bei PCP, 171
- bei Rheumatismus, 142

Articulatio cubiti Gl
  bei PCP, 126

Articulatio genus Gl
- bei Arthrosis deformans, 160
- bei PCP, 126, 171
- bei Rheumatismus, 142
- zur Therapie von Spätfolgen
  des Leistungssports, 218

Articulatio humeri Gl
- bei PCP, 171
- bei Periarthropathia
  humeroscapularis, 166
- beim Rheumatismus, 142

Articulationes intervertebrales
  lumbales/cervicales Gl
  bei Bechterew (D30), 169

Articulatio talocuralis Gl
  bei PCP, 126

Astralisieren, 20, 223

Astralleib
- und Nervensubstanz, 20
- Träger des Formtriebes, 22

Astralwelt
- und Bewußtsein, 249
- differenzierend/gestaltend, 249

Atemnot, „Nierensymptom", 56

*Athene*
- Vertreterin des Vaterrechts, 244
- „Prophetin" des höheren
  Menschentums ohne
  Geschlechtertrennung, 244
- und die Göttergedanken im
  menschlichen Denken, 245

Äther
- chemischer, „saugende
  Wirkung", 105, 116
- die vier *Äther,* 251

Ätherisierung der Substanz, 17

Ätherleib
- und Stofftrieb, 22
- und die sieben Lebensstufen, 22

- der Frau, 221
- des Mannes, 221

Aufbau und Nacht-Prozesse, 104f., 116

Aurum
- Mittelpotenzen, 17
- bei Wärmestarre/Bindegewebe-
  ödem, 120

Außer-sich-Sein (im Schock), 57

Auskühlung
  und Sportschäden, 212

Ausscheidung und Bewußtsein, 107

Autoimmunerkrankungen
  Verlust der Integrationsfähigkeit
  im Organismus, 69


**B**

Bambusa
  bei Bechterew, 169

Bechterew-Krankheit, 168ff.

Belladonna
  bei Neuralgie (Bestandteil von
  Aconitum comp.), 175

Berberis, 101

Bergkristall s. *Quarz*

Bettnässen
  Hypericum, 229

Betula
- Cortex, *AMB,* 150f.
- - weitere Darstellungen, 27, 101
- Folia, *AMB,* 150f.
- - weitere Darstellungen, 27, 101
- beim rheumatischen Fieber, 198f.

Betula/Arnica comp.
- *AMB,* 149ff., 198ff.
- beim Erythema nodosum, 198
- beim rheumatischen Fieber, 193, 198ff.
- Sportschäden, 218

Bewegungskunst, antike, 209ff.

Bewußtsein
- und Abbau, 91f., 107
- und Aufbau, 91f., 107
- und Ausscheidung, 107
- und „Exkarnation", 107
- und Niere, 107

Conchae
- bei Hydrozephalus, 34
- bei Lymphatismus, 33

Corpus vitreum s. *Glaskörper*

Cortison
- und Na-Retention, 57, 118
- und Schmerzlinderung bei
  Arthritis, 118

Crataegus
- Mittelpotenzen, 17
- niedrige Potenzen, 27

Cuprum/Quarz comp. Unguentum, 214ff.

Cushing-Bild und Apis, 236

Cutis (feti) Gl
  bei Dermatomyositis-Fall, 127


# D

Degeneration und Entzündung,
  polare Krankheitstendenzen
  beim Rheumatismus, 133f.

Denken, Fühlen, Wollen:
  Auseinanderfallen, 82

Dermatomyositis, 74
- und Kiesel, 65
- Fallschilderung, 127f.
diätetische Ratschläge für den
  alternden Menschen, 99f.

*Dionysos* und *Apollo*
  „unterer" und „oberer" Mensch, 250

Disci comp. cum Argento
  Heilmittelbeschreibung, 168f.

Disci comp. cum Stanno
  Heilmittelbeschreibung, 168f.

Diskuswerfen
  Vorbeugung gegen Verletzung,
  Sofortbehandlung, Nachbehand-
  lung, 215

Dornwarzen
  und Kiesel, 65

Dreigliederung des physischen
  Leibes, 90, 251

Durchfälle, nervöse, 20

Dysplasie und Kiesel, 60

# E

Echinacea/Argentum
  beim rheumatischen Fieber, 193

ECM s. *Matrix, extrazelluläre*

*Edda*
  Offenbarung der Schöpfungsgeheimnisse an Odin, 240f.

Ei
  entwicklungsgeschichtliches Alter, 19

Eigenbewegungssinn, 183

Einschlafzuckungen, 57

Eisen, 17

Endokarditis
  beim rheumatischen Fieber, 191

Entwicklung
  Siebenjahresschritte, 92

Entzündung
- und Degeneration als polare
  Krankheitstendenzen beim
  Rheumatismus, 133f.
- Rückführung in un-
  geformten „embryonalen"
  Zustand der Gewebe, 133f.

Epikondylitis, 162ff., 216

Epiphyse = Corpus pineale
  Pubertas praecox bei Zerstörung, 226

Epitheloid-Zellen beim
  Rheumatismus, 134f.

Equisetum, 101
- Heilmittelbeschreibung, 159
- bei Arthrosis deformans, 159
- Nephrosklerose, 27
- Überreizung des
  Nerven-Sinnes-Systems, 64

Equisetum-Essenz
- beim Rheumatismus, 176
- Abreibungen beim
  rheumatischen Fieber, 192

Equisetum/Stannum
- bei Arthrosis deformans, 159
- beim Gelenkrheumatismus, 157
- zur Therapie von Spätfolgen
  des Leistungssports, 218

Equisetum cum Sulfure tostum
Nephrosklerose, 27

Erkältungskrankheiten,
Ermüdung begünstigt, 97

Ernährungshygiene des alternden
Menschen, 98f.

Erweichungskrankheiten, 94

Erythema
- anulare/multiforme beim
rheumatischen Fieber, 190
- nodosum, 190
  - und Betula/Arnica comp., 198

Erythematodes
s. *Lupus erythematodes*

Eßtrieb
und Milz, 23

Eucalyptus
Heilmittelbeschreibung, 195

Eupatorium
bei Verselbständigung des
venösen Blutprozesses, 122f.

Exkarnation
und Tag-Prozeß, 116

F

Ferrum s. *Eisen*

Fibrinogen (ECM im Blut), 112

Fibrom
und Kiesel, 60

Fibrosierung
- pathophysiologische Vorgänge, 53
- und Kiesel, 60

Fistel
Kiesel-Indikation, 60

fixe Ideen
und Kiesel-Bild, 64

Flüssigkeitsströme, *die vier,* 108f., 119

Formica
- das rheumatische Formica-Bild, 123,
137, 139ff., 200f.
  - Unterschiede zu Apis, 140
  - Wahl der Potenzhöhe, 141f.
- bei Gelenkrheuma, 157

- beim rheumatischen Fieber, 200f.
- Bestandteil von
Betula/Arnica comp., 153
- bei Neurasthenie (kleines *AMB*), 234f.

Formtrieb
- und Astralleib, 22
- und Nerven-Sinnes-System, 11f.

Fortpflanzungsorgane
- entwicklungsgeschichtliches
Alter, 18
- weibliche, und Apis, 235

Fremdes/Eigenes
„Assimilation", „Allergie", „Autoimmunerkrankungen" etc., 73f., 185f.

Fühlen, Wollen, Denken
Auseinanderfallen, 82

Fußschweiß, unangenehmer, 61

G

Galenit = Bleiglanz
- bei Arteriosklerose, 101
- bei Sklerose peripherer Gefäße, 27

Ganglion (Überbein)
und Kiesel, 60, 65

Gangrän
durch Sklerose peripherer Gefäße, 27

Gastroenteritis, Zustand nach
(„Atrophie" des vegetativen
Nervensystems), 20

Gedeihstörungen, 61

Gefäßsklerose, 93

Gehirn
- entwicklungsgeschichtliches
Alter, 18f.
- und Milz, 28

Gelenk
- Sinnesorgan-Charakter, 182f.
- umgebende Blutgefäß-Netze, 183
- Polarität Blut/Lymphe, 184
- Rheumatismus, 154
- Transsudat, 120

Gelosen
Erstarrung der Bindegewebegrundsubstanz, 113,147

Kiesel (s.a. *Quarz, Silicea*)
- *AMB,* 55ff.
- und Sal-Prozeß, 116
- und universalisierende Kräfte, 116
- Vorkommen in der Erde, 52
- Wasser-Affinität, 53
- Funktion im Bereich des
  Lebendigen, 52
- und Wärmegeschehen, 32, 55f., 61f.
- und Bewahrung der Gestalt, 54ff., 62
- und Immunsystem, 54, 56, 60
- und Konstitution, 61ff.
- und extrazelluläre Matrix, 53f., 56, 60
- und Allgemeininfektion, 32
- und Aplasie, 60
- und Bindegewebe, 32, 60f.
- und Dermatomyositis, 65
- und Dornwarzen, 65
- und Dysplasie, 60
- und Fibrom/Fibrosierung, 60
- und Fisteleiterungen, 60
- und Ganglion, 60, 65
- und Haltungsschwächen
  (Wirbelsäule), 61
- und Haut, 32
- und Karzinom, 62
- und Knochenmetastasen, 63
- und Leistenhernie, 60
- und „Lockerungszustände", 32
- und Lungenfibrose, 60
- und Myogelosen, 60
- und Narben, 60
- und Nervenleben, 32
- und Niere, 63f.
- und Organbildungsschwäche, 60
- und Rhagaden, 60
- und Sepsis, 63
- und Sinusitis, 62f.
- und Sklerodermie, 65
- und Turgorverlust von
  Bindegewebe-Folgeorganen, 60
- und Wassergehalt von Geweben, 54, 61

Kiesel-Prozeß und Kohlenstoff-
  Prozeß
- Dysbalance (Rheuma), 118, 136
- „Kurzschluß", 114

Kindheit
  schädigende Einflüsse in
  der K., 73, 76, 79, 85f.
Kleidung
  unzureichende im frühen
  Kindesalter, 95
klimakterische Störungen
- Ursachen, 94
- Therapie, 30
Knochenmetastasen
  und Kiesel, 63, 65
Knorpel
- Sinnesorgan-verwandt, 182f.
- „physiologisches Ödem", 118
- Ernährung, 182f.
- Turgor und Natrium
  muriaticum, 57, 118
Kohlenstoff
- und individualisierende Kräfte, 116
- und Sulfur-Prozeß, 116
Kohlenstoff-Prozeß
- Dysbalance mit Kiesel-Prozeß -
  Rheuma, 118, 136
- „Kurzschluß" mit Kiesel-Prozeß
  in extrazellulärer Matrix, 114
- und Glykogenose, 113
- und Karzinom, 113
- und „Überernährung"
  (Gewebedegeneration), 113
Kolitis
  als Versagen des Immunsystems, 72
Konstitution: weiblich/männlich, 220f.
Koronarsklerose, 27
Krankheit
- und Gesundheit,
  Grundsätzliches, 11f., 41f.
- als partielles „Natur-Werden"
  des Menschen, 41
Krebs (s.a. *Karzinom*)
- Ursache Immunschwäche, 80f.
- Therapie: Stärkung des
  Immunsystems, 80f.
„Krebs-Psyche", 79, 81
Kupfer (s.a. *Cuprum*), 17
Kupfer-Salbe, rot, 213f.

Kurzstreckenlauf
- gefährdete Bewegungsorgane, 213
- Verletzungen
  - Vorbeugung, 213
  - Behandlung, 213

**L**

Langstreckenlauf
- Vorbeugung gegen Verletzung, 213
- Nachbehandlung
  von Verletzungen, 214

Lebensfunktionen, die sieben, 89f.

Lebenskräfte und die sieben
  Hauptplaneten, 249

Lebensprozeß
- der siebenstufige L. und die
  sieben großen Organe, 22ff., 251
- „ersterbendes Leben", 28
- „Reproduktionsleben", 28
- Anschluß der Substanz an den L., 111
- und Matrix-System (ECM), 112, 114

Lebensstufen, die sieben
  die den Ätherleib konstituieren, 22

Leber
- „Inkarnationsorgan", 103f.
- und chemischer Äther, 105, 116
- Leber-Plazenta-Polarität, 103

Leber-Prozeß, verlagerter, 120

Leistenhernie und Kiesel, 60

Leistungssport, 211
  Spätfolgen, 217f.

Leistungsstreß
- und Sportschäden, 212
- Prophylaxe, 217

Leistungstraining
  und Sportschäden, 212

*Letterer, E.*
  Matrix und Zelle, 111

Levico
- degenerative Prozesse im
  vegetativen Nervensystem, 20f.
- bei vegetativer Dystonie, 21

Lichtempfindlichkeit, 57
„Lockerungserscheinungen"
- nach Schocks, 25, 227ff.
- und Kiesel, 32

Lungenfibrose und Kiesel, 60

Lupus erythematodes, 69
- und Niere, 70f.

Lymphangitis
- und Kiesel, 63
- und Silber, 63

Lymphatismus/lymphatische
  Konstitution
- Charakteristik, 120f.
- als persistierende embryonale
  Entwicklungsstufe, 33

**M**

Magen
- anazid (Natrium muriaticum), 59
- hochgradig empfindlich
  (Natrium muriaticum), 59
- hyperazid (Natrium muriaticum), 59
- subazid (Natrium muriaticum), 59

Magenblase
  und Natrium muriaticum, 59

Magnesium
  Vermittler zwischen *C*- und
  *Si*-Prozeß, 116

Magnesium phosphoricum comp.
  Heilmittelbeschreibung, 166
maligne Prozesse
  Disposition durch vegetative
  Erschöpfung, 21

Mandragora
  *AMB,* 155f.

männlich...
- Konstitution, 220f., 252
- starke Verbindung Astral-/
  physischer Leib, 220

männlich-weibliche Polarität, 219ff.,
  239ff.

Matrix, extrazelluläre (= ECM =
  Bindegewebegrundsubstanz), 180f.
- ihre organischen Abkömmlinge, 113

Natrium
- ACh-Gegenspieler, 51
- Erregbarkeit der Gewebe, 51
- ganz im Flüssigen wirksam, 55
- und Flüssigkeitsabsonderung
  ins Interstitium, 55
- Gehalte im lebenden Organismus, 49
- im Organischen, 49ff.
- Polarität zu Kalium, 47f.
- und Nieren-Nebennierenrinden-
  Funktion, 50
- und osmotischer Druck der
  Gewebe, 50
- und Quellfähigkeit der Körper-
  flüssigkeiten und des Knorpels, 50
- und Säure-Basen-Gleichgewicht, 51
- tonisierende Wirkung, 50f.
- Vermittler zwischen *C*- und
  *Si*-Prozeß, 116
Natrium muriaticum
- Arzneicharakteristik, 56ff.
- Konstitution, 58
- Psychosomatik, 58
Natur/Mensch
  Verwandtschaft, 32f., 41f.
Nephrosklerose
  Therapie, 27
Nerven, motorische, 22
Nervenleben
  und Kiesel, 32
Nervennahrung auf
  Honiggrundlage, 99
Nervenprozeß
- und potenzierte Heilmittel, 13
- am „falschen Ort", 224
Nervensubstanz
  physischer Abdruck des
  Astralleibes, 20
Nervensystem
- entwicklungsgeschichtliches
  Alter, 19
- und Bewußtsseinstufen, 19
Nerven-Sinnes-System
  Überreizung und Kiesel, 64
Nervi intercostales Gl
  bei Interkostalneuralgie, 173

Nervus ischiadicus Gl
  bei Ischialgie, 173
Nervus trigeminus Gl
  bei Trigeminus-Neuralgie, 173
Neuralgie, 173ff.
Neurasthenie, 219ff.
Nicotiana
  bei Sklerose peripherer Gefäße, 28
Niere
- führt ins Tagesleben, 71, 116
- und Allergie, 73
- und Autoimmunerkrankungen, 73
- und Auflösung des Kohlenstoff-
  Geschehens, 113
- Schocksyndrom, 57, 59
- Steinbildung, 59
- Versagen, 57, 59, 73
- und Apis, 235
Nierenstrahlung, 58
Nierentonikum, 100
*Novalis*:
  Der Jüngling zu Sais, 239
Nucleus pulposus (Disci intervert.)
  Verwandtschaft zum Glaskörper, 182
Nux vomica
  *AMB*, 231

**O**

Oben/Unten
- Metamorphose im
  Rhythmischen System, 105, 219
- „Kurzschluß", 106
Ödeme
  und Apis, 236f.
olympische Disziplinen (Antike), 211
Olympische Spiele (Antike), 209ff.
Opal
- Affinität zum Wasser, 53
- zur therapeutischen Wahl von
  Opal als Kiesel-Präparat, 65
- bei PCP, 126
Organe
- und Organ-Prozesse, 16
- und Metalle, 15

Vom selben Autor im Verlag erschienen:

*Heinz-Hartmut Vogel*

# Wege der Heilmittelfindung
Menschenkunde und Heilmittelerkenntnis

Ein Beitrag zum Verständnis der Heilmittel der
anthroposophischen Therapierichtung am
Beispiel der WALA-Heilmittel-Kompositionen

1994/Hardcover/Format 17 x 24,5 cm/
930 S. in zwei Bänden/DM 190,–


*Heinz-Hartmut Vogel*

# Die vier Hauptorgane
Herz, Niere, Leber, Lunge

Anthroposophisch-menschenkundliche Gesichtspunkte
zur Entwicklungsgeschichte, Pathologie, Psychosomatik
und Therapie

1995/Hardcover/Format 17 x 24,5 cm/
224 S./DM 48,–


*Heinz-Hartmut Vogel*

# Organe der Ich-Organisation
Ihre Wirksamkeit in Haut, Blut und Lymphe,
Pankreas und Wirbelsäule
Das Problem der Allergie

1996/Hardcover/Format 17 x 24,5 cm/
213 S./DM 54,–


NATUR • MENSCH • MEDIZIN

Verlags GmbH Bad Boll